W0016975

Deutsches Orthopädisches Geschichts- und Forschungsmuseum

JAHRBUCH BAND 2

Herausgegeben von
L. Zichner M. A. Rauschmann K.-D. Thomann

L. Zichner M. A. Rauschmann
K.-D. Thomann   (Hrsg.)

GESCHICHTE OPERATIVER VERFAHREN AN DEN BEWEGUNGSORGANEN

Mit 136 Abbildungen

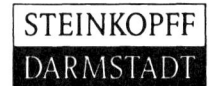

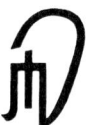

Dr. med. MICHAEL A. RAUSCHMANN
Orthopädische Universitätsklinik, Stiftung Friedrichsheim
Marienburgstr. 2, 60528 Frankfurt

Prof. Dr. med. KLAUS-DIETER THOMANN
Arzt für Rheumatologie, Orthopädie und Sozialmedizin
Medizinhistorisches Institut der J. Gutenberg-Universität Mainz
Am Pulverturm 13, 55131 Mainz

Prof. Dr. med. LUDWIG ZICHNER
Ärztlicher Direktor
der Orthopädischen Universitätsklinik,
Stiftung Friedrichsheim
Marienburgstr. 2, 60528 Frankfurt

ISBN 3-7985-1231-0

Die Deutsche Bibliothek – CIP-Einheitsaufnahme
Geschichte operativer Verfahren an den Bewegungsorganen / L. Zichner ...
(Hrsg.). – Darmstadt: Steinkopff, 2000
   (Jahrbuch / Deutsches Orthopädisches Geschichts-
   und Forschungsmuseum; Bd. 2)
   ISBN 3-7985-1231-0

Steinkopff Verlag ist ein Unternehmen
der Fachverlagsgruppe BertelsmannSpringer
© Steinkopff Verlag, Darmstadt 2000
   Printed in Germany

Umschlaggestaltung: Erich Kirchner, Heidelberg
Unter Verwendung der Abbildung ‚Chirurgische Instrumente' aus:
J. Proust, L'Encylopédie, Diderot et D'Alembert, 1759 sowie unter Verwendung einer Photographie von Nelli Schmithals, Archiv der Diakonie-Anstal-
ten Bad Kreuznach.

Herstellung: K. Schwind
Satz: K+V Fotosatz GmbH, Beerfelden

SPIN 10754839   105/7231-5 4 3 2 1 0 – Gedruckt auf säurefreiem Papier

Vorwort

Das Themenspektrum des zweiten Jahrbuches des Deutschen Orthopädischen Geschichts- und Forschungsmuseums ist weit gefächert. Es reicht von der Paläopathologie über traditionelle chirurgische Operationen an den Bewegungsorganen bis zur operativen Knochenbruchbehandlung und der Endoprothetik. Die Mehrheit der Beiträge beschäftigen sich mit der Entwicklung operativer Verfahren im 20. Jahrhundert. Sie schließen damit eine wichtige Lücke, reichen systematische Darstellungen, wie die von Bruno Valentin verfaßte „Geschichte der Orthopädie", nur bis zum Ende des 19. Jahrhunderts. Die Autoren, unter ihnen Anthropologen, Anatomen, praktizierende Ärzte und Medizinhistoriker stellen sich der Aufgabe, die Entwicklung der orthopädischen Chirurgie aus interdisziplinärer Sicht darzustellen. Das ist für Chirurgen ebensowenig eine Selbstverständlichkeit wie für Historiker. Während der Praktiker das sichere Terrain des Operationssaales verläßt, stellt der Theoretiker seine Forschungsergebnisse der Kritik der medizinisch Handelnden. Die vorliegenden Beiträge beweisen, daß sich die Bereitschaft, die Geschichte der Orthopädie aus unterschiedlicher fachlicher Sicht zu erforschen und über die Ergebnisse zu diskutieren, gelohnt hat. Es wäre zu wünschen, wenn dieser interdisziplinäre Forschungsansatz auch für andere medizinische Fachrichtungen ein Beispiel geben würde.

Das Orthopädische Geschichts- und Forschungsmuseum wird auch in Zukunft regelmäßig Symposien veranstalten und Jahrbücher herausgeben. Zur Mitarbeit eingeladen sind nicht nur Orthopäden und Medizinhistoriker sondern auch Physiotherapeuten, Orthopädietechniker, Chirurgen und alle geschichtlich Interessierten.

Unser besonderer Dank gilt der Deutschen Gesellschaft für Orthopädie und Traumatologie, den Mitglie-
dern des Vereins und dem Engagement von Frau Dr.
G. Volkert, Frau B. Riegel und Herrn K. Schwind, Steinkopff Verlag, sowie unserer Sekretärin Frau Th. Gier-
loff. Ohne ihre Unterstützung wäre es nicht möglich gewesen, das Jahrbuch vorzulegen.

Frankfurt, im April 2000   LUDWIG ZICHNER

MICHAEL A. RAUSCHMANN

KLAUS-DIETER THOMANN

Gedruckt mit freundlicher Unterstützung von

Aesculap AG & Co. KG, 78532 Tuttlingen

Alphanorm, Medizintechnik GmbH,
66287 Quierschied/Saar

Otto Bock, Orthopädische Industrie,
37205 Duderstadt

DePuy Orthopädie GmbH,
Johnson & Johnson company, 66272 Sulzbach

Waldemar Link GmbH & Co., 22315 Hamburg

Karl Storz GmbH & Co. KG, 78532 Tuttlingen

Inhaltsverzeichnis

Autorenverzeichnis

Prof. em. Dr. med.
René Baumgartner
Langwiesstr. 14,
CH-8126 Zumikon

Prof. Dr. med. Dr. habil.
J. Breitenfelder
St. Vincenz-Hospital
Orthopädische Klinik
Danziger Str. 17
33034 Brakel

Dr. med. Michael Goerig
Abt. für Anästhesiologie,
Universitätskrankenhaus
Eppendorf,
Martinistr. 52,
20246 Hamburg

Dr. med. Stephan Grüner
Arzt für Orthopädie,
Stadtwaldgürtel 1,
50935 Köln

Prof. Dr. med. Friedrich Klapp
Chefarzt Chirurgische Klinik II,
Stadtkrankenhaus Worms,
Gabriel-von-Seidl-Str. 81,
67550 Worms

Dr. med. Klaus Klemm
ehem. Ltd. Arzt der Abt. für
posttraumatische Osteomyelitis,
BG-Unfallklinik Frankfurt,
Friedberger Landstraße 430,
60389 Frankfurt

Prof. Dr. med. Benno Kummer
Zentrum für Anatomie
der Universität zu Köln,
Joseph-Stelzmann-Str. 9,
50931 Köln

Dr. med.
Michael A. Rauschmann
Orthopädische Universitäts-
klinik, Stiftung Friedrichsheim,
Marienburgerstr. 2,
60528 Frankfurt

Prof. Dr. med.
Friedrich W. Rösing
Erbbiologische
Untersuchungsstelle,
Universitätsklinikum Ulm,
Helmholtzstr. 22,
89081 Ulm

Dr. med.
Marion Maria Ruisinger
Institut für Geschichte
der Medizin der Universität
Erlangen,
Glückstr. 10,
91054 Erlangen

Frank Schirbort
Orthopädische Klinik,
Pfeiffersche Stiftung,
Pfeifferstr. 10,
39144 Magdeburg

PD Dr. med. Thomas Schlich
Institut für Geschichte
der Medizin,
Albert-Ludwigs-Universität,
Stefan-Meier-Str. 26,
79104 Freiburg

Prof. Dr. med. Erich Schmitt
Ltd. Arzt der Abt. Wirbelsäulenerkrankungen,
Orthopädische Universitätsklinik, Stiftung Friedrichsheim,
Marienburgstr. 2,
60528 Frankfurt

PD Dr. med. THOMAS SCHNALKE
Institut für Geschichte
der Medizin der Universität
Erlangen,
Glückstr. 10,
91054 Erlangen

PD Dr. med. G. SCHWETLICK
Orthopädische Klinik,
Pfeiffersche Stiftungen
Pfeifferstr. 10
39114 Magdeburg

Dipl. Biologin KATRIN WELGE
Rottweiler Str. 8,
60327 Frankfurt

Prof. Dr. med.
DIETER WESSINGHAGE
ehem. Direktor der Klinik
für Orthopädie
der Univ. Regensburg
im BRK Rheuma-Zentrum,
Am Markt 2,
93077 Bad Abbach

Prof. Dr. med.
HANS HENNING WETZ
Klinik und Poliklinik
für Technische Orthopädie
und Rehabilitation
der Universität,
Robert-Koch-Str. 30,
48129 Münster

Dr. med. THOMAS WOLF
Oberarzt
der Orthopädischen Klinik,
St. Vincenz Hospital,
Danziger Str.,
33034 Brakel

1 KNOCHENBRUCH-BEHANDLUNG

1.1 Die Behandlung von Knochenbrüchen in vormoderner Zeit

F. W. RÖSING

Einleitung

Die Kernfrage dieses Beitrags lautet: Welche medizinischen Kenntnisse hatten unsere Vorfahren wirklich? Teilfragen beziehen sich dabei z.B. auf theoretische Grundlagen in Anatomie und Pathologie und auf die Möglichkeiten der Diagnostik und der Therapie. Die denkbaren Antworten können sich zwischen den beiden Extremen bewegen: sie wußten *nichts* und sie wußten *alles*. Um zu einer fundierten und differenzierten Antwort zu kommen, wahrscheinlich irgendwo zwischen diesen beiden Extremen, werden im Folgenden die verfügbaren Zeugnisse großräumig befragt und vor dem Hintergrund heutiger Kenntnisse analysiert.

Das wissenschaftliche Fachgebiet dafür ist die Paläopathologie. Im Wesentlichen ist dies die Diagnose und die Epidemiologie der Krankheiten, die sich an überlieferten Skeletten manifestieren; zahlenmäßig in der Minderheit, in den Befunden aber oft besonders wertvoll ist die Untersuchung von Mumien oder die Molekularbiologie menschlicher Gewebereste. Paläopathologie ist keine richtige Disziplin im wissenschaftssoziologischen Sinne und auch die Zuordnung ist ambivalent: mal wird sie der Anthropologie (s. z.B. RÖSING 1998), mal der Pathologie oder einer anderen medizinischen Disziplin zugeordnet. Die Kenntnisse dieses Gebietes aber sind inzwischen so umfangreich, daß es sich bei fast jeder historischen, insbesondere sozial- und medizinhistorischen Fragestellung lohnt, die Paläopathologie einzubeziehen.

Die Frage nach den medizinischen Kenntnissen der Alten wird hier entsprechend der Umgebung dieses Beitrags auf Krankheiten des Bewegungsapparates beschränkt, außerdem sei insbesondere nach Spuren für Therapie gefahndet. Diese Anforderung schließt kleinere und unvollständige Frakturen aus, als besonders nützlich verbleiben Frakturen der Beine, die fast regelmäßig Reposition und Schienung verlangen, insbesondere am Femur; fehlt diese Therapie, ist die ungenügende Ausheilung gut erkennbar: Insbesondere bei schräger Frakturlinie findet Dislokation statt, die ausgesprochen variantenreich ist, und im Extremfall bildet sich eine Pseudarthrose, ein falsches Gelenk. Die moderne Medizin kann solche Komplikationen weitgehend ausschließen, dies ist also der Vergleichsstandard.

Angemerkt sei, daß die Liste der Prüfmöglichkeit auf medizinische Kenntnisse in früheren Kulturen bei Aufhebung der anatomischen Beschränkung nicht gerade berückend länger würde; es kämen Karies und Trepanationen hinzu, bei denen therapeutische Spuren ebenfalls meist gut und klar vom „Naturzustand" unterscheidbar sind.

Paläopathologie ist ganz besonders eine „nördliche" Fragestellung, fast nur in den hochindustrialisierten Ländern dieser Erde wird sie betrieben. Damit gibt es hier auch eine regionale Beschränkung. Ein Herkunftsgebiet von Zeugnissen ist Mitteleuropa. – Eine klare Ausnahme stellt Ägypten dar; wegen langer historischer und archäologischer Forschung von Europäern gibt es von dort eine hohe Zahl von Zeugnissen. Diese beiden Herkunftsgebiete seien im folgenden besucht.

Zur Diagnose von Knochenbrüchen

Nach dieser Eingrenzung der Zielrichtung dieses Beitrags sei nun einiges Medizinische zu Knochenbrüchen definiert, soweit es in diesem Umkreis nützlich ist.

Die grundlegende Diagnose einer Fraktur zu Lebzeiten ist am trockenen Knochen in Abgrenzung von perimortalen und postmortalen Verletzungen gut möglich. Im ersten Stadium nach einer Fraktur entsteht ein großes Hämatom. Bei guten Erhaltungsbedingungen ist es auch im historischen Material noch erkennbar (s. a. die subperiostale Blutung bei Skorbut; MAAT 1981). Nach zwei bis drei Wochen macht sich die Heilung durch osteolytische Resorption auf der Oberfläche von Knochen bemerkbar (NERLICH 1998). Das bedeutet aber auch, dass die Diagnose auf prämortale Entstehung am Knochen selbst erst nach einer solchen Zeitspanne möglich ist. Das nächste Stadium ist die Bildung von Geflechtknochen innerhalb eines knorpeligen Kallus, der nach z. B. 3 Monaten beachtliche Ausmaße annimmt. Bald setzt dann die produktive Knochenheilung ein. Bei gut gerichteten Frakturen ist die Funktion nach Heilung wieder hergestellt. Ein Kallus aber ist eine praktisch unbegrenzte Zeitspanne später noch zu erkennen, mindestens im Röntgenbild (s. z. B. PENNING 1990). Dies gilt auch für den Idealfall einer Kontaktheilung.

Damit ist die Rekonstruktion der Zeit seit einer Fraktur möglich, wenn auch in weiten Spannen. Wichtige allgemeine Einflußfaktoren, die auch die Variabilität erhöhen, sind Lebensalter und die überaus zahlreichen Parameter des Gesundheitszustands, außerdem wirken lokale Einflüsse wie Frakturart und -richtung, Ausmaß der Weichteilverletzung und die eng kontrollierten Bewegungen am Frakturspalt. Wenn kein Knochenende die Haut durchstoßen hat und auch die inneren Weichteilverletzungen nicht zu ausgedehnt sind, sollte wenig an typischen porösen Entzündungsspuren von Osteitis, Periostitis oder Osteomyelitis auf der Knochenoberfläche vorhanden sein.

Zu den Ursachen von Frakturen ist in der Geschichte meist wenig rekonstruierbar. Ausnahmen sind Schädelfrakturen, da deren Formen oft zwischen gewalttätiger und zufälliger Ursache differenzieren lassen, und Unterarmfrakturen, die zwischen Parier- und Sturzursache differenzieren lassen.

Fälle

Die folgenden Schlüsselbeispiele sind zunächst geographisch geordnet in Mittelalter Mitteleuropa (1–6) und Altes Reich Ägypten (7–8), dann nach Anatomie (Femur zuerst) und Schwere der Frakturfolgen.

(1) Schaftfraktur Femur Mitte (Abb. 1, Zellerndorf, NÖ, 16.–18. Jh, Mann, erwachsen (SZILVÁSSY und KRITSCHER 1988, S. 42/47). Unvollständige Reposition, dadurch Verkürzung, aber keine Entzündungsreaktion, wenig Dislokation, wohl kaum Behinderung.

(2) Trümmerfraktur Femur proximal (Abb. 2), Kleinlangheim, Landkreis Kitzingen, 6.–7. Jh, Frau, Sterbealter etwa 30–40 Jahre (SCHULTZ 1978, S. 52). Keine Reposition bzw Extension, starke Schaftverkürzung. Keine Entzündung erkennbar, daher war dies wohl kein offener Bruch gewesen. Das Bein wurde nach Ausheilung wieder belastet. Geringe Verkürzung, damit wenig Behinderung.

(3) Schaftfraktur Femur distal (Abb. 3), Vaihingen (Enz), 12.–14. Jh, Geschlecht unbestimmt, erwachsen (CZARNETZKI 1996, S. 176). Keine Reposition, Verkürzung um 14 cm. Starke Entzündung, daher wohl offener Bruch, dennoch um mindestens mehrere Monate überlebt (s.a. NERLICH 1998). Starke Behinderung.

(4) Schaftfraktur Femur Mitte (Abb. 4), Vaihingen (Enz), 12.–14. Jh, Geschlecht unbestimmt, erwachsen (CZARNETZKI 1996, S. 178). Glatter Kallus, somit gute Ruhigstellung zu vermuten, aber starke Dislokation, Knickung und Verkürzung, also wohl keine Repositionsversuche, starke Behinderung.

(5) Schaftfraktur Tibia (Abb. 5a), Franziskanerkloster Ulm, 13.–15. Jh, Mann, etwa 30–50 Jahre (RÖSING 1992, S. 488). Keine Entzündung; keine Reposition, dadurch behindernde Verkürzung um gut 6 cm (Zeichnung (Abb. 5b) aus BUHMANN + FUCHS 1984).

(6) Immobilisierende Schaftfraktur Tibia (Abb. 6a), Zwölfaxing, Awarenzeit 7.–8. Jh, Frau, etwa 30–40 Jahre (SZILVÁSSY, KRITSCHER, SCHULTZ 1984, SZILVÁSSY und KRITSCHER 1988, S. 42/47). Offenbar keine Behandlung, stark dislokierte Verwachsung, Fraktur wohl aus der späten Kindheit (auch das Röntgenbild Abb. 6b zeigt starken Knochenumbau und Substanzverlust), wahrscheinlich überwundene Entzündung, starke Inaktivitätsatrophie, Knieankylose.

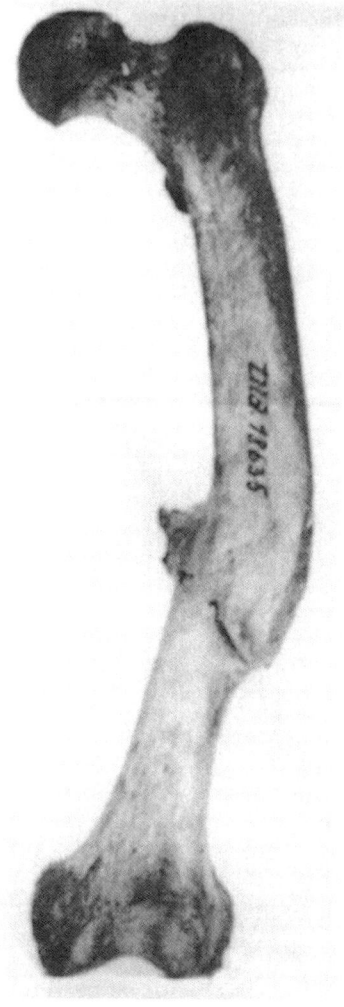

Abb. 1

(7) Schaftfraktur Femur (Abb. 7), Abusir el Meleq bei Kairo, Altes
Reich, um 2300 vC, Mann, erwachsen (CZARNETZKI 1996, S. 178).
Keine Reposition, starke Verkürzung, Pseudarthrosen. Starke
Entzündung, Knochensubstanzverlust, dennoch lange überlebt,
wenn auch behindert.

(8) Doppelte Schaftfraktur Tibia (Abb. 8), Qubbet el Hawa bei Assu-
an, Altes Reich, 6. Dynastie, 2290–2155 vC, Mann, etwa 57–66
Jahre, soziale Oberschicht (RÖSING 1990, S. 86). Tibia 2 mal, Fibula 3 mal gebrochen. Ausgesprochen gut repositioniert und ru-
higgestellt. Keine Entzündung.

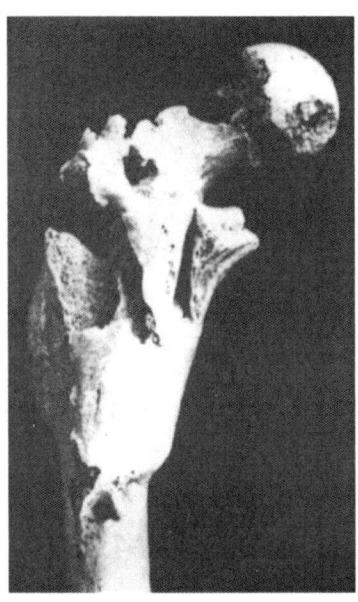

Abb. 2

Epidemiologie

Ein wichtiges Interesse an historischen Knochenfrakturen liegt in der dahinter rekonstruierbaren gesellschaftlichen, kulturellen oder ökologischen Bedeutung. Zahl und anatomische Verteilung der Frakturen lassen wichtige Schlüsse zu, so für die Differenzierung Unfall versus Gewalt, für soziale, wirtschaftliche und ökologische Gradienten und für Teile des Körperbildes. Hier ist aber bisher nur wenig erarbeitet. Eine erste große Arbeit ist von ANNE-CHRISTEL BESNARD (1997). Nach der Auswertung von 99 europäischen Bevölkerungen gab es vom 5.–15. Jh. eine durchschnittliche Wahrscheinlichkeit für Traumata, die sich am Skelett feststellen lassen, von beachtlichen 5,5%, und das bei der sehr niedrigen Lebenserwartung um 25–32 Jahre. Am Femur fanden sich 24 Läsionen bei 20 Individuen, bei einer Gesamtzahl der Diagnostizierten von 2672, an der Tibia 30/30/2885, an der Fibula 28/28/2638 und am Fuß 28/19/2049. Über das Jahrtausend des Mittelalters zeigt sich dabei eine leichte Steigerung. Bei Frauen liegt das Risiko mit 5,1% niedriger als bei den Männern. Differenziert nach dem Fundort ergeben sich 5,3% für das Land, 5,1% für die Stadt und 4,1% für Klöster.

Als Vergleichsgruppe wurden 115 identifizierte, moderne Skelette der TERRY-Sammlung in Washington DC untersucht. Dort war das Verletzungsrisiko wesentlich höher als im Mittelalter, bei niedrigerem Alter und Männern um 46%, bei höherem Alter und Frauen um mehr

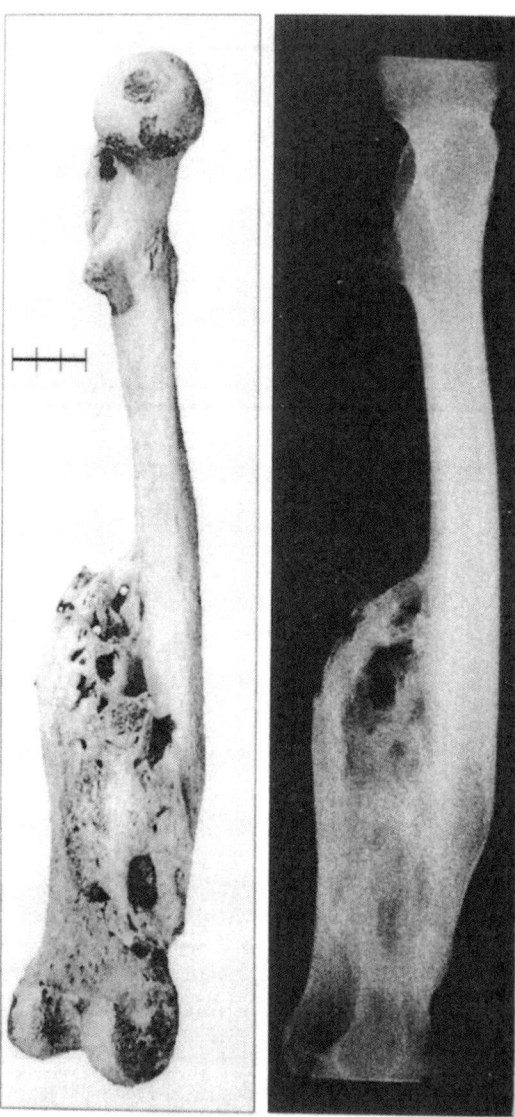

Abb. 3

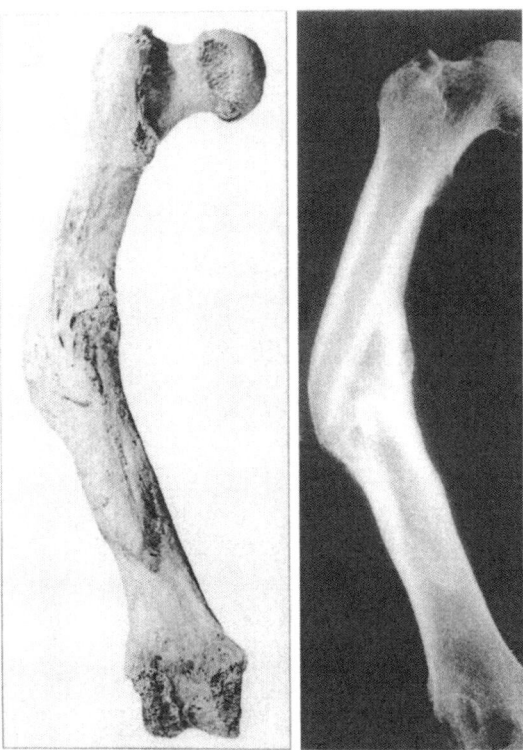

Abb. 4

als das doppelte. Dies also relativiert das verbreitete Bild vom schmutzigen und brutalen Mittelalter.

Bei einer Teilgruppe von n=188 Frakturen des Mittelalters wurden auch die Typen von Heilung untersucht: keine Heilung, also perimortale Verletzung (n=51), entzündlicher Kallus (35), Dislokation (83), Entzündung mit Dislokation (13) und Pseudarthrose (6). Es fand sich kein klarer Fall, bei dem eine sachgerechte Behandlung zu schließen gewesen wäre, also bei Längsknochen u.a. die Schienung.

Therapie

Bei recht unterschiedlicher Datenlage gilt offenbar für beide Beispielregionen, daß kaum die heutige Frakturtherapie angewandt wurde. Eine Ausnahme stellt das erste Beispiel dar, das aber schon aus sehr später Zeit stammt, als es zwar noch das Baderhandwerk als Vorläufer der heutigen wissenschaftlichen Chirurgie gab, das aber bereits in einer sehr fortgeschrittenen Form (s. z. B. MERK 2000).

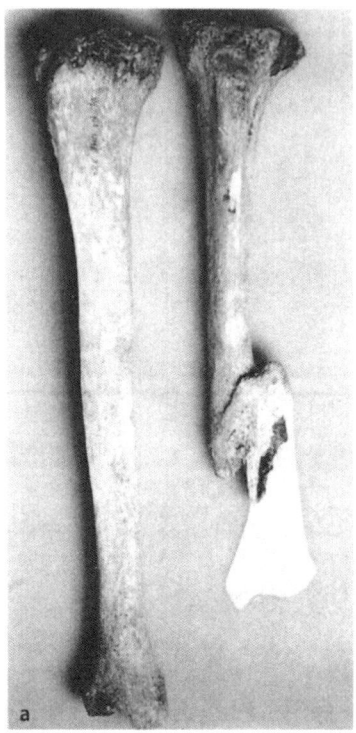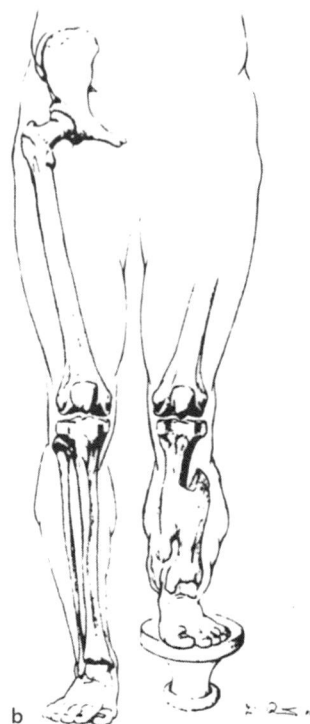

Abb. 5

Die zweite Ausnahme betrifft Altägypten. Für die offensichtlich sehr gute Therapie dieser schweren Mehrfachfraktur des letzten Fallbeispiels gibt es zwei Blöcke von Hintergrundwissen: Zum einen sind aus der Spätzeit der altägyptischen Kultur Schienen überliefert (SALIB 1967, Abb. 9), die bezeichnenderweise aus recht weichen Materialien gefertigt wurden. War damals vielleicht schon die Regel bekannt, daß leichte Bewegungen im Frakturspalt die Heilung fördern?

Was in Altägypten andererseits bekannt war, ist z. T. in neun medizinischen wie rituellen Papyri überliefert, von denen einer, der Papyrus EDWIN SMITH, chirurgische Behandlungen beschreibt (SALIB 1967), so besonders eindrucksvoll für eine Claviculafraktur: „Lege ihn [den Patienten] gerade auf den Rücken, mit etwas Zusammengefaltetem zwischen seinen Schultern, damit sein Schlüsselbein gestreckt wird, bis jener Bruch wieder eingerichtet ist. Du sollst für ihn zwei Schienen aus Leinen machen und du sollst eine davon auf der Innenseite des Oberarms anbringen". Für einen Oberarmbruch mit Durchschlagen der Weichteile wird aber lapidar geschrieben: „ein Leiden, das du nicht behandeln sollst". Hier herrscht Hoffnungslosigkeit als Handlungsprinzip.

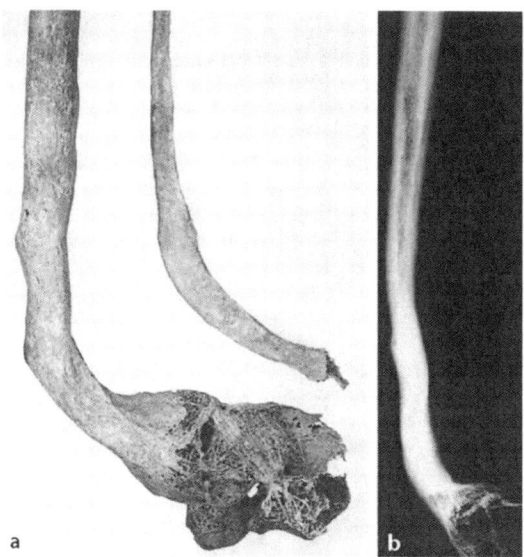

Abb. 6

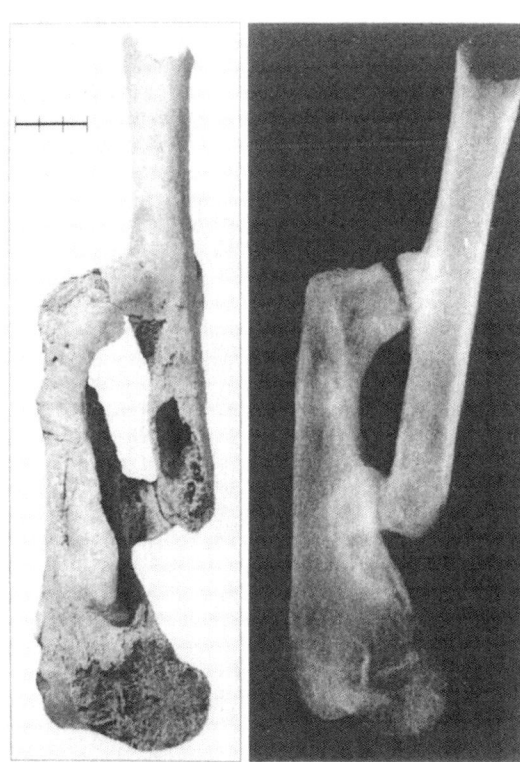

Abb. 7

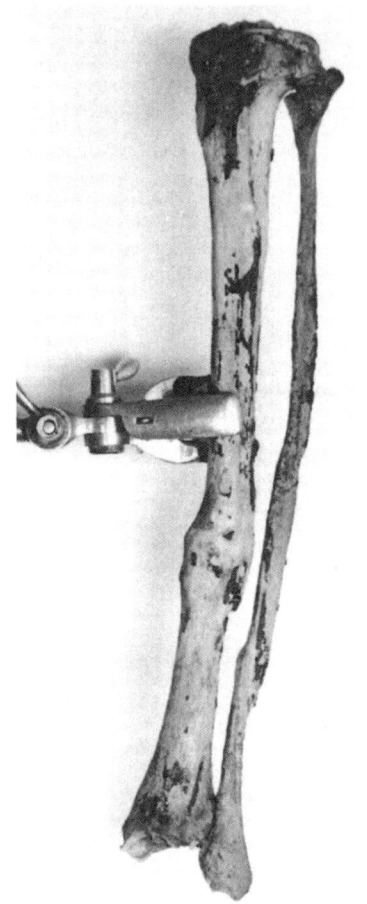
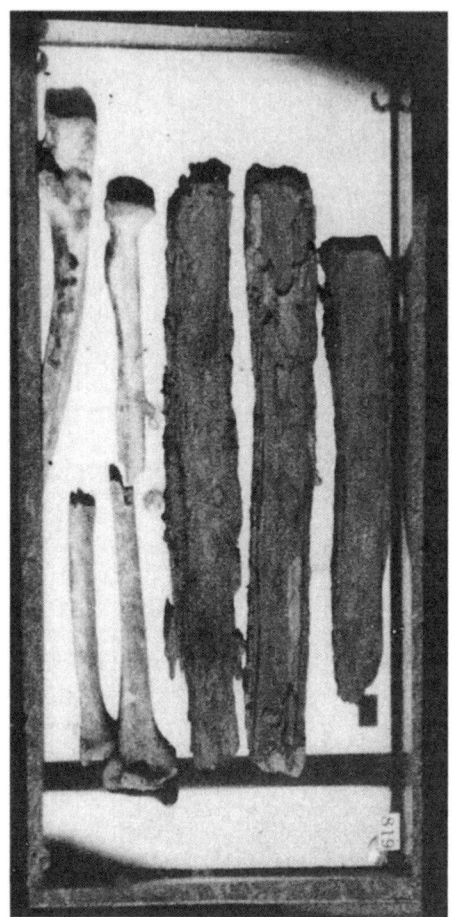

Abb. 8   Abb. 9

Dennoch haben die umfangreichen Verfahrensempfehlungen der medizinischen Papyri manchen modernen Autor dazu verleitet, für Altägypten eine Medizin zu rekonstruieren, die der heutigen vergleichbar ist (z. B. GHALIOUNGUI 1967). Das aber ist heute vor dem Hintergrund des Falles aus Abusir und in Anbetracht der häufigen Empfehlung in den Papyri, der Therapeut möge erst gar nichts versuchen, zu differenzieren durch eine Rekonstruktion von zwei Elementen des damaligen medizinischen Systems.

Die Systemebene

Zum einen gibt es im Medizinsystem des alten Ägypten offenbar eine soziale Differenzierung. Medizinische Versorgung ist zuerst Privileg der Oberschicht, je nach Epoche und wohl auch Zahlungsfähigkeit des Patienten kommen andere Schichten erst danach. Das kommt uns Heutigen vertraut vor, trotz hoher Ansprüche unseres Medizinsystems hat es auch hier schon immer Elemente der sozialen Differenzierung der Leistungen gegeben. Altägypten unterscheidet sich damit nur im Ausmaß von heute.

Zum anderen gibt es damals und dort offenbar keine medizinische Handlungsethik im Sinne des Hippokratischen Eides, vielmehr ist der „Heiler" damals wohl mehr Handwerker, der mit üblicher Leichtigkeit auch einen Auftrag ablehnen kann. Der hippokratische Anspruch ist in den europäischen Gesellschaften auch erst in der mittelalterlichen Stadt gewachsen (s. z. B. DIEMINGER 1999, MERK 2000), in der die armen, besitzlosen und rechtlosen *misera plebs* stets ein Versorgungsproblem für die Stadt darstellte.

Werfen wir nach diesem Ausflug nach Ägypten noch einen Blick zurück aufs mittelalterliche Mitteleuropa. Man hat den Eindruck, daß erst die Urbanisierung im Hochmittelalter als ferner Ursprung unseres Medizinsystems gelten kann, erst dann gibt es überhaupt Dienstleistungen, für die eine soziale Verteilung entstehen und für die eine Versorgungstechnik entwickelt werden kann. Erst diese Entwicklung löst die vorherige germanische „Bärenfellphase" ab.

Literatur

Besnard AC (1997) Paléoécologie humaine. Étude des relations entre les maladies et l'environnement des populations historiques. Essai d'interprétation des traumatismes sur les populations du moyen âge. Thèse de doctorat d'état, Lyon, 631 p

Buhmann D, Fuchs J (1984) Krankheit und Heilung, Armut und Hilfe. Ausstellungskatalog, Stadt Villingen-Schwenningen.

Czarnetzki A Hrg (1996) Stumme Zeugen ihrer Leiden. Krankheiten und Behandlung vor der medizinischen Revolution. Attempto, Tübingen

Dieminger W (1999) Bader, Barbiere, Wund- und Zahnärzte in der Reichsstadt Augsburg von 1316 bis 1809. Zahnmed Diss Ulm, 190 S

Ghalioungui P (1967) Health and Healing in Ancient Egypt. A Pictorial Essay. Dar al-Maaref, Misr (Kairo)

Maat GJR (1981) Human remains at the Dutch whaling stations on Spitsbergen. In: van Holk AGF, s'Jacob HK, Temming AA (eds) Early European Exploitation of the Northern Atlantic 800–1700. Arctic Center, Univ of Groningen, 153–201

Merk T (2000) Das Medizinalwesen der Reichsstadt Nördlingen von 14. bis 19. Jahrhundert unter hauptsächlicher Berücksichtigung der Physici, Barbiere und Bader. Med Diss Uni Ulm, 402 S

Nerlich AG (1998) Pathomorphological and pathophysiological aspects of fracture healing and their appication to historic fractures. Homo 49, 156–171

Penning R (1990) Alterskorrelierte Schätzung der Körpergröße anhand der Längen der Extremitätenknochen. Habilitationsschrift Uni München

Rösing FW (1990) Qubbet el Hawa und Elephantine. Zur Bevölkerungsgeschichte von Ägypten. G Fischer, Stuttgart, 413 S

Rösing FW (1992) Ulm und die soziale Schichtung im Mittelalter. In: Flüeler M + N (Hrg) Stadtluft, Hirsebrei und Bettelmönch. Die Stadt um 1300. Katalog zur Ausstellung. Theiss, Stuttgart, 487–489

Rösing FW (1998) Geschichte, Grundprobleme und Zukunft der Anthropologie. Mitt Anthrop Ges Wien 128:1–14

Salib P (1967) Trauma and disease of the post-cranial skeleton in ancient Egypt. In Brothwell D, Sandison AT (eds) Diseases in Antiquity. A Survey of the Diseases, Injuries and Surgery of Early Populations. Thomas, Springfield, IL, 599–605

Schultz M (1978) Krankhafte Veränderungen an den menschlichen Skeletten aus dem merowingerzeitlichen Reihengräberfeld von Kleinlangheim, Landkreis Kitzingen. – Eine bevölkerungsbiologische Untersuchung. Nat Diss Frankfurt

Szilvássy J, Kritscher H, Schultz M (1984) Ein interessanter Unterschenkelbruch bei einer Frau aus dem awarischen Gräberfeld von Zwölfaxing, Niederösterreich. Ann Nuturhist Mus Wien 86A, 95–109

Szilvássy J, Kritscher H (1988) Diagnose nach 1000 Jahren. Krankhafte, gewaltsame und künstliche Veränderungen am menschlichen Skelett. Ausstellungskatalog Burgenländisches Landesmuseum, Eisenstadt

1.2 Da hilft nur noch die Säge

Die Handhabung der Amputation bei Lorenz Heister

M. M. RUISINGER

„Zur Zeit HEISTER's war es Regel jedes Glied mit einem zerschmetterten Knochen oder verletzten Gelenk zu amputiren;" so urteilte GEORG FISCHER (1836–1921) in seinem bekannten chirurgiegeschichtlichen Werk aus dem Jahre 1876. Durch die Wiedereinführung der Gefäßligatur und die Erfindung des Tourniquet, so FISCHER weiter, sei damals die große Angst vor der Verblutung geschwunden. „Die Chirurgen waren muthiger geworden [...]; es wurde die Amputation in kurzer Zeit die gemeinste [gewöhnlichste] Operation. [...] Die französischen Wundärzte [...] schnitten Arme und Beine ohne Unterschied ab" [2].

Das von GEORG FISCHER formulierte Topos vom 18. Jahrhundert als einer „amputationslustigen Zeit" reicht bis in die Gegenwart fort. Seine Funktion bestand ursprünglich wohl darin, eine Negativfolie zu bieten, vor der sich die zeitgenössische Chirurgie in ihrem Bemühen um die Erhaltung der Extremitäten vorteilhaft abheben konnte. Wie aber präsentiert sich die Handhabung der Amputation bei den chirurgischen Autoren des 18. Jahrhunderts selbst?

Dieser Frage möchte ich im folgenden am Beispiel LORENZ HEISTERS (1683–1758) nachgehen (Abb. 1). HEISTER, ein geborener Frankfurter, lehrte an den Universitäten von Altdorf und Helmstedt Anatomie, Chirurgie und Botanik. Er war einer der angesehensten Ärzte und Chirurgen seiner Zeit. Eine rege Korrespondenz verband ihn mit Gelehrten, Ärzten und Patienten. ALBRECHT VON HALLER (1708–1777) würdigte ihn als den „fruchtbarsten Schriftsteller unter allen Wundärzten" [4]. HEISTERS erfolgreichstes Werk war zweifellos seine „Chirurgie" aus dem Jahr 1719 [5]. In zahlreichen Neuauflagen und Übersetzungen wurde sie zum bedeutendsten wundärztlichen Lehrbuch des 18. Jahrhunderts im deutschsprachigen Raum. Es scheint mir daher gerechtfertigt, die Frage nach der Handhabung der Amputation am Beispiel HEISTERS zu beantworten.

„Die Wegnehmung grosser Glieder, als der Aermen und Beinen, sind unter allen die grausamste und erschrecklichste Operationen der Chirurgie" (Abb. 2). Mit diesen Worten leitet HEISTER in seiner Chirurgie das Kapitel „Von Wegnehmung oder Amputation einer Hand, Unter- und Ober-Arms" ein [5]. Das Wesen der Amputation steht dem Selbstverständnis des Chirurgen diametral entgegen. Als Arzt sieht er sein Ziel darin, die verlorene körperliche Integrität sei-

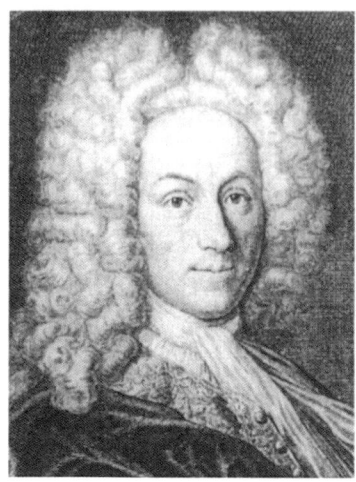

Abb. 1. LORENZ HEISTER (1683–1758) [6]

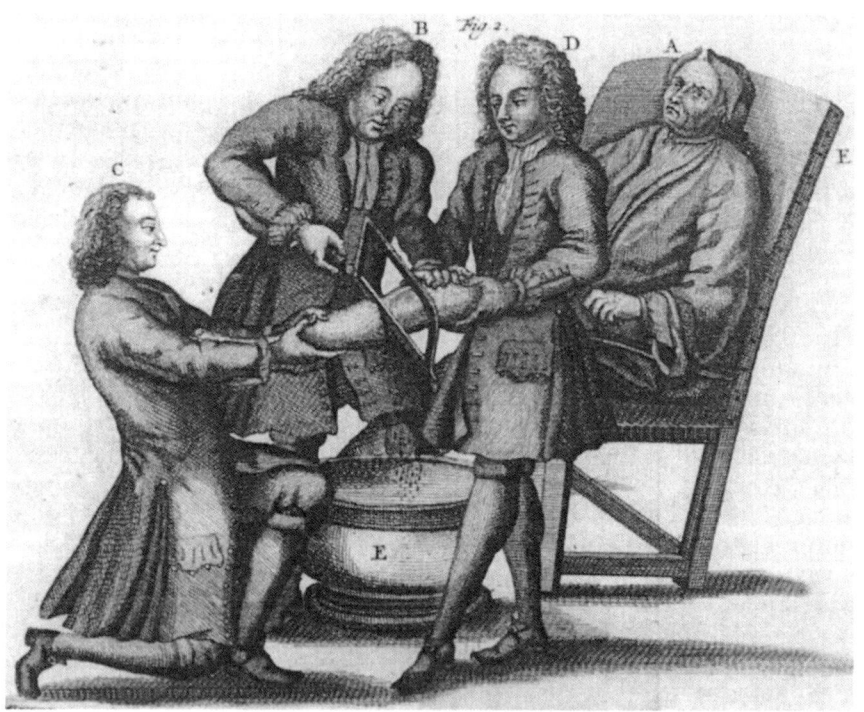

Abb. 2. Unterschenkelamputation mit Hilfe der Säge [6]

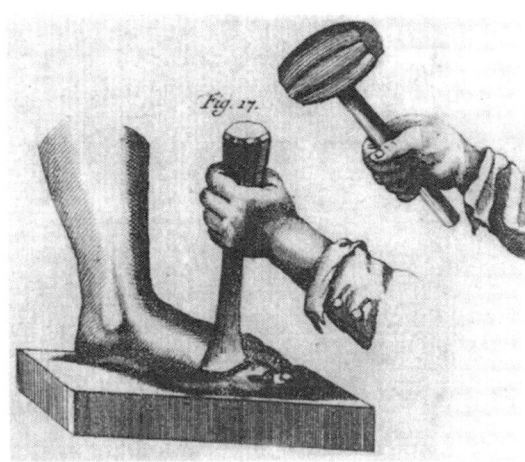

Abb. 3. Großzehenamputation
mit Hammer und Meißel [6]

nes Gegenübers wieder herzustellen. Die Amputation jedoch zwingt
ihn dazu, den Anderen eigenhändig zu verstümmeln; sie stellt den
Heiler in die Nähe des Henkers. In der Tat haben sich die Wundärzte
zum Abtrennen von Fingern, Zehen oder Händen oft der gleichen
Methode mit Hammer, Meißel und Hackstock bedient, wie sie der
Scharfrichter beim Vollzug der entsprechenden Körperstrafen anwandte (Abb. 3). Aus dem abschreckenden Charakter der Amputation
folgte für den Chirurgen des 18. Jahrhunderts, dass er diese Operation „so lange, als er kan, von sich weg weltzet, und sie nicht eher vor-
schlägt, als biß er alle Mittel, so ihm die Chirurgie an die Hand gibt,
vergeblich gebrauchet hat" [1]. Nach HEISTER ist das Abnehmen von
Armen oder Beinen in folgenden Fällen unumgänglich:
„1) Wegen des kalten Brandes, welcher das Fleisch tieff verdirbet,
  2) wegen einer gäntzlichen Zerquetschung, welche Fleisch und Bein
      gäntzlich zermatschet,
  3) Bei unheilsamer Caries oder Spina ventosa,
  4) Wenn eine grosse Ader im Ober-Arm oder Schenckel [...] so ver-
      letzt ist, dass man das Bluten nicht anders kann stillen, und da-
      durch der Patient sich müßte zu todt bluten, [...] endlich
  5) bey andern cariösen und ungestalten Gliedern, wenn sie sonder-
      lich schmertzhafft" [7].

Selbst wenn die Indikation für den Wundarzt eindeutig ist, sollte er
unbedingt, so HEISTERS dringende Empfehlung, weitere Ärzte und
Chirurgen zu Rate ziehen und bei der Operation teilnehmen lassen.
Dies habe mehrere Vorteile: Falls der Patient durch den Eingriff
stirbt, müsse der Chirurg die Schuld daran nicht alleine tragen;
glückt die Amputation, sei der Wundarzt so vor dem Vorwurf
geschützt, die Amputation leichtfertig durchgeführt zu haben. Darü-

ber hinaus könne ein erfahrener Kollege den Operateur an viele Dinge erinnern, die er sonst vielleicht vergessen würde [3].

Das eingangs zitierte Topos von der „Amputationslust" des 18. Jahrhunderts findet sich bei HEISTER und seinen Zeitgenossen somit nicht wieder. Im Gegenteil, die chirurgischen Schriften bezeugen eine zurückhaltende Handhabung der Amputation, um nicht zu sagen eine Scheu vor der Abnahme von Gliedmaßen.

Wie ist dieser Widerspruch zu erklären? Sollte FISCHER, der Chirurg und Chirurgiehistoriker des 19. Jahrhunderts, einen Faktor übersehen haben, den HEISTER und seine Kollegen in ihrer Therapie berücksichtigen mußten? Ich meine ja: FISCHER hat – wie so viele Medizinhistoriker der „alten Schule" – den Patienten vergessen. Dies soll im Folgenden durch drei ausgewählte Patientengeschichten nachgeholt werden. Die Rekonstruktion der Fälle beruht im Wesentlichen auf den „medizinischen, chirurgischen und anatomischen Wahrnehmungen" HEISTERS, die in den Jahren 1753 und 1770 veröffentlicht wurden. Der erste Kasus konnte durch die Korrespondenz zwischen dem Arzt AUGUST WAGENER (um 1715–1754) und Lorenz HEISTER ergänzt werden, die von der Universitätsbibliothek Erlangen in der „Briefesammlung Trew" aufbewahrt wird.

1. Kasus: Die Ablehnung

Der Oberfactor SCHRADER aus Goslar, ein Mann von 64 Jahren, beobachtet im Herbst 1741 verschorfte rote Flecken über dem rechten Knöchel. Nachts quälen ihn stechende Schmerzen im rechten Bein. Aus den Flecken werden zwei schwarze Höhlen, die sich immer weiter über den Unterschenkel ausdehnen. Zwei Ärzte, ein Chirurgus und ein Bader bemühen sich vor Ort um den Kranken, ein weiterer Arzt wird aus Helmstedt dazu gerufen, HEISTER erteilt schriftlich seinen Rat, doch alles ohne Erfolg. Mitte Dezember ist die Amputation im Gespräch. Einer der Ärzte rät davon ab, da sich das Krankheitsgift schon zu weit im Körper ausgebreitet habe. Der Bader hält die spontane Abstoßung des Fußes für möglich. Der Kranke klammert sich an jeden Hoffnungsfunken und kann sich nicht zur Amputation durchringen. Anfang Februar fällt er ins Delirium. Nun wird der Fall als aussichtslos beurteilt. Der Arzt aus Helmstedt reist ab. Eine Amputation hat nicht stattgefunden [9, 11].

2. Kasus: Die sofortige Einwilligung

Ein 69jähriger Bauer zieht sich eine schwere Verletzung am Knöchel zu. Ein halbes Jahr verstreicht mit der Behandlung durch Bader und Barbiere. Die Schmerzen im Bein werden immer quälender, so daß der Bauer nicht mehr gehen, geschweige denn arbeiten kann.

Schließlich sucht er bei HEISTER Hilfe. Der Fuß zeigt sich „voller Löcher und Geschwulst…, aus welchen täglich eine große Menge sehr übelriechender…Materie" herausläuft. HEISTER diagnostiziert einen „schlimmen Beinfreßer" und empfiehlt die Amputation. Der Bauer läßt sich überzeugen. Am 17. Mai 1719 nimmt ihm HEISTER das Bein im Unterschenkel ab. Trotz des hohen Alters des Patienten verläuft die Heilung sehr zufriedenstellend. Lediglich die ungewohnte leichte Krankenkost macht dem fränkischen Bauern zu schaffen. Doch nachdem man ihm reichlich Rindfleisch und gutes Bier verordnet, kommt der Operierte rasch wieder zu Kräften. Später sollte er noch öfters mit einem hölzernen Fuß vorbei geritten kommen, um HEISTER für die gute Heilung zu danken [8].

3. Kasus: Die späte Einwilligung

Im Juni 1707 sucht HEISTER das englische Feldhospital in Brüssel auf, um sich als Hospitant in der medizinischen und chirurgischen Praxis zu üben. Er trifft dort auf 8 Englische Soldaten, die teils drei Jahre zuvor in Bayern, teils später in den Niederlanden durch Gelenkschüsse schwer verwundet worden sind. Die Verletzten leiden an Beinfraß und unheilbaren Fisteln. HEISTER erkundigt sich, warum man in diesen hoffnungslosen Fällen nicht amputiert habe. Er erhält zur Antwort, dass „man ihnen [den Soldaten] schon vor langem gesagt hätte, sie müsten sich die Beine abnehmen laßen, aber sie hätten solches nicht wollen zugeben. […Daher] habe man sie ihnen nicht wieder Willen abnehmen wollen." Die Soldaten verweigerten die Amputation aus zwei Gründen: zum einen hofften sie noch auf Heilung, zum andern mißtrauten sie den Compagnie-Feldscherern. Erst als der oberste Feldchirurg der englischen Truppen selbst die Aufsicht über das Lazarett übernimmt, ändern einige Soldaten ihre Entscheidung und erbitten die Amputation [8].

Drei unterschiedliche Kasuistiken, drei unterschiedliche Haltungen der Betroffenen zur Amputation: Ablehnung, sofortige Einwilligung, späte Einwilligung. Gemeinsam ist allen drei Fällen, daß der Wille des Patienten den Ausschlag für die Therapiegestaltung gab. Ohne sein uneingeschränktes Einverständnis wurde in keinem Fall amputiert, nicht einmal bei den Soldaten, wo man angesichts der Schwere der Verletzung und der Einbindung der Patienten in die militärische Hierarchie vielleicht noch am ehesten eine „Zwangsamputation" erwartet hätte.
Die Handhabung der Amputation zur Zeit Lorenz HEISTERS folgte einer streng patientenzentrierten Vorgehensweise. Nur mit der uneingeschränkten Zustimmung des Betroffenen war es dem Chirurgen möglich, diese qualvolle und verstümmelnde Operation durchzuführen, ohne seinen eigenen Ruf – und damit seine Praxis – zu ge-

fährden. Der Chirurg war in seiner Therapie von der Entscheidung des Patienten abhängig. Eine „Amputationslust" seitens der Wundärzte hätte somit zwangsläufig mit einer „Amputationsfreudigkeit" seitens der Patienten einher gehen müssen – eine offenkundig absurde Vorstellung.

Literatur

1. Dionis P (1708) Cours d'opération de chirurgie démonstrées au Jardin-du-Roi, Brüssel (Deutsche Übersetzung durch Lorenz Heister: Chirurgie, Augsburg 1734)
2. Fischer G (1876) Chirurgie vor 100 Jahren. Historische Studie, Leipzig 1876 (Nachdruck mit einem Vorwort von Rolf Winau, Berlin 1978)
3. Garengeot JC (1720) Traité des Opérations de Chirurgie. 2 Bd, Paris. (Deutsche Übersetzung der 2. Ausgabe von 1731: Chirurgia Practica, 3 Bd, Berlin 1733)
4. Haller A von (1775) Bibliotheca Chirurgica. 2 Bd, Bern
5. Heister L (1719) Chirurgie, Nürnberg
6. Heister L (1739) Institutiones Chirurgicae, Amsterdam
7. Heister L (1743) Chirurgie, Vierte Auflage, Nürnberg
8. Heister L (1743) Medicinische, Chirurgische und Anatomische Wahrnehmungen. Rostock, Bd 1
9. Heister L (1770) Medicinische, Chirurgische und Anatomische Wahrnehmungen. Rostock, Bd 2
10. Ruisinger MM (1999) Lorenz Heister [Biographischer Artikel]. In: Stadtarchiv Nürnberg (Hrsg) Nürnberg von A bis Z. Ein historisches Stadtlexikon, Nürnberg
11. Wagener A, Heister L: (1741–1742) unveröffentlichter Briefwechsel, Universitätsbibliothek Erlangen, Briefsammlung Trew, Wagener, A 1–10

1.3 Die Osteosynthesen von Lambotte zwischen 1895 und 1907

R. Baumgartner

Albin Lambotte 1866–1955

Einer der Gründer und erster Vorsitzender der Belgischen Gesellschaft für Orthopädische Chirurgie im Jahre 1921 war ALBIN LAMBOTTE (Abb. 1). Die neue Gesellschaft war ein Kind der Chirurgie. Alle acht Vorträge der ersten Tagung befassen sich mit operativen Verfahren, darunter auch solche über Epispadie und Hypospadie. ALBIN LAMBOTTE, Sohn eines Professors für vergleichende Anatomie in Brüssel, verdankt seine Begeisterung für die Chirurgie seinem älteren Bruder Elie, Chefarzt in Schaerbeek bei Brüssel. 1890 wechselte LAMBOTTE an das Spital de Steuyvenberg in Antwerpen, ein Jahr vor seiner Approbation. Vier Jahre später wurde er mit 28 Jahren chirurgischer Chefarzt. Souverän beherrschte er die gesamte Chirurgie von der Laminektomie über die Magenresektion zu ausgedehnten Kraniotomien. Sein Ruf als brillianter und ideenreicher Operateur brachte ihm 1902 eine Einladung von Prof. CZERNY an die Chirurgie Heidelberg ein.

Die Verdienste LAMBOTTE's liegen aber eindeutig in der systematischen Entwicklung der Osteosynthese, ein Begriff, der von ihm geschaffen wurde. Er hat mit aller Kraft das Tabu gebrochen, operative Behandlung von Frakturen seien strikte zu vermeiden, ob offen oder geschlossen.

Vorläufer

Vorläufer der Osteosynthese sind die Franzosen MALGAIGNE 1847 und BÉRANGER 1870 mit einer Abhandlung über die direkte Ruhigstellung von Frakturen. Die Rede war von einer „Primärnaht" des Knochens. Davon waren in Großbritannien auch LISTER 1872 und CAMERON 1877, in Deutschland LANGENBECK, KÖNIG und GLUCK fasziniert. Später, zu Zeiten LAMBOTTE's, kamen OLLIER, TUFFIER und ALGAVE in Frankreich hinzu. Das Konzept der Osteosynthese lag in der Luft. LAMBOTTE jedoch gebührt eindeutig das Verdienst, die bisher geleisteten Arbeiten zu sichten, zu koordinieren und weiter zu entwickeln.

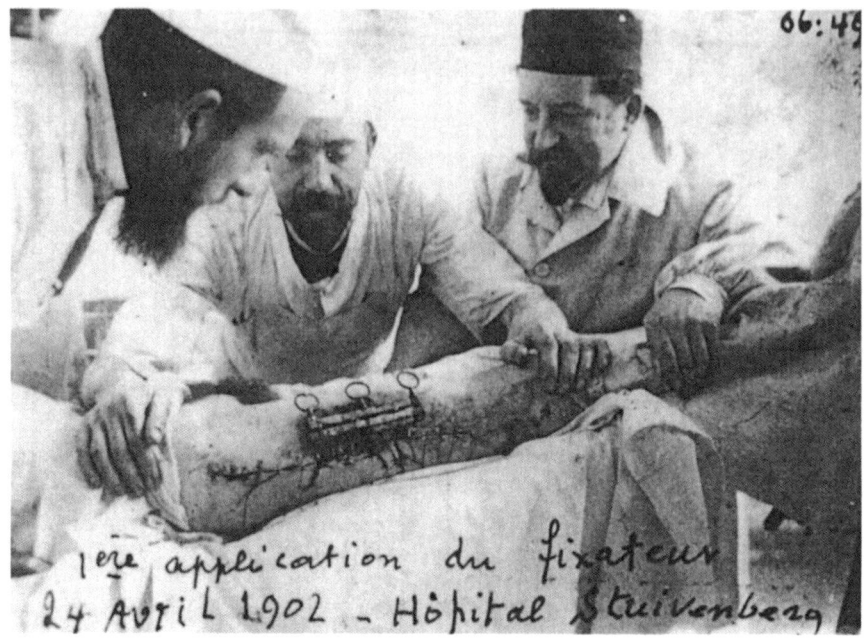

Abb. 1. Erstmaliges Einbringen eines Fixateur externe durch ALBIN LAMBOTTE (1866–1955) – im Bild links – am 24. April 1902 (s. a. Abb. 4)

Grundlagen

Dem Risiko eines Wundinfektes begegnete LAMBOTTE mit der Forderung nach sorgfältiger Planung des Eingriffes, schonender Behandlung der Gewebe, kurzer Operationsdauer und – so würde man heute sagen – mit minimal invasivem Einsatz von Osteosynthesematerial.

LAMBOTTE war aber nicht nur ein begnadeter und geschickter Operateur. Das Mechanikerhandwerk war ihm ebenso vertraut. In seiner eigenen Mechanikerwerkstatt beherrschte er souverän die Geheimnisse der Metallbearbeitung zur Fertigung seiner Instrumente und des Osteosynthese-Materials.

Zu seinen Pionierleistungen gehören:
Fixateur externe
Plattenosteosynthese, prothèse interne genannt
Osteosynthese-Schrauben, inkl. Zugschrauben
Cerclage-Drähte
Chirurgische Instrumente: Bohrer, Raspatorien, Drahtspanner, Knochenzange

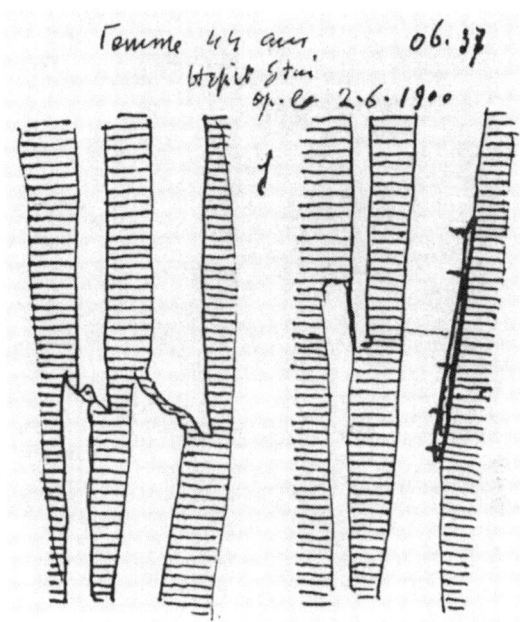

Abb. 2. Plattenosteosynthese,
Tibia

Die Zange nach LAMBOTTE mit ihrer Zahnstange ist heute die wohl
häufigste Assoziation, welche Chirurgen und Orthopäden mit dem
Namen des Erfinders verbindet.

Die Kreativität von LAMBOTTE kannte keine Grenzen. In der Frei-
zeit tat er sich hervor als Geigenspieler, und auch bald als Lauten-
bauer. Dann pflegte er die Kunst des Malens und Zeichnens. Dieser
Fertigkeit verdanken wir eine Fülle von Röntgenskizzen. Zum 50-jäh-
rigen Jubiläum der Belgischen Gesellschaft für Orthopädische Chirurgie und Traumatologie hat VANDER ELST 1971 50 Abbildungen veröffentlicht. Aus diesem Band sind die folgenden Fälle aus den Jahren
1895–1907 entnommen.

Beispiele

Plattenosteosynthese
Die Platten sind aus Aluminium. Die Schrauben durchdringen nur
die äußere Corticalis der Tibia (Abb. 2).
Y-Fraktur der Femurkondylen: Reposition und Osteosynthese mit
Platte und Schrauben (Abb. 3a–c)
Fixateur externe
Erste Anwendung des Fixateur externe am Femur, 24. April 1902
(Abb. 4) (s. a. Abb. 1).

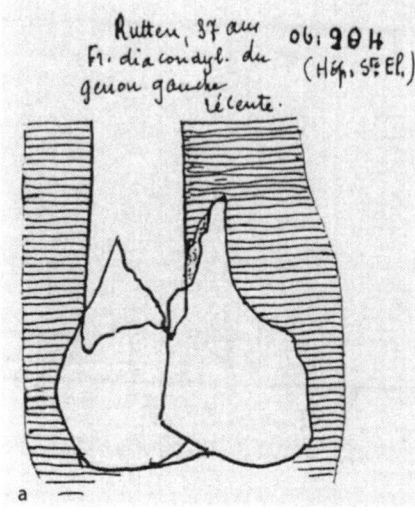

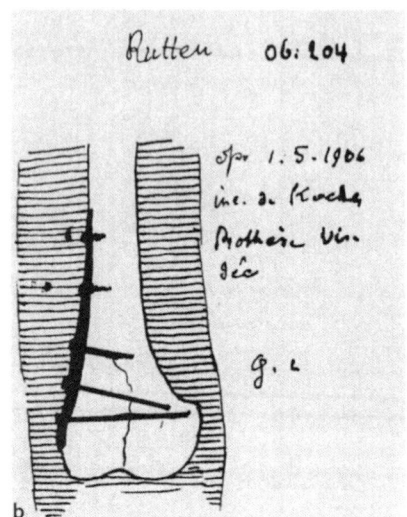

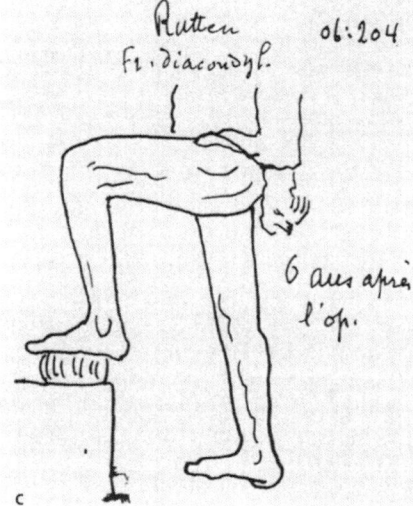

Abb. 3 a–c. Plattenosteosynthese Y-Fraktur der Femurkondylen. Ergebnis 6 Jahre später

Tibiafraktur à deux étages (Abb. 5 a, b). Zwei Schrauben in jedem Fragment in der medialen Corticalis.

Querfraktur Fingergrundglied: Fixateur externe, offene Reposition (Abb. 6).

Osteosynthese mit Zugschrauben

Suprakondyläre Humerusfraktur (Abb. 7).

Distale Schrägfraktur des Femurs: Reposition, 2 Schrauben mit Muttern (Abb. 8 a, b).

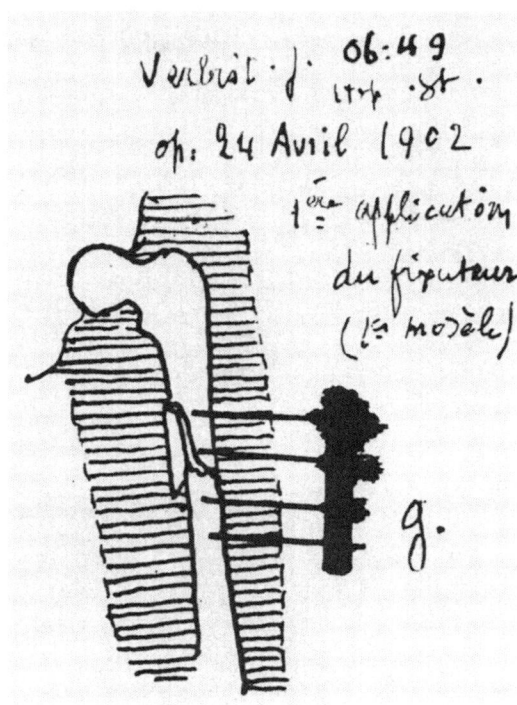

Abb. 4. Erste Anwendung eines Fixateur externe am Femur (s. a. Abb. 1)

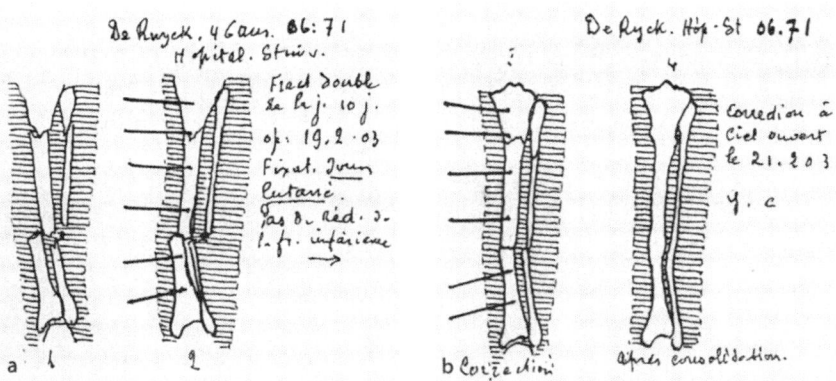

Abb. 5 a, b. Tibiafraktur à deux étages. Fixateur externe a) erstes Ergebnis; b) offene Reposition 2 Tage später und Durchbau

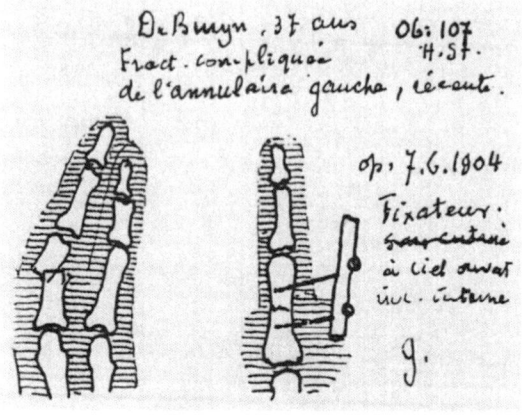

Abb. 6. Querfraktur Finger-
grundgelenk. Offene Reposition. Fixateur externe

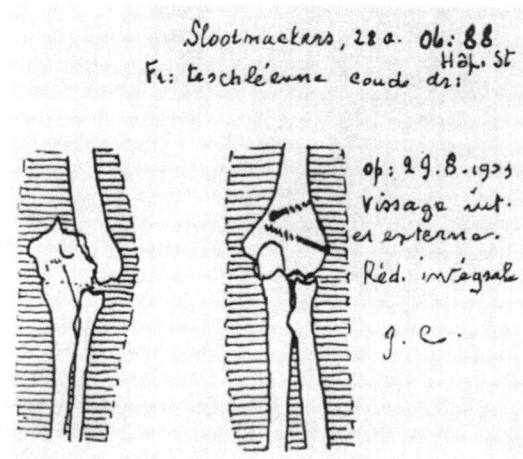

Abb. 7. Osteosynthese mit
Zugschrauben. Suprakondy-
läre Humerusfraktur

Cerclage
Spiralfraktur Unterschenkel: Cerclage von Tibia und Fibula
(Abb. 9 a, b).
Klammerung
Radiusfraktur loco classico: Reposition und Klammerung (Abb. 10).

Ausblick

LAMBOTTE hat für die Technik der Osteosynthese Maßstäbe gesetzt,
welche heute noch an manchen Kliniken praktisch unverändert
gültig sind. Der sparsame Einsatz von Osteosynthese-Material hat
vieles für sich, wenn dieses nicht in beliebiger Menge zur Verfügung
steht und wenn die hygienischen Verhältnisse zu wünschen übrig las-

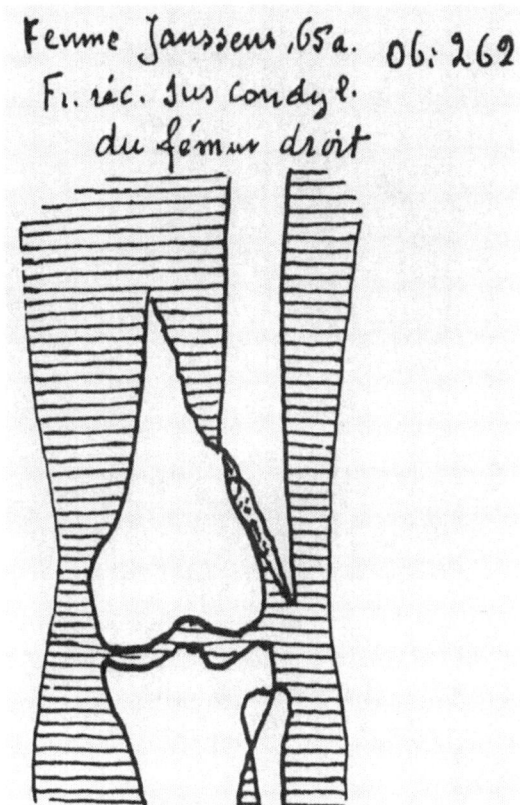

Abb. 8. Schrauben mit Mutter. Distale Femurschrägfraktur

sen. Nicht zuletzt aber ist dem Konzept einer übungsstabilen Osteosynthese, wie es von der Schweizerischen Arbeitsgemeinschaft für Osteosynthesefragen AO nun seit 40 Jahren konsequent vertreten wird, trotz aller Kurse nicht jeder Operateur gewachsen.

LAMBOTTE hat der operativen Frakturbehandlung zum Durchbruch verholfen, die konservative damit keineswegs aber überflüssig gemacht. Seine Verfahren vermögen der Forderung nach übungsstabiler Osteosynthese nicht zu genügen. Gelten sie deshalb weiterhum als obsolet, bleiben sie unter den erwähnten restriktiven Bedingungen heute noch die Methode der Wahl.

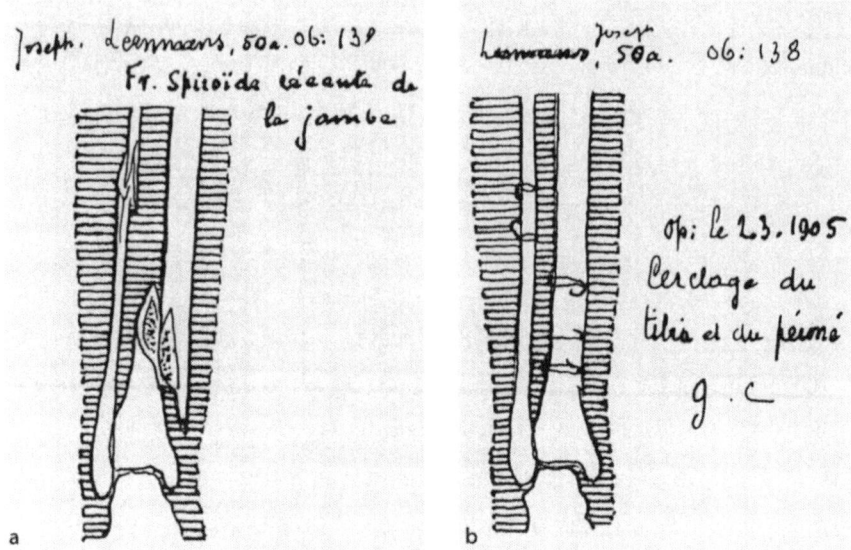

Abb. 9. Spiralfraktur Unterschenkel. Cerclage von Tibia und Fibula

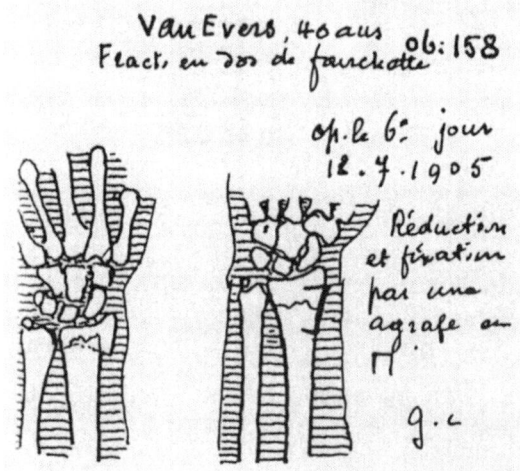

Abb. 10. Radiusfraktur loco classico. Klammerung

Literatur

Baumgartner R (1999) Osteosynthese – ein neuer Begriff. Med Orth Tech 119: 142–145

Vander Elst E (1971) Les débuts de l'osteosynthèse en Belgique. 50 illustrations après les dessins authentiques d'Albin Lambotte. Interventions réalisées entre 1895 et 1907. Jubiläumsband der Belgischen Gesellschaft für Orthopädische Chirurgie und Traumatologie zum 50jährigen Jubiläum 1971. (Alle Abbildungen sind diesem Band entnommen.)

1.4 Historische Aspekte von Fixateursystemen

F. KLAPP

Es werden einige historische Aspekte von Fixateursystemen vorgestellt, insbesondere im Hinblick auf den Ringfixateur von ILIZAROV. Ende der 80er Jahre wurde ILIZAROV mit seinen Arbeiten bei uns bekannt, nachdem er bereits mehr als 30 Jahre in Rußland erfolgreich gearbeitet hatte. Sein Fixateur besteht aus Ringelementen, gespannten Kugeldrähten und äußeren verstellbaren Stangen.

Bei der Suche nach den Ursprüngen oder Vorläufern des Ringfixateurs stößt man auf die Klinik von AUGUST BIER. Das Foto aus dem Jahre 1901 zeigt AUGUST BIER im Kreise seiner Mitarbeiter in Greifswald (Abb. 1). BIER ging von dort nach Bonn und übernahm 1907 die erste königlich preußische Universitätsklinik in der Ziegelstraße in Berlin, zur damaligen Zeit die bedeutendste Klinik in der Hauptstadt. AUGUST BIER war vielseitig interessiert, er entwickelte z. B. die Spinalanästhesie und veröffentlichte mehrere Arbeiten über die Knochenbruchheilung. Darüber hinaus erkannte und förderte er gute und fortschrittliche Ideen seiner Mitarbeiter, so daß sich an seiner Klinik erstaunliche Entwicklungen vollziehen konnten. RUDOLF KLAPP, auf dem Bild hinten links, folgte AUGUST BIER von Greifswald über Bonn nach Berlin und wurde zu einem seiner wichtigsten Mitarbeiter.

Im ersten Jahrzehnt des 20. Jahrhunderts waren äußere Fixationssysteme bereits bekannt, z. B. von STEINMANN und LAMBOTTE. Es wurden stets großkalibrige starre Nägel oder Schrauben verwendet. An den Nageldurchtrittsstellen traten häufig Infektionen auf, wie immer wieder berichtet wurde.

Aus Anlaß des 2. Balkankrieges begab sich 1913 eine Chirurgengruppe unter Leitung von RUDOLF KLAPP nach Belgrad, um dort Kriegsverletzte zu versorgen. Der Nachschub an Materialien war schlecht, so daß STEINMANN-NÄGEL bald für die Durchführung der gebräuchlichen Nagelextension nicht mehr zur Verfügung standen. KLAPP mußte daher improvisieren und führte die Extension am Calcaneus mit einem Draht aus (Abb. 2). Der Draht wurde durch einen vorgebohrten Knochenkanal gesteckt, sodann wurden die Drahtenden in Zugrichtung durch die Weichteile geführt und an der Fußsohle herausgeleitet. So wurde vermieden, daß die Weichteile gequetscht wurden.

Eine wesentliche Verbesserung entwickelte 1918, noch während des 1. Weltkrieges, ERICH HERZBERG, ebenfalls ein Schüler von AU-

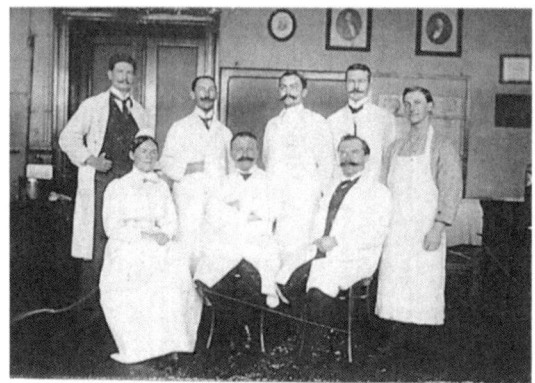

Die Greifswalder Chir. Klinik
R. Klapp   Assistenten
             Bier   Tilmann   Abb. 1

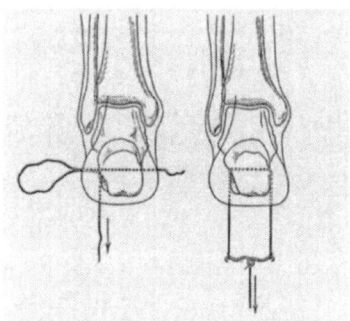

Abb. 12. Drahtextension am Calcaneus nach *Klapp.* Mit dieser Technik hat ehemals die Drahtextension begonnen.

GUST BIER. Er spannte den Draht in einen Bügel, womit das umständliche gesonderte Herausleiten des Drahtes entfiel und wodurch weitere Anwendungsbereiche für den Draht erschlossen werden konnten. Es zeigte sich vor allem, daß durch den dünnen gespannten Draht die Weichteilirritation vermindert und die Infektionsgefahr reduziert werden konnte. Die Einführung von selbstbohrenden Drähten mit entsprechenden Führungsvorrichtungen durch MARTIN KIRSCHNER 1927 bedeutete eine weitere Vereinfachung.

1930 veröffentlichten RUDOLF KLAPP und WERNER BLOCK das Buch „Die Knochenbruchbehandlung mit Drahtzügen", das die Extensions- und Distraktionsverfahren ausführlich darstellt. Interessant ist der Hinweis, daß alle Rechte einschl. des Rechtes auf Übersetzung in die Russische Sprache vorbehalten seien. Die Kontakte zum Russischen Kulturkreis waren damals offensichtlich besser als nach dem 2. Weltkrieg. RUDOLF KLAPP war seit 1928 Direktor der Chirurgischen Universitätsklinik in Marburg/Lahn. WERNER BLOCK, ebenfalls ein Schü-

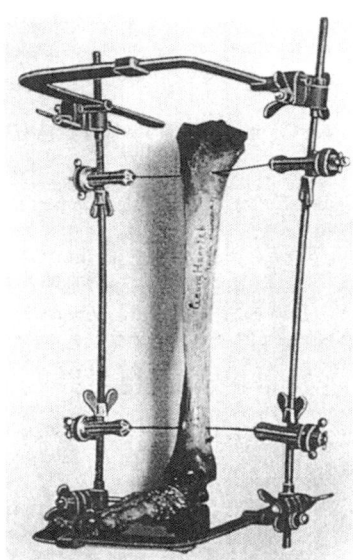

Abb. 3

ler von AUGUST BIER, war Chefarzt in Witten/Ruhr und wurde wenig
später Chefarzt des St. Gertraudenkrankenhauses in Berlin-Wilmers-
dorf. 1959 war BLOCK Präsident der Deutschen Gesellschaft für Chirurgie und wurde 1964 ihr Ehrenmitglied.

WERNER BLOCK entwickelte 1923 den ersten Distraktionsapparat,
der aus Gewindestangen, Bügeln und Spannvorrichtungen für den
Draht bestand (Abb. 3). 1925 stellte er bereits ein verbessertes Modell vor, bei dem Drahtspannvorrichtung und Bügel zusammengelegt
waren. In diesem Distraktionsapparat war bereits eine funktionelle
Behandlung aller nicht eingespannten Gelenke möglich. In geeigneten Fällen konnte sogar eine Mobilisation der Verletzten an Geh-
stöcken erfolgen (Abb. 4).

Der Distraktionsapparat nach KLAPP von 1929 ruht auf einem Auf-
liegebrett, auf dem die mechanische Distraktionsvorrichtung angebracht ist (Abb. 5). Die Bügel sind in Gleitschienen eingelassen, wodurch Repositionsbewegungen im Sinne einer Innen- oder Außen-
rotation möglich sind. An zusätzlichen Hilfsbügeln können Draht-
spannbügel befestigt werden, wodurch frakturnah weitere Repositionen durchgeführt werden können.

Von einem Marburger Mitarbeiter, KURT HEMPEL, wurde ebenfalls
1929 ein Distraktionsapparat angegeben, der eine verblüffende Ähn-
lichkeit mit dem Ringfixateur von ILIZAROV hat (Abb. 6). Er besteht
aus jeweils zwei zu einem Kreis geschlossenen Bügelhälften, die mit
vier Gewindestangen verbunden sind. Die Verbindung zwischen
Bügeln und Stangen ist kugelig gestaltet, wodurch Korrekturen angebracht werden können. Nachträgliche Repositionen lassen sich durch

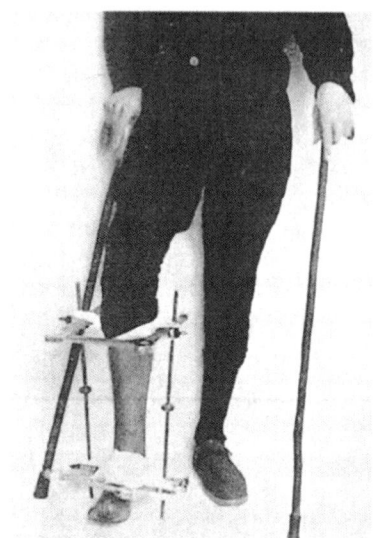

Abb. 4

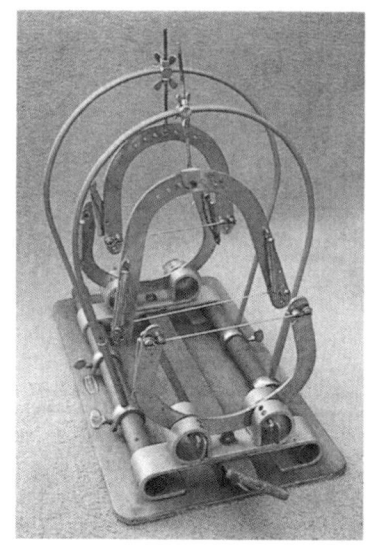

Abb. 5

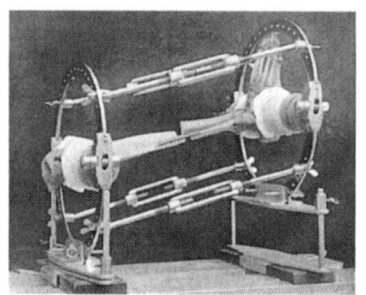

Abb. 6

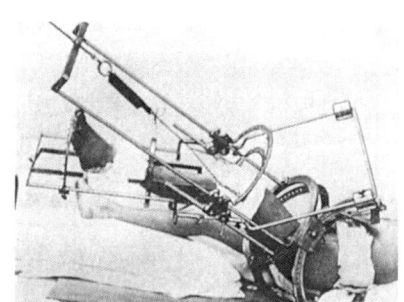

Abb. 7

Drahtquerzüge durchführen, die leicht am Distraktionsapparat befestigt werden können. Auch Rotationsfehler lassen sich durch Drehen der Bügel ausgleichen.

Besondere Drahtformen ermöglichten es, mit ihnen eine Querzug auszuüben, besondere Erwähnung fanden der Kugeldraht nach GÖTZE, der Muffendraht, der Bayonettdraht nach BLOCK, der Knickdraht und der gestauchte Draht.

Obwohl die Fixationssysteme vorwiegend für den Unterschenkel entwickelt wurden, so fanden sie jedoch auch in anderen Regionen Verwendung, z.B. am Oberarm und am Unterarm. Für Oberschenkelbrüche entwickelte OTTO GÖTZE, der dem Arbeitskreis um AUGUST BIER nahestand, einen vielseitig durchdachten Distraktionsapparat

(Abb. 7). Der Drahtzug griff supracondylär am Femur an, während der Gegenhalt am knöchernen Becken gewählt wurde. Jegliche Reposition und Retention war mit diesem Apparat möglich.

Die Distraktionsapparate wurden überwiegend zur Behandlung von Knochenbrüchen eingesetzt. Aber es wurden auch bereits Extremitätenverlängerungen durchgeführt. So konnte AUGUST BIER über mehrere Fälle berichten, bei denen eine Beinverlängerung bis zu 11 cm gelang.

Die Arbeiten aus der BIER'schen Klinik zwischen 1913 und 1930 besitzen eine erstaunliche Aktualität. Die entwickelten Verfahren konnten im 2. Weltkrieg erfolgreich eingesetzt werden. In den Wirren der Nachkriegszeit ging die Kenntnis dieser Verfahren weitgehend verloren. Die Entwicklung der Knochenbruchbehandlung nahm zunächst andere Wege. Erst die erfolgreichen Arbeiten von ILIZAROV haben die Ursprünge wieder ins Bewußtsein gerückt.

Literatur

Block W (1923) Ein neuer Distraktionsapparat und Spannbügel für die Drahtextensionen. Zbl f Chir 46/47

Hempel C (1930) Ein neuer Distraktionsapparat zur Behandlung von Frakturen. Zbl f Chir 9

Klapp R, Block W (1930) Die Knochenbruchbehandlung mit Drahtzügen. Urban und Schwarzenberg Verlag, Berlin Wien

Klapp R, Rückert W (1944) Die Drahtextension in der Friedens- und Kriegschirurgie. Ferd. Enke Verlag, Stuttgart

1.5 Fallbeispiele zu hüftgelenknahen Osteosynthesen im 20. Jahrhundert

K. Welge

Knochenbrüche und deren Heilung sind zwangsläufige Bestandteile der Menschwerdung. Das älteste bisher bekannte menschheitsgeschichtliche Dokument einer Frakturheilung ist möglicherweise das Femur sinister des Homo erectus (Pithecanthropus), das 1892 von Dubois bei Trinil auf Java entdeckt wurde.

Eine exuberante ossäre Hypertrophie am proximalen Diaphysendrittel dieses Femurs soll Beleg einer gestörten Frakturheilung in Form einer traumatischen Myositis ossificans sein (Ortner und Putschar 1981).

Auch für die Behandlung der Frakturen wird vermutet, daß sie schon seit prähistorischer Zeit praktiziert wird.

Selbst der Versuch, erkranktes menschliches Gewebe, insbesondere den Knochen, durch künstliche Stoffe zu ersetzen, scheint bis zu den Azteken zurückzureichen, die Pinienhölzer als „Implantatwerkstoffe" verwendet haben (Milachowski 1986). Die erste Verwendung von metallischen Implantaten wird jedoch erst im 16. Jh. angenommen, als Petronius eine Goldplatte zur Deckung eines Gaumendefektes benutzte (Sigerist 1963).

An die metallischen Implantatwerkstoffe sind infolge der chemischen Aggressivität der Körperflüssigkeiten extreme Ansprüche an die Korrosionsbeständigkeit gestellt. Auf den Einfluß metallischer Implantate auf das umliegende Gewebe hat erstmals Nicole (1947) hingewiesen.

Im Hinblick auf die historische Dimension dieses Themas, das auch eine Schnittstelle physischer und kultureller Anthropologie darstellt, überrascht, daß es anscheinend nicht restlos erforscht ist.

Bis heute verbleiben wesentliche Faktoren der Osteogenese ungeklärt (Wolff 1988) und Gewebe in der Umgebung von Implantaten wird häufig nicht spurenanalytisch untersucht (Dielert 1981). Darüber hinaus sind Angaben zu implantatspezifischen Spurenelementen im Knochengewebe in der Literatur selten zu finden und physiologische Normalkonzentrationen für diese Elemente, sehr umstritten.

Vor diesem Hintergrund wurden aus der „Sammlung Scheidegger" des Anthropologischen Forschungsinstitutes in Aesch (Schweiz) proximale Femora mit Frakturen ausgewählt (Welge 1995), die mittels medizinischer Implantate versorgt sind. Für die Untersuchung lagen von 21 Individuen jeweils nur das rechte oder das linke Femur vor, von denen alle aus Sektionen der Pathologie Basel der Jahre 1932 bis 1967 stammen. 20 der 21 Femora sind frakturiert. Das eine Femur ohne Knochenbruch ist, wie eine Nachuntersuchung ergab, aufgrund einer Coxarthrose mit einer Osteotomie versorgt worden. Die restlichen Femora sind mit verschiedenen Osteosynthesen wie Bohrdrähte, Dreilamellennagel, Winkelplatte oder McLaughlin-Laschennagel versorgt worden.

Für die anthropologische Befunderhebung war von besonderer Bedeutung, daß am Ende ihrer Durchführung die Daten zu Alter, Geschlecht und Körperhöhe neben Sektionsdatum und Todesursache der entsprechenden Individuen, seitens der Pathologie in Basel, zugänglich gemacht werden konnten. Somit konnte eine Blindauswertung erfolgen, die abschließend mit den Lebens- bzw. Sterbedaten überprüft wurde.

Neben einer Spurenelementeanalyse hinsichtlich implantatspezifischer Spurenelementeanreicherung und einer Methodenkritik, wurde eine ausführliche Kasuistik bezüglich der Frakturfolgen und pathologischen Veränderungen erstellt.

In diesem Rahmen möchte ich mich auf einzelne Fallstudien dieser Kasuistik beschränken.

Fallbeispiele zu Osteosynthesen

Die Kasuistik weist eine Reihe von bemerkenswerten Befunden auf, die potentielle Frakturfolgen zum Teil in Verbindung mit operationstechnischen Fehlern illustrieren. Bezüglich der Pseudarthrosen finden sich bei den untersuchten Femora alle nach WEBER und CÈCH (1973) infrage kommenden Ursachen, die in Instabilität aus biomechanischen Gründen, mangelhafter Knochenvitalität und Infektionen zu sehen sind.

Beispielsweise kann bei dem Femur S 1067 aufgrund des zu großen Frakturspaltes (WOLFF 1988), die Ablagerung neuer Lamellen an den Knochensaum unterbunden und infolgedessen eine Frakturheilung verhindert haben. Auf eine Infektion ist möglicherweise die nicht verheilte Fraktur von S 860 zurückzuführen. In einem anderen Fall ist eine Osteomyelitis wahrscheinlich; denn hier gibt es Hinweise auf eine Sequesterhöhle, deren Ausflußöffnungen dorso-caudal und lateral am Trochanter major zu erkennen sind. Die Sequesterhöhle in Verbindung mit der Kortikalisunterbrechung, die auf dem Röntgenbild zu erkennen ist und der Periostreaktion können Anzeichen für eine Osteomyelitis sein. Biomechanische Gründe sind zahlreich dokumentiert. In dieser Untersuchung sind die Gründe im wesentlichen biomechanische Fehler, die zumeist auf operationstechnische Fehler zurückzuführen sind. Die nach RAHMANZADEH (1991) häufigen Fehllagen des Osteosynthesematerials im Collum femoris in

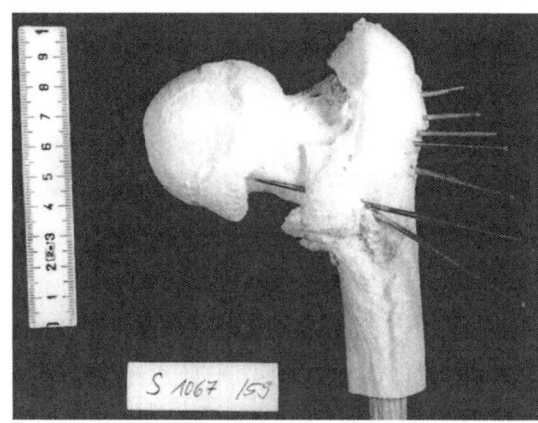

Abb. 1. S 1067: a.-p. Röntgen-
aufnahme

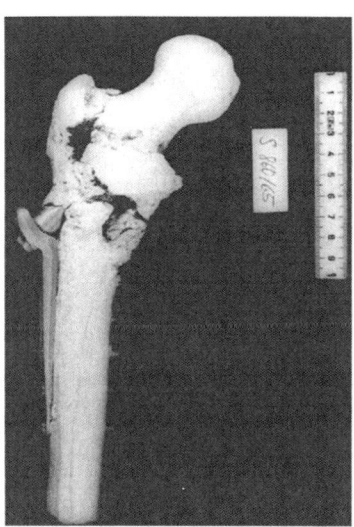

Abb. 2. S 860: Ansicht von dorsal

der Frontalebene finden sich zum Beispiel bei S 1061. Hier zeigt sich sogar die Perforation des McLAUGHLIN-Laschennagels durch das Collum femoris.

Das Gefährliche an diesen Fehlimplantationen ist, daß die Osteosynthesen zu weit kranial und ventral im Schenkelhals implantiert wurden. Hier verläuft zum einen die Hauptblutversorgung des Oberschenkelkopfes und zugleich ist die Spongiosa am weichesten, so daß die Implantate an dieser Stelle wenig Halt haben.

Neben Pseudarthrosen sind Formanomalien des Schenkelhalses im Untersuchungsgut häufig anzutreffen. Bekanntermaßen verkleinert sich während des Lebens der Halsschaftwinkel zunehmend. Hierzu ins Verhältnis gesetzt und in Anbetracht dessen, daß die Individuen,

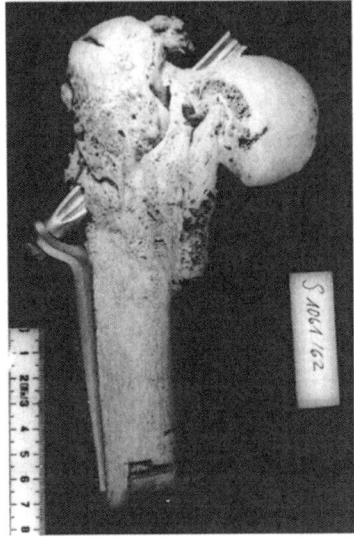

Abb. 3. S 1061: Ansicht von ventral

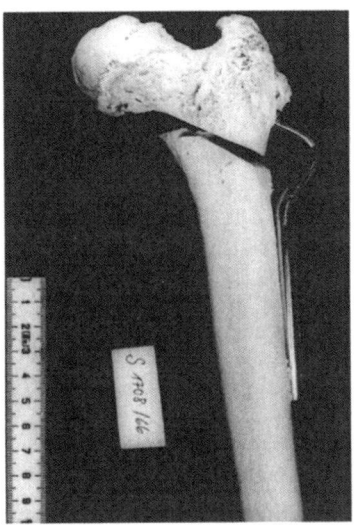

Abb. 4. S 1708: Ansicht von ventral

der untersuchten Femora, der senilen Altersstufe zuzurechnen sind, hat wahrscheinlich bereits präfrakturell eine Coxa valga bestanden. Der Winkel ist zum Beispiel bei S 860 (Abbildung s. o. unter ‚Infektion') über 130° groß – eine Winkelgröße, die normalerweise bei Kindern anzutreffen ist.

Von medizinisch-historischer Bedeutung ist die Osteotomie, die 1966 am proximalen Femur S 1708 ausprobiert worden ist. Anscheinend handelt es sich hierbei um eine Verschiebeosteotomie nach

McMurray, die nur im Ausnahmefall erfolgreich durchgeführt werden konnte (Pauwels 1973).

Ihr Prinzip, das darin bestehen soll, das Hüftgelenk durch Abstützen des Beckens am unteren Pfannenrand zu entlasten, indem das Schaftfragment nach einer schrägen intertrochanteren Osteotomie so weit nach medial aufwärts verschoben wird, bis es sich fest gegen den unteren Rand des Acetabulums stemmt, konnte fast nie verwirklicht werden (Pauwels 1973). Anscheinend ist auch im vorliegenden Fall die Durchführung nicht erfolgreich gewesen.

Mit dieser Osteotomie sollte vermutlich das Fortschreiten der bestehenden Coxarthrose verzögert werden. Der bestehende „capital drop" ist ein für die Coxarthrose charakteristischer Osteophyt und somit ein geeignetes Demonstrationsobjekt für eine *Zone der Entlastung* (Pauwels 1973), d.h. geringen Drucks, die durch produktive Vorgänge gekennzeichnet ist. Ausgelöst ist dieser Prozeß wahrscheinlich durch den überstürzten Umbau in der *Zone der Überlastung* (Pauwels 1973), die am Caput femoris cranial auch alle Anzeichen hierfür zeigt.

Literatur

Cèch O, Weber BG (1973) Pseudarthrosen. Huber Verlag, Bern

Dielert E (1981) Die Gewebebelastung durch Korrosionsprodukte bei Implantaten. Habilitationsschrift, München,

Milachowski KA (1986) Spurenelementstoffwechsel – Untersuchungen des Haltungs- und Bewegungsapparates. Thieme, Stuttgart

Nicole R (1947) Metallschädigung bei Osteosynthese. Schwabe, Basel

Ortner DJ, Putschar WG (1981) Identification of Pathological Conditions in Human Skeletal Remains. Smith Cont. to Anthrop 28, Washington DC

Pauwels F (1973) Atlas zur Biomechanik der gesunden und kranken Hüfte. Springer Verlag, Heidelberg

Rahmanzadeh R (Hrsg) (1990) Störungen der Frakturheilung. 9. Steglitzer Unfalltagung. Springer, Heidelberg

Sigerist HE (1963) Anfänge der Medizin. Europa Verlag, Zürich

Welge K (1995) Anthropologische Fallbeispiele für Frakturen am proximalen Femur und Analysen implantatspezifischer Spurenelemente. Diplomarbeit, Frankfurt am Main

Wolff R (1988) Knochenstabilität nach Kontakt- und Spaltheilung In: Hefte zur Unfallheilkunde 198. Springer Verlag, Heidelberg

1.6 Die historische Entwicklung der intramedullären Kraftträger

K. Klemm

Die Behandlung von Frakturen langer Röhrenknochen hat zum Ziel, die knöcherne Konsolidierung in möglichst achsengerechter Stellung ohne Verkürzung, Verdrehung und Abknickung zu erreichen. Vor allem im Bereich des Oberschenkels ist dies in vielen Fällen mit herkömmlichen konservativen Behandlungsverfahren, der äußeren Schienung der gebrochenen Extremität, nur sehr schwer zu erreichen. Bei Trümmerfrakturen und Frakturen mit schrägem Frakturverlauf kommt es durch den Muskelzug zu einem Vorbeigleiten der Frakturenden, so daß letztendlich eine mehr oder weniger ausgeprägte Verkürzung der Extremität entsteht. Selbst wenn es gelingt, die frische Fraktur durch äußere Manipulation in achsengerechter Stellung einzurichten, ist es kaum möglich, das Einrichtungsergebnis für die Dauer der knöchernen Konsolidierung zu halten.

Die Einführung der Anästhesie durch WILLIAM MORTON 1846, die Entdeckung der Asepsis durch SEMMELWEIS 1847 und der Antisepsis 1867 durch JOSEPH LISTER schufen die Voraussetzungen für die schmerzlose operative Behandlung von Krankheiten und Verletzungen. Es wurden erste Versuche unternommen, Frakturen und Pseudarthrosen operativ einzurichten und durch Implantate zu fixieren, so daß die knöcherne Ausheilung in der auf operativem Wege korrigierten Frakturstellung eintritt.

JOHANN FRIEDRICH DIEFFENBACH (1792–1847) von der II. Chirurgischen Universitätsklinik in Berlin unternahm 1846 [2] den Versuch, eine Pseudarthrose des Oberschenkels operativ zu stabilisieren, in dem er beide Knochenenden quer durchbohrte und in die Bohrlöcher einen Zapfen aus Elfenbein einbrachte.

Von seinem Nachfolger BERNHARD VON LANGENBECK (1810–1887) stammt die Empfehlung, statt dessen versilberte Stahlschrauben zu verwenden, und diese mittels Schraubenmuttern an einem äußeren Schienapparat zu befestigen. Mit dieser Empfehlung gilt Langenbeck als einer der Väter des Fixateur externe.

H. BIRCHER aus Bern berichtete 1886 [1] auf dem Jahreskongreß der Deutschen Gesellschaft für Chirurgie in Berlin über „Eine neue Methode unmittelbarer Retention bei Frakturen der Röhrenknochen", bei der er Elfenbeinzapfen von der Fraktur aus in die Markhöhle einschob, um dadurch die Frakturstellung zu halten. Damit hat er als Erster eine intramedulläre Fixation von Frakturen empfohlen und praktiziert.

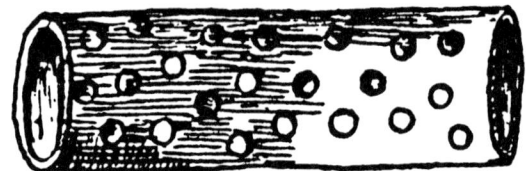

Abb. 1. SENN S (1893): Perforierter Rinderknochen zur intramedullärer Bolzung.
[Quelle: SELIGSON D (1985) Concepts in intramedullary nailing. Grune & Stratton, Inc., Orlando]

Der amerikanische Chirurg NIKOLAUS SENN verwendete 1893 [17] perforierte Rinderknochen (Abb. 1) als intramedulläre Zylinder zur Stabilisierung von Frakturen und Pseudarthrosen.

Der englische Chirurg W. HEY-GROVES hob 1912 [4] die Vorteile der intramedullären Bolzung mit Metallstiften oder sterilisiertem Rinderknochen hervor, die er nach anfänglichen Tierversuchen auch am Menschen angewendet hat. Von ihm stammt eine gute Beschreibung der Vorteile einer intramedullären Osteosynthese, wie sie später von KÜNTSCHER immer wieder mit Vehemenz vorgetragen wurden und die auch heute noch ihre Gültigkeit haben:

Es ist einfach und rasch durchführbar.

Es bedarf nur eines kleinen Zuganges mit geringer Freilegung.

Das Endost wird nur geringfügig verletzt.

Die Fraktur kann korrekt eingerichtet werden.

Es erlaubt eine geringfügige Beweglichkeit zwischen den Fragmenten, was einer schnellen Heilung zugute kommt.

Es macht die Anwendung einer äußeren Schienung nach der Operation überflüssig. Massagen und Bewegungen sind möglich, sobald die Wunde geheilt ist.

Die erste Empfehlung für eine intramedulläre Osteosynthese von Röhrenknochen stammt von GEORG SCHÖNE, der 1913 [16] in der Münchner Medizinischen Wochenschrift eine Arbeit publizierte über „Zur Behandlung von Vorderarmfrakturen mit Bolzen". Er benutzte Stäbe aus reinem Silber, die er zur Osteosynthese von Unterarmfrakturen durch eine Trepanation der Markhöhle fernab von der Frakturstelle in die Markhöhle einschob (Abb. 2).

1933 veröffentlichte MÜLLER-MEERNACH [13] im Zentralblatt für Chirurgie einen Aufsatz über „Die Bolzung der Brüche langer Röhrenknochen" und empfahl die Verwendung von formschlüssig in die Markhöhle eingebrachten Metallstiften.

GERHARD KÜNTSCHER hat sich in seinem 1962 [10] erschienen Buch „Praxis der Marknagelung" zur Geschichte der Marknagelung dahingehend geäußert, daß ihm nur die Methoden von SCHÖNE [16], MÜLLER-MEERNACH [13]) und RISSLER [14] bekannt waren und vor allem das 1911 von RISSLER angegebene Verfahren mit Verwendung

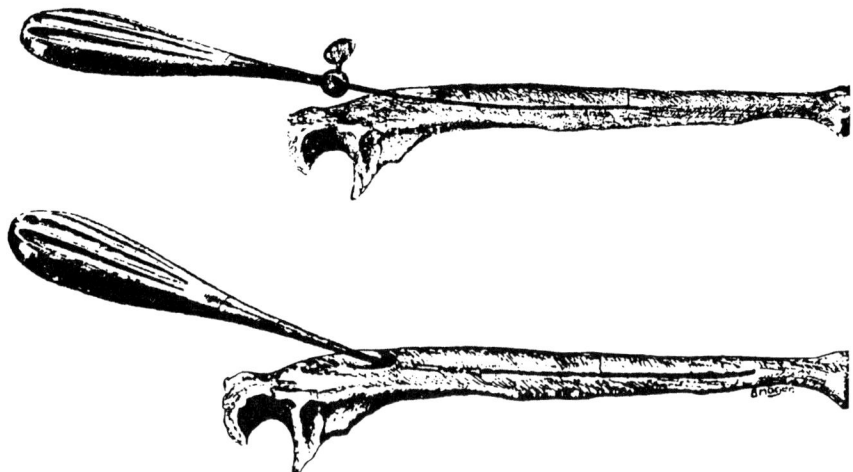

Abb. 2. Schöne G (1913): Instrumentarium für die Stiftung von Vorderarmfrakturen. [Quelle: Seligson D (1985) Concepts in intramedullary nailing. Grune & Stratton, Inc. Orlando]

von Bolzen aus Elfenbein oder Knochen zur Vereinigung von Schaftbrüchen als Vorläufer der Marknagelung angesehen werden kann.

1936 veröffentlichte die amerikanischen Chirurgen Leslie und Lowry Rush [15] das Prinzip der Dreipunkte-Verklemmung mit intramedullär eingebrachten Steinmann-Nägeln bei Unterarmfrakturen (Abb. 3). Von allen vorangehend geschilderten Verfahren hat nur die Technik der Gebrüder Rush vor allem in den Vereinigten Staaten eine gewisse Verbreitung gefunden.

Die Marknagelung nach Gerhard Küntscher

Es war Gerhard Küntscher (1900–1972) vorbehalten, ein tragfähiges Konzept unter Verwendung von leistungsfähigen Implantaten zu entwickeln, das auch heute noch seine Gültigkeit hat.

Den entscheidenden Durchbruch in der Stabilisierung von langen Röhrenknochen mit einem intramedullären Kraftträger gelang Gerhard Küntscher 1939 mit der Verwendung eines geschlitzten Marknagels mit kleeblattförmigem Profil. Ausgangspunkt für seine eigenen Überlegungen waren die Kenntnis der Verfahren von Smith-Petersen 1931 zur Stabilisierung von Schenkelhalsfrakturen mittels eines Dreilamellennagels und das Verfahren von Sven Johannson 1934 [5] für die gedeckte Durchführung der Schenkelhalsnagelung.

Für die von ihm angestrebte gedeckte Marknagelung von Oberschenkelschaftbrüchen führte Küntscher zunächst tierexperimentelle Untersuchungen an Hunden mit Verwendung von modifizierten

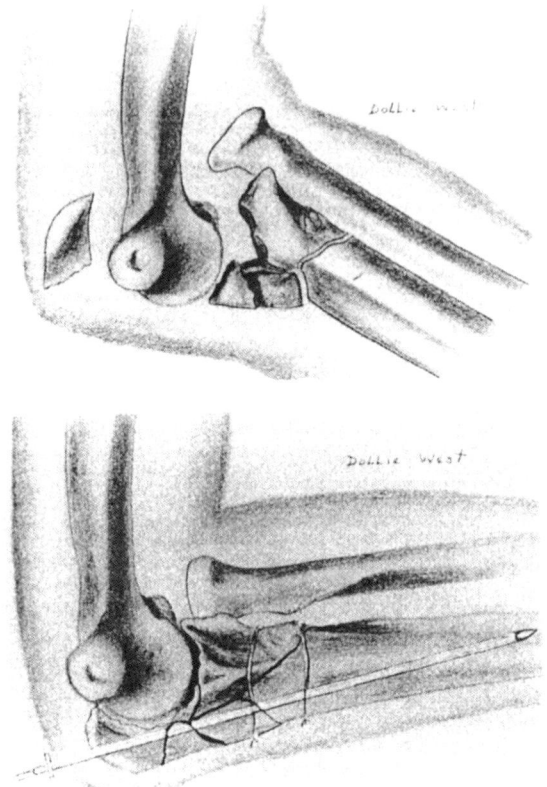

Abb. 3. Rush IV und HL (1937): Rush Nagelung einer Monteggia Fraktur (Quelle: Se-ligson, D (1985) Concepts in intramedullary nailing. Grune & Stratton, Inc. Orlando)

Schenkelhalsnägeln durch, deren Ergebnisse hinsichtlich der frühen Belastbarkeit der Extremität und der ungestörten Kallusbildung erstaunlich gut waren und ihn ermutigten, das Verfahren auf den Menschen zu übertragen.

Die erste Marknagelung am Menschen hat Küntscher am 9. November 1939 bei einem 35jährigen Schiffsbauingenieur durchgeführt, der sich durch einen Sturz in ein Trockendock einen subtrochantären Oberschenkelschaftbruch zugezogen hatte. Bei guter knöcherner Konsolidierung konnte der Marknagel bereits 4 Monate später entfernt werden. Küntscher hat im Krankenblatt handschriftlich vermerkt: 1. Fall von Marknagelung des Oberschenkels. Gutes Ergebnis. Küntscher. Zu diesem Zeitpunkt war Küntscher Oberarzt an der Chirurgischen Universitätsklinik Kiel unter A.W. Fischer, der ihn wie auch sein späterer Nachfolger Willy Anschütz nachhaltig unterstützte.

Am 18. März 1940 berichtete KÜNTSCHER [9] auf der 64. Jahrestagung der Deutschen Gesellschaft für Chirurgie in Berlin über die ersten 12 Fälle von Marknagelung. Sein langjähriger Mitarbeiter und Freund RICHARD MAATZ berichtete später über Stöhnen des Entsetzens im Auditorium beim Anblick der Röntgenbilder mit den riesigen Fremdkörpern im Knochen und die Zwischenrufe „unphysiologisch".

Der Präsident NORDMANN sagte damals: „Ich kann mir nicht vorstellen, daß der Knochen es gut verträgt, wenn ein so großer Fremdkörper in die Markhöhle kommt. Der Knochen braucht zum Aufbau das Mark so gut wie das Periost":

KÜNTSCHER hat die Zielsetzung der Marknagelung wie folgt formuliert:

Die Fixation der Bruchstücke muß derart sein, daß sofort eine ähnliche weitgehende Fixation wie nach der Schenkelhalsnagelung möglich ist.

Die Fixation des Bruches muß so angebracht werden können, daß die Bruchstelle nicht geöffnet wird, daß also die Befestigung von einem Schnitt aus angebracht wird, der möglichst weit weg vom Bruchspalt entfernt ist.

Schließlich müssen durch die Art der Befestigung ähnliche mechanische, biologisch günstige Verhältnisse für den Kallus entstehen, wie dies durch die Nagelung beim Schenkelhalsbruch geschieht.

In dem an der Klinik tätigen Mechanikermeister ERNST POHL fand KÜNTSCHER einen kongenialen Partner, der für ihn alle Implantate und das Instrumentarium herstellte und später in seiner eigenen Firma durch zahlreiche eigene Entwicklungen, wie z. B. die POHL'sche Laschenschraube, bekanntgeworden ist. 1972 wurde die Firma Ernst Pohl durch Pfizer aufgekauft und firmiert seitdem unter dem Namen Howmedica.

Mit dem geschlitzten Marknagel nach KÜNTSCHER mit seinem kleeblattförmigen Querprofil zur Erzielung einer elastischen Verklemmung im Knochenrohr wird die angestrebte Stabilität nur bei Querbrüchen und kurzen Schrägbrüchen im mittleren Schaftdrittel erzielt, da nur in diesem Bereich der sanduhrförmigen Markhöhle Formschlüssigkeit zu Stande kommt (Abb. 4). Bei Frakturen im proximalen und distalen Drittel wird nur eine Dreipunkte-Verklemmung mit Fixierung der Nagelenden in der gelenknahen Spongiosa erreicht.

1962 ist KÜNTSCHER dazu übergegangen, den Markraum mit manuell geführten biegsamen Bohrern über eine längere Distanz auf einen gleichmäßigen Durchmesser des Markkanals aufzuweiten, um dadurch besere Formschlüssigkeit zwischen Nagel und Knochenrohr zu erzielen. Die höhere Stabilität der intramedullären Osteosynthese über eine längere Strecke machte eine Erweiterung der Indikation für die Anwendung des Marknagels möglich. Eine entscheidende Verbesserung brachte 1966 der von POHL maschinell angetriebene

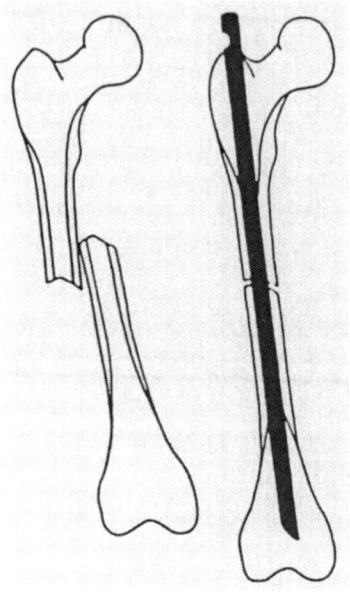

Abb. 4. Der konventionelle Marknagel nach KÜNTSCHER gewährleistet optimale intramedulläre Stabilisierung nur bei Quer- und kurzen Schrägfrakturen im mittleren Schaftdrittel. [Quelle: KÜNTSCHER G (1962) Praxis der Marknagelung. Schattauer Stuttgart]

Drahtspeichenbohrer. Die Aufbohrung der Markhöhle ermöglichte einerseits eine stabilere Marknagelung auch jenseits der proximalen und distalen Drittelgrenze und andererseits die Verwendung von sehr viel stärkeren Marknägeln, wie vor allem in der Behandlung von Pseudarthrosen.

Die sehr rasche weltweite Verbreitung der Marknagelung nach KÜNTSCHER und deren Erfolge bei Oberschenkelschaftbrüchen konnte jedoch nicht darüber hinwegtäuschen, daß bei falscher Indikationsstellung und unzureichender Technik die Mißerfolge zunahmen und eben doch nicht alle Formen von Oberschenkelschaftbrüchen mit dem Marknagel versorgt werden können.

Andere Protagonisten der intramedullären Osteosynthese haben versucht, durch verändertes Nageldesign oder zusätzliche Vorrichtungen am Nagel die Rotationsstabilität zu verbessern und den Indikationsbereich für die intramedulläre Osteosynthese zu erweitern. Abbildung 6 zeigt einige dieser Entwicklungsstufen. Der konische Nagel nach MAATZ (1943) war für die Versorgung von subtrochantären Frakturen bestimmt, da die keilförmige Ausbildung des Nagels eine bessere Verklemmung und damit bessere Stabilität bewirkt. Für die supracondylären Oberschenkelschaftfrakturen hat MAATZ (1951) einen sogenannten Spreiznagel entwickelt, bei dem zwei ineinanderlaufende Nägel mit V-förmigem Profil sich durch Vorbiegen distal aufspreizen, um dadurch das distale Hauptfragment gegen Rotation abzusichern.

Einen ganz anderen Weg beschritten die Brüder Rush (1949), in dem sie zwei vorgebogene Steinmann-Nägel von den Kondylen aus in den Markraum einführten, um durch elastische Verklemmung der gegenläufigen Nägel für ausreichende Stabilität zu sorgen. Der Rohrschlitznagel nach Herzog (1960) bewirkte zusätzliche Stabilität durch sogenannte Ausklinkdrähte, die durch seitliche Schlitze am distalen Nagelende in den kortikalen Knochen eingetrieben wurden. Hackethal (1961) hat auf einen stabilen Marknagel als intramedullärer Kraftträger verzichtet und stattdessen ein ganzes Bündel flexibler Steinmann-Nägeln mit Ausfächerung im distalen Bereich eingebracht.

Keiner von diesen Nageltypen hat sich durchgesetzt, weil ihre Einbringung zum Teil technisch schwierig war, doch nicht soviel mehr an Stabilität brachte und vor allem nach wie vor damit keine Mehrfachfrakturen stabilisiert werden konnten.

Unter dem Eindruck der systematischen Arbeit der 1958 gegründeten Schweizerischen Arbeitsgemeinschaft für Osteosynthesefragen (AO) und mit deren Hinwendung zur Platte mit interfragmentärer Kompression geriet der Marknagel in Mißkredit und wurde an vielen Kliniken von der Plattenosteosynthese völlig verdrängt.

Der Detensor von GERHARD KÜNTSCHER

In dieser Situation kam von Küntscher (Abb. 5) selbst der Anstoß, der letztendlich zu einer Renaissance der intramedullären Kraftträger geführt hat. Am 20. 04. 1968 berichtete er auf der 85. Jahrestagung der Deutsche Gesellschaft für Chirurgie in München über „Die Marknagelung des Trümmerbruches" und empfahl dafür einen Marknagel mit je einer Querbohrung im proximalen und distalen Abschnitt, in die Querbolzen zur direkten Verankerung des Marknagels am Knochen eingeführt werden, um dadurch eine völlige Entspannung der im Frakturbereich wirksamen Muskelkräfte herbeizuführen. Abgeleitet von diesem Wirkungsmechanismus nannte er den neuen Nagel „Detensor" (Abb. 7).

Küntscher beschloß seinen Vortrag mit folgenden Bemerkungen: „Mit dem beschriebenen Verfahren der Detension ist das Endziel im Bemühen des Vortragenden erreicht, für die Behandlung möglichst sämtlicher Brüche Verfahren zu schaffen, die die Gefahren und Nachteile der konservativen und offen operativen Methoden umgehen. Hinzu kommen: absolute Garantie der knöchernen Heilung und ideales anatomisches und kosmetisches Resultat, kürzeste Behandlungdauer und rasche vollständige Wiederherstellung der Arbeitsfähigkeit".

Küntscher befand sich damals bereits im Ruhestand. Nur Dank der Unterstützung von Wolfgang Wolfers, damaliger Chefarzt der Chirurgischen Abteilung des St. Franziskus-Krankenhauses in Flens-

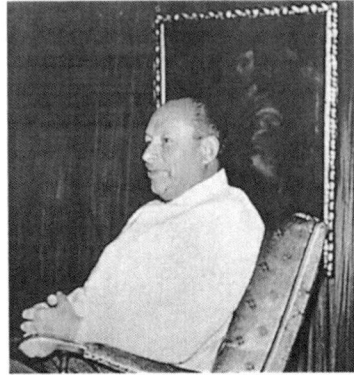

Abb. 5. GERHARD KÜNTSCHER 1969 in seinem geliebten Lehnsessel.

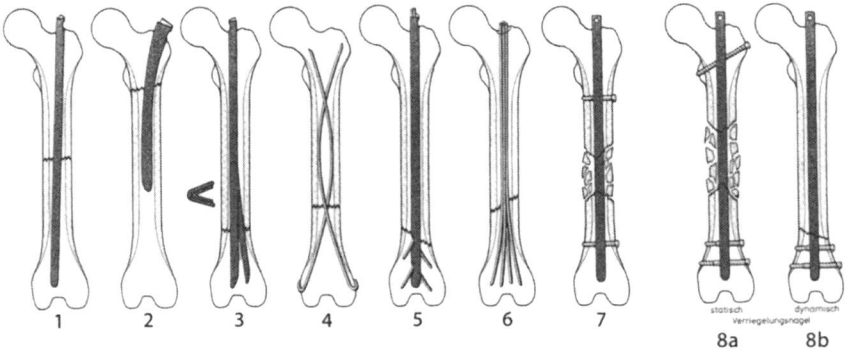

Abb. 6. Entwicklungsstufen der Marknagelung am Oberschenkel: Kleeblattnagel (1940 KÜNTSCHER), konischer Nagel (1943 MAATZ), Spreiznagel (MAATZ 1951), RUSH pin (1949 RUSH), Rohrschlitznagel (1960 HERZOG), Bündelnagel (1961 HACKETHAL), Detensor (1968 KÜNTSCHER), Verriegelungsnagel (1972 KLEMM-SCHELLMANN, 1974 GROSSE-KEMPF) (Quelle: MAATZ R et al. (1983) Die Marknagelung und andere intramedulläre Osteosynthesen Schattauer Stuttgart)

burg, der KÜNTSCHER die Möglichkeit gab, als Gastarzt Besuchern aus der ganzen Welt seine Verfahren zu demonstrieren, wurden gemeinsam einige wenige Marknagelungen mit dem Detensor durchgeführt.

Die von KÜNTSCHER bei der Vorstellung des Detensors geäußerte Euphorie hinsichtlich der Leistungsfähigkeit und einfachen Handhabung des Verfahrens hat der Realität nicht Stand gehalten. Große operationstechnische Schwierigkeiten beim zielsicheren Einbringen der Querbolzen, fehlende Verankerung der glatten Querbolzen am Knochen, unzureichende Stabilität dieses Osteosyntheseverfahrens und natürlich der durch die Arbeitsgemeinschaft für Osteosynthesefragen (AO) bestimmte Zeitgeist verhinderten eine breitere klinische Erprobung des Detensors.

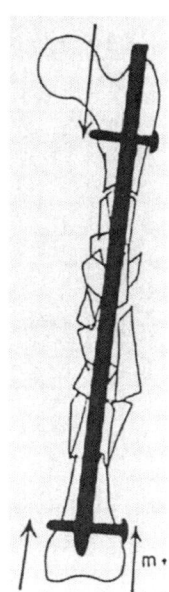

Abb. 7. KÜNTSCHER G (1968): Der Detensor für die intrameduläre Osteosynthese von Trümmerfrakturen des Oberschenkels [Quelle: KÜNTSCHER G (1968) Die Marknagelung des Trümmerbruches. Langenbecks Arch Klin Chir 322:1063]

Die Verriegelungsnagelung nach KLEMM-SCHELLMANN *und* GROSSE-KEMPF

1971 hat KLAUS KLEMM bei Kenntnis der Kongreßpublikation von KÜNTSCHER das Verfahren wieder aufgegriffen. Veranlassung dafür war eine zunehmende Anzahl von Patienten mit infizierten Pseudarthrosen des Femurs nach mißglückten Platten- oder Marknagelosteosynthesen, zu deren Behandlung nur der Beckenbeingipsverband in Kombination mit einer Spül-Saug-Drainage zur Verfügung stand, um sowohl die Instabilität der Pseudarthrose als auch die chronische Osteomyelitis therapeutisch anzugehen.

Für die Reosteosynthese bei noch floridem Infekt verwendete er den von GERHARD KÜNTSCHER beschriebenen Detensor, der sich nach einigen technischen Modifikationen als sehr stabil erwies. Am 26.05. 1971 berichtete KLEMM auf der Jahrestagung der Deutschen Gesellschaft für Unfallheilkunde in Freiburg über „Die modifizierte Trümmerbruchnagelung zur Stabilisierung der infizierten Pseudarthrosen am Oberschenkel [7]".

Die sehr guten Ergebnisse in der Behandlung der infizierten Pseudarthrose mit dem Detensor und dem daraus entwickelten Verriegelungsnagel waren dann die Veranlassung, das Verfahren auf die Indikation zu übertragen, für die KÜNTSCHER seinen Detensor ursprünglich entwickelt hat: der Trümmerbruch des Oberschenkelschaftes.

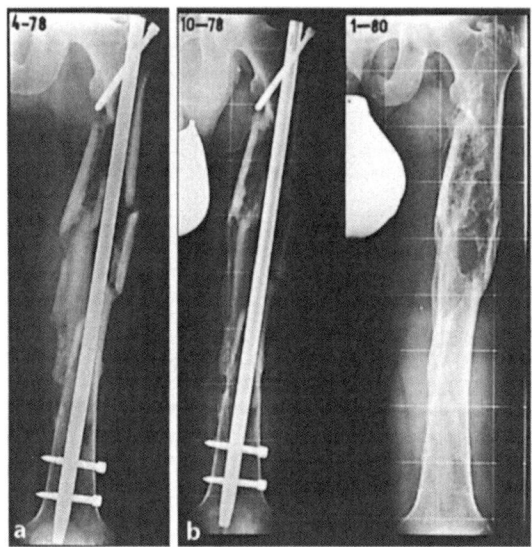

Abb. 8. Die Verriegelungsnagelung ermöglicht eine intramedulläre Osteosynthese von Frakturen, die mit dem konventionellen Marknagel nach KÜNTSCHER nicht versorgt werden können. Röntgenologischer Verlauf bei einer 38j. Frau mit geschlossenem Trümmerbruch des linken Oberschenkelschaftes

Zusammen mit WULF-DIETER SCHELLMANN [8] wurde die Konzeption des Detensor überarbeitet, ein entsprechendes Instrumentarium entwickelt und das Konzept auf die Verhältnisse am Unterschenkel übertragen. Beim Verriegelungsnagel dient der Nagel selbst im Gegensatz zu dem konventionellen Marknagel nach KÜNTSCHER mit der Stabilität durch die querelastische Verklemmung des Nagels im Markkanal nur noch als intramedullärer Kraftträger, während die Stabilität der Osteosynthese über den gewindetragenden proximalen Schrägbolzen und die zwei distalen Querbolzen mit endständigem Gewinde, die in entsprechende Bohrungen des Nagels eingebracht werden und den Nagel direkt am Knochen verankern, erreicht.

Diese Gewindebolzen verhindern ein Zusammensintern der Fragmente in der Frakturzone und sorgen für absolute Rotationsstabilität, so daß mit dem Verriegelungsnagel alle Frakturen des Oberschenkelschaftes intramedullär stabilisiert werden können (Abb. 8).

1972 wurde das Verriegelungsnagelsystem nach KLEMM und SCHELLMANN von der Firma Ortopedia in Kiel als erstes Verriegelungsnagelsystem herausgebracht. Ein sehr ähnliches System ist das 1974 von GROSSE und KEMPF/Strasbourg [6] in Zusammenarbeit mit der Firma Howmedica/Kiel entwickelte eigene Verriegelungsnagelsystem.

Es hat viele Jahre gebraucht, bis sich der Verriegelungsnagel weltweit durchgesetzt und die Plattenosteosynthese in der Versorgung von Frakturen des Oberschenkelschaftes abgelöst hat. Zum einen lag

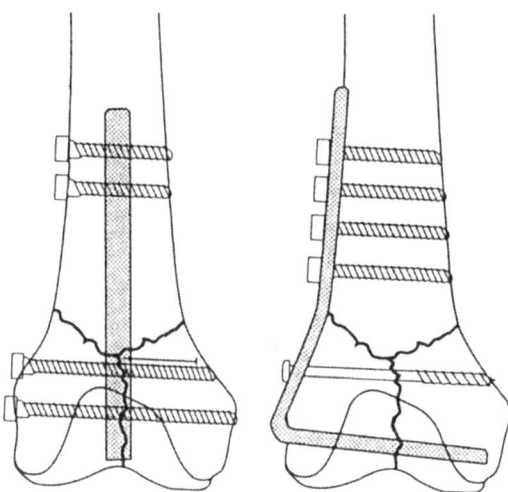

Abb. 9. Der supracondyläre Nagel nach GREEN – SELIGSON – HENRY ermöglicht eine stabile intramedulläre Osteosynthese von Gelenkfrakturen, die zuvor mit einer Winkelplattenosteosynthese versorgt wurden. [Quelle: BROWNER B (1996): Science and practice of intramedular nailing Williams & Wilkens Baltimore]

dies sicher an den großen operationstechnischen Schwierigkeiten, die viele Anwender bei der Einbringung der distalen Bolzen unter Bildverstärkerkontrolle hatten, aber zum anderen sicherlich an der Tatsache, daß sich die Arbeitsgemeinschaft für Osteosynthesefragen (AO) nur sehr zögernd entschließen konnte, diese intramedulläre Technik unter Aufgabe der Konzeption der primären Knochenbruchheilung durch Kompressionsosteosynthese zu übernehmen und mit dem Universalnagel erst 1986 ein eigenes Verriegelungsnagelsystem herausbrachte.

Es gibt weltweit inzwischen eine große Anzahl von Verriegelungsnagelsystemen, die sich in Nuancen hinsichtlich des Nageldesigns und des Instrumentariums unterscheiden, aber alle das Prinzip der direkten Fixierung des Nagels am Knochenrohr durch Schrauben oder Gewindebolzen verwirklichen. Damit ist die Vision KÜNTSCHER'S, mit dem Detensor alle Frakturformen des Schaftes langer Röhrenknochen zu stabilisieren, in Erfüllung gegangen. Der Verriegelungsnagel ist heute das Verfahren der Wahl für die intramedulläre Osteosynthese der geschlossenen und erst- und zweitgradig offenen Schaftfrakturen des Ober- und Unterschenkels sowie des Oberarmes.

Es gibt neuere Entwicklungen, auch gelenknahe Frakturen und Frakturen mit Gelenkbeteiligung durch eine intramedulläre Osteosynthese zu stabilisieren wie z.B. der suprakondyläre Nagel nach GREEN, SELIGSON und HENRY [3] zur Osteosynthese von per- und suprakondylären Frakturen mit der Einbringung des Nagels durch das Kniegelenk (Abb. 9).

Die Zeit der ideologischen Auseinandersetzung zwischen den Verfechtern der Marknagelung und der Kompressionsosteosynthese sind vorbei. Die moderne Unfallchirurgie kennt drei Verfahren, die je nach den Gegebenheiten des Einzelfalles zur Erzielung eines optimalen Behandlungsergebnisses Anwendung finden: die Marknagelung, die Plattenosteosynthese und der Fixateur externe.

Literatur

1. Bircher H (1886) Eine neue Methode unmittelbarer Retention bei Frakturen der Röhrenknochen. Arch Klin Chir 34:410
2. Dieffenbach JF (1845) Die operative Chirurgie. Brockhaus, Leipzig
3. Henry SL, Traeger S, Green S, Seligson D (1991) Management of supracondylar fractures of the femur with the GSH intramedullary nail: A preliminary report. Contemp Orthop 22:632
4. Hey-Groves EW (1921) Ununited fractures. In: Jones R (Hrsg) Orthopaedic surgery of injuries. Oxford University Press 1:154
5. Johannson S (1934) Operative Behandlung von Schenkelhalsbrüchen. Thieme, Leipzig
6. Kempf I, Grosse A, Laforgue D (1978) L'apport du verouillage dans l'enclouage centromedullaire des os longs. Rev Chir Orthop 64:635
7. Klemm K (1972) Die modifizierte Trümmerbruchnagelung zur Stabilisierung der infizierten Pseudarthrosen am Oberschenkel. Hefte Unfallheilk 110:240
8. Klemm K, Schellmann W-D (1972) Dynamische und statische Verriegelung des Marknagels. Mschr. Unfallheilk 75:568
9. Küntscher G (1940) Die Marknagelung von Knochenbrüchen. Langenbecks Arch Klin Chir 200:443
10. Küntscher G (1962) Praxis der Marknagelung. Schattauer, Stuttgart
11. Küntscher G (1968) Die Marknagelung des Trümmerbruches. Langenbecks Arch Klin Chir 322:1063
12. Maatz R, Lentz W, Arens W, Beck H (1983) Die Marknagelung und andere intramedulläre Osteosynthesen. Schattauer, Stuttgart
13. Müller-Meernach (1933) Die Bolzung der Brüche langer Röhrenknochen. Zentralbl Chir 60:1718
14. Rissler zitiert bei Küntscher G (1962) Praxis der Marknagelung. Schattauer, Stuttgart
15. Rush LV, Rush HL (1937) A reconstructive operation for comminuted fractures. Amer J Surg 38:332
16. Schöne G (1913) Zur Behandlung von Vorderarmfrakturen mit Bolzung. Münch Med Wochenschr 60:2327
17. Senn N (1893) A new method of direct fixation of the fragments in compound and ununited fractures. Trans Am Surg Assoc 11:125

1.7 Osteosynthese: Geschichte einer schwierigen Therapiemethode

T. Schlich

Für die Knochenbruchbehandlung, so scheint es im Rückblick, ist das „Jahrhundert der Chirurgie" erst nach 1960 angebrochen [45]. Mit der rasanten Weiterentwicklung der operativen Chirurgie und der Ausdehnung ihres Kompetenzbereichs in immer weitere Körperregionen im Jahrhundert zuvor hatte nämlich die traditionelle chirurgische Tätigkeit der Knochenbruchbehandlung zunächst seine Attraktivität für innovative Chirurgen verloren. Die Chirurgen maßen den Erfolg ihrer Arbeit seit der zweiten Hälfte des 19. Jahrhunderts daran, welche Operationen sie erfanden oder verbesserten. Schon die Bezeichnung „Jahrhundert der Chirurgie" bezieht sich auf die operative Chirurgie [44]. Für die Therapie der Knochenbrüche jedoch konnte eine operative Therapie sich bis in die 60er Jahre des 20. Jahrhunderts in der Breite nicht durchsetzen. Die Frakturlehre sowie die Unfallheilkunde überhaupt standen daher lange Zeit im Schatten der allgemeinchirurgischen Erfolge, wie sowohl Zeitgenossen als auch spätere Unfallchirurgen zu recht feststellten [6, 27, 28]. Im Zuge der Expansion der Chirurgie zu Ende 19. und Anfang des 20. Jahrhunderts hatten einzelne Chirurgen immer wieder versucht, auch die Knochenbrüche einer operativen Behandlung zugänglich zu machen, indem sie verschiedene Verfahren der Osteosynthese entwickelten. Unter Osteosynthese versteht man das offene Einrichten eines Knochenbruchs in einem operativen Eingriff mit der Stabilisierung durch Kraftträger, die, wie Platten, außen am Knochen oder, wie ein Nagel, im Knochenmarksraum plaziert sind. Die Versuche, die Osteosynthese in der Therapie des Knochenbruchs zu etablieren sollen im folgenden skizziert und diskutiert werden. Die Osteosynthese war nur eine Möglichkeit der Frakturbehandlung. Gleichzeitig gab es eine Reihe weiterer Herangehensweisen, mit denen man Knochenbrüche zur Heilung brachte [4].

Methoden der Knochenbruchbehandlung

Traditionell wurden gebrochene Knochen durch Einrichten und Ruhigstellen behandelt. Die immobilisierende Behandlung mit Schienen und anderen festen Verbänden, z.B. mit Gips ist die einfachste und ungefährlichste Therapie [6]. Mit der Ruhigstellung konnte man ei-

nen Knochenbruch wieder zum Zusammenwachsen bringen. Sie wurde deshalb sehr häufig verwendet. Besonders der seit Mitte des 19.
Jahrhunderts aufkommende Gipsverband wurde als relativ einfach
durchführbare und bequeme Behandlungsmethode empfunden und
verdrängte im 19. Jahrhundert die ersten Ansätze zu solchen Thera-
piemethoden, die eine Ruhigstellung vermieden [31, 43]. Die Immobi-
lisation hatte nämlich große Nachteile. Es kam zu Gelenkversteifung
und Muskelschwund sowie negativen Folgen für den Gesamtorganis-
mus überhaupt. Die Ergebnisse dieser Behandlung waren, je nach
Verletzung, von recht unterschiedlicher Qualität. Deshalb war die Ruhigstellung immer wieder scharfer Kritik ausgesetzt [14]. Gegen Ende
des 19. Jahrhundert zeigte die neu aufkommende Röntgentechnik,
daß die Resultate anatomisch gesehen oft schlecht waren. Das Interesse der Unfallversicherungen zur selben Zeit lenkte den Blick darauf, daß die Ergebnisse, besonders in funktioneller Hinsicht, unbefriedigend blieben und nicht selten zur Invalidität führten. Dazu kam
die lange Dauer der Behandlung, die durch den Verdienstausfall hohe Kosten verursachte [43].

LORENZ BÖHLER (1885–1973) schuf mit seiner funktionellen Therapie
eine Alternative zur Immobilisierung. Damit wurde BÖHLER lange Zeit
der weltweit wohl wichtigste und einflußreichste Experte auf dem Gebiet der Knochenbruchbehandlung. Seit 1925 fungierte er als Chefarzt
des Unfallkrankenhauses in Wien, das die Unfallversicherungsträger in
Österreich auf BÖHLERS Initiative eingerichtet hatten. BÖHLERS Stan-
dardwerk „Technik der Knochenbruchbehandlung" erschien erstmals
im Jahre 1929, erlebte zahlreiche Neuauflagen und wurde in acht
Sprachen übersetzt. Die Prinzipien der BÖHLERschen Vorgehensweise
bestanden im Einrichten des Bruchs und dem dauerhaften Festhalten
der Bruchstücke. Dieses Festhalten erfolgte durch Schienen- und Gips-
verbände, Dauerzugverband oder in bestimmten Fällen durch Osteosynthese. Dazu kam – als wichtigstes Element des Konzepts – die Bewe-
gungs- und Übungsbehandlung [6]. BÖHLER favorisierte generell ein
nicht-operatives Herangehen. 1957 vertrat er auf dem Boden seiner
über Jahrzehnte dokumentierten Ergebnissen die Ansicht, daß die
Osteosynthese nur in Form der Nagelung von Schenkelhals und Oberschenkel Sinn mache, ansonsten aber die konservative Therapie der
operativen überlegen sei [7]. Der Erfolg von BÖHLERS System beruhte
auf der perfekten Beherrschung seiner Techniken vor allem des Gips-
verbandes und der Extension. Obwohl es BÖHLER gelang, seine Methoden zu standardisieren, führten Anwendungsfehler mit den an-
spruchsvollen BÖHLERschen Methoden in den Händen anderer immer
wieder zu Mißerfolgen und Komplikationen [31].

In England war der wichtigste Vertreter der Knochenbruchbehandlung REGINALD WATSON-JONES (1902–1972) in Liverpool mit seinem
Lehrbuch „Fractures and Joint Injuries", das erstmals 1940 heraus-
kam. Auch WATSON-JONES sprach sich hauptsächlich für die nicht-ope-
rative Behandlung aus. Er kämpfte gegen die in seinen Augen zu häu-

fige und sorglose Anwendung der Osteosynthese, die er auf wenige Indikationen beschränkt wissen wollte [46].

Die sowohl von BÖHLER als auch WATSON-JONES empfohlene Extensionbehandlung stellte eine wichtige Alternative zur Schienung dar. Der Einsatz von Zugkräften zur Einrichtung von Frakturen war im Prinzip eine alte Technik [31]. Mit der Extension konnte man die Fragmente reponieren und halten, zugleich aber die Funktion der benachbarten Muskeln und Gelenke mittels Bewegungsübungen erhalten [3, 41]. Wie angedeutet, galt die Extensionsbehandlung als recht kompliziert und nicht leicht zu beherrschen. In den Händen einzelner Chirurgen wie z.B. BERNHARD BARDENHEUER (1839–1913) in Köln oder Lorenz BÖHLER brachte sie sehr gute Resultate, die aber kaum ein anderer nachmachen konnte. Zudem erforderte sie eine ständige Überwachung des Patienten [14, 41]. Ein Problem bestand darin, am verletzten Körperteil einen Ansatzpunkt für die auszuübende Extension zu finden. Seit dem frühen 19. Jahrhundert gab es dafür den Heftpflasterverband [31]. ALESSANDRO CODIVILLA (1861–1912) in Bologna (1903) und FRITZ STEINMANN (1872–1932) in Bern (1907) verbesserten die Extension durch die Anwendung eines Nagels, der den Knochen durchbohrte. Damit setzte die Extension direkt am Knochen an [2, 15, 16, 31, 41, 42].

Neben der Ruhigstellung durch Gips und Schiene sowie der Extension bestand eine weitere Alternative zur Osteosynthese in der externen Fixierung. Die externe Fixierung hält die Knochenfragmente mittels eines außen am verletzten Köperteil angebrachten Kraftträgers fest. Diese Methode ist der operativen inneren Fixierung, der Osteosynthese, in vielem ähnlich. Die ersten außerhalb des Körpers angebrachten und mit den Bruchstücken verbundenen Vorrichtungen, die dazu dienten, Knochenbrüche zu fixieren gab es in den 1840er Jahren in Form einer Metallspitze (*pointe metallique*) und einer Klammer. In den 1890er Jahren wurden erstmals Vorrichtungen benutzt, die den späteren Fixateuren ähnelten. Viele Chirurgen, z.B. ALBIN LAMBOTTE (1866–1956) oder ERNEST W. HEY-GROVES (1872–1944, pflegten die externe Fixierung parallel zur internen Osteosynthese. Das Prinzip wurde in der Folgezeit weiterentwickelt [9, 14, 28, 31].

Osteosynthese

Die älteste Form der inneren Fixierung einer Fraktur dürfte die Ligatur oder die Naht mit einem Metalldraht gewesen sein. Schon seit dem späten 18. Jahrhundert gab es anekdotische Berichte über den Gebrauch von Drahtnähten, Cerclagen oder Elfenbeinklammern bei Patienten mit offenen Frakturen oder Pseudarthrosen. Vor der Einführung von Antisepsis und Asepsis war die Sicherheit solcher Operationen aber so gering, daß die Osteosynthese für die Praxis keine Rolle spielte [9, 30, 31, 35, 47].

1838 wurden in New York Pseudarthrosen erfolgreich durch Ko-
adaption der Frakturenden mittels Silberdraht behandelt [12]. Der
paläopathologischen Untersuchung eines Knochenfundes zufolge
wurde 1862 im Amerikanischen Bürgerkrieg eine Radiusfraktur mit
einem Messingzapfen fixiert [10]. In New York wurden 1865 möglicherweise erstmals Frakturen mit langen Schrauben behandelt [30].

Im Jahre 1870 erschien das erste Buch, das der Knochenbruchbehandlung durch innere Fixierung gewidmet war. Sein Verfasser
L. J. B. BÉRENGER-FÉRAUD (1832–1900) stellte eine Reihe von Methoden dafür zusammen, die er bei anderen Autoren gefunden hatte.
Die Cerclage war in seinen Augen das effizienteste Verfahren. BÉREN-
GER-FÉRAUD empfahl die Verwendung derartiger Methoden jedoch
nur für bereits offene Brüche, wo ein Infektionsrisiko ohnehin schon
gegeben war, oder für die Behandlung von Pseudarthrosen. Im Grunde sieht man hier bereits viele Grundelemente der späteren Konzep-
te: die Verwendung von Stiften und Nägeln, die externe Fixation, die
intramedulläre Nagelung und die Cerclage [31].

Das von JOSEPH LISTER zwischen 1865 und 1900 entwickelte anti-
septische System der Wundbehandlung verlieh der offenen Reduktion
und internen Fixierung in der Frakturbehandlung eine größere Sicherheit. LISTER begann 1865 damit, indem er demonstrierte, daß Wunden
bei Patienten mit offenen Brüchen ohne Infektion heilen konnten,
wenn sie sorgfältig mit einem phenolhaltigen Okklusivverband bedeckt
wurden. 1877 nahm er den aus heutiger Sicht nächsten Schritt und
verwandelte einen geschlossenen Bruch absichtlich in eine offene
Fraktur. Im selben Jahr hatte ein Kollege LISTERS in Glasgow eine acht
Wochen alte dislozierte Querfraktur der Patella mit Hilfe einer Drahtnaht und antiseptischer Methoden mit Erfolg behandelt. SAMUEL
COOPER (1822–1862) in San Francisco hatte bereits 1861 einen Silberdraht zur Naht einer frischen Patellafraktur verwendet. COOPER hatte
mit einer Antisepsis mit 50 und 75prozentigem Alkohol gearbeitet.
Nachdem der Versuch einer geschlossenen Behandlung scheiterte,
führte auch Lister eine offene Reposition durch und fixierte die
Bruchstücke mittels eines schweren Silberdrahts. Die Wunde heilte
ohne Infektion und der Draht wurde nach acht Wochen entfernt. 1883
konnte Lister über gute Resultate bei sieben Patienten berichten, bei
denen er Patellafrakturen verdrahtet hatte. Die Behandlung dislozier-
ter und geschlossener Kniescheibenbrüche durch offene Reduktion
und Drahtung wurde bald zum Standardverfahren [26, 31].

Geschützt durch die zunehmende Verwendung antiseptischer und
später aseptischer Techniken wurden die Chirurgen wagemutiger
und behandelten immer mehr geschlossene Frakturen mit offener Reduktion und interner Fixation. CARL HANSMANN (1852–1917) berichtete
1886 über die Fixierung von Frakturen durch Platte und Schrauben.
Die Implantate waren so konstruiert, daß man sie mittels des im Winkel von 90° abstehenden und aus der Haut ragenden Plattenendes entfernen konnte, nachdem die Fraktur sich konsolidiert hatte [31].

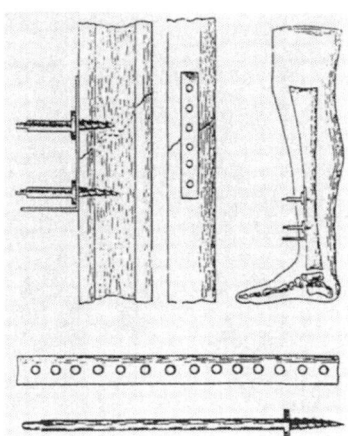

Abb. 1. Platte nach HANSMANN. Aus: HANS-MANN, C.: Eine neue Methode der Fixirung der Fragmente bei complicirten Fracturen, Verhandlungen der Deutschen Gesellschaft für Chirurgie 15 (1886), S. 134–137

Nachdem anfangs Skepsis und Ablehnung überwogen hatten, wurde die Osteosynthese in der Zeit zwischen Jahrhundertwende und Erstem Weltkrieg von vielen Chirurgen akzeptiert. Der Berner Chirurg HERMANN MATTI (1879–1941) schrieb 1918, über die Berechtigung der Osteosynthese werde „nicht mehr diskutiert, sondern nur noch über die besonderen Indikationen des Verfahrens." Aus MATTIS Sicht war die Osteosynthese damals in Frankreich, Belgien und England eher anerkannt als in den deutschsprachigen Ländern [28].

Im ersten Jahrzehnt des 20. Jahrhunderts hatte die operative Knochenbruchbehandlung einen einflußreichen Fürsprecher in dem berühmten britischen Chirurgen WILLIAM ARBUTHNOT LANE (1856–1943) an Guy's Hospital in London. Seit 1892 begann LANE geschlossene Knochenbrüche zu operieren und sie mit Schrauben und Drähten zu fixieren. LANES 1905 publiziertes Buch „The Operative Treatment of Fractures" ist mit Zeichnungen, Fotografien und Röntgenbildern illustriert, die den Gebrauch von Drähten, Schrauben und Klammern demonstrieren. Die „LANE-Platte" kam 1907 heraus und stellte in der zweiten Auflage des Buches 1914 die bevorzugte Methode der Fixierung dar. Zunächst wurde LANES Technik durchaus populär. Zumindest heißt es 1934 im Rückblick eines US-Chirurgen, das Pendel habe damals weit in Richtung Osteosynthese ausgeschlagen, LANE-Platten wären fester Bestandteil der chirurgischen Ausrüstung eines jeden Krankenhauses gewesen, und ein Text über Frakturen sei ohne eine ausführliche Darstellung der verschieden großen LANE-Platten und die Spezialwerkzeuge für deren Anwendung nicht komplett gewesen [30]. In diesen erwähnten Texten wurde häufig aber auch gewarnt. Die Methoden LANES stießen nämlich auch auf Ablehnung. LANE selbst war erfolgreich, weil er sehr großen Wert auf jedes Detail im Vorgehen legte und mit seiner *no touch*-Technik eine sehr gute Asepsis erreichte. Die Erfolge waren jedoch

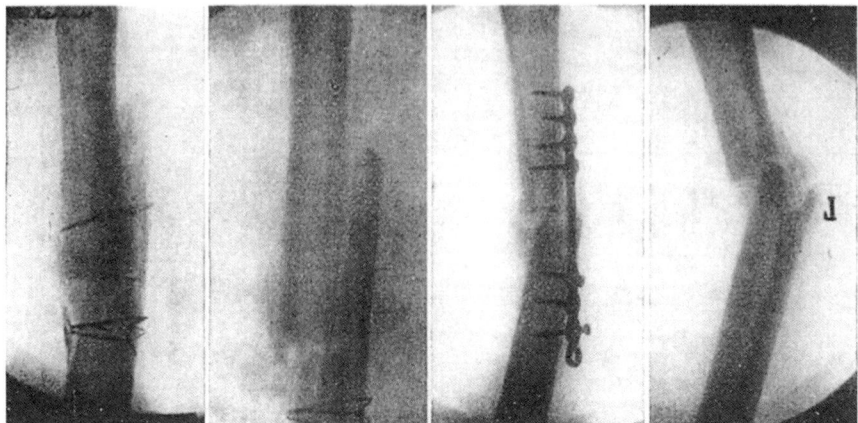

Abb. 2. Mißlungener Behandlungsversuch einer Femurschaftfraktur mit der LANE-Platte. Röntgenbilder vom Mai bis Dezember 1932. Nach Spanverpflanzung und Cerclage schließlich Konsolidierung in Varus-Fehlstellung. Aus: BÖHLER, LORENZ: Technik der Knochenbruchbehandlung im Frieden und im Kriege, Wien 1943, Bd. 2, S. 1047

sehr stark mit LANES Person verbunden, und seine Methoden wurden von vielen seiner Kollegen als zu riskant zurückgewiesen [21, 23, 24, 25, 31, 47]. Umstritten war auch die Stabilität der LANEschen Osteosynthesen, was dazu führte, daß zusätzlich zur Plattenversorgung oft noch ein Gips angelegt wurde [6]. Aus heutiger Sicht ist der Stabilität der LANEschen Osteosynthese schon deshalb fragwürdig, da er mit seinen Schrauben bei den Röhrenknochen nur eine Kompakta erfaßte, weil er technische Schwierigkeiten vermeiden und die Menge an metallischen Fremdkörpern begrenzen wollte [25].

Der andere wichtige Vertreter der Osteosynthese im frühen 20. Jahrhundert war ALBIN LAMBOTTE in Brüssel. Wie LANE propagierte auch LAMBOTTE eine *no touch*-Technik. Zeitgenossen waren davon beeindruckt, wie er schwierige Rekonstruktionen von gebrochenen Knochen vornahm, und am Ende der Operation die von ihm getragenen weißen Handschuhe noch makellos waren. LAMBOTTE publizierte seine akkumulierten Erfahrungen in der Frakturbehandlung mit operativen Methoden im Jahre 1907. Der Untertitel seines Buchs nannte den Begriff „Osteosynthese", der sich seitdem als Bezeichnung für die innere Fixierung von Knochenfragementen immer weiter verbreitete. Zur Fixierung verwendete LAMBOTTE Drahtnaht und Cerclage, Schrauben, Klammern, Platten und die äußere Fixation. Die frühe aktive assistierte Bewegung, ohne Belastung, war ein integraler Teil von LAMBOTTES Behandlungskonzept [20, 31, 40].

Die wichtigste Persönlichkeit für die Ausbreitung der Osteosynthese in den USA war WILLIAM O'NEILL SHERMAN (1880–1879). Er favorisierte den Gebrauch von Stahlplatten und Schrauben wegen der Ein-

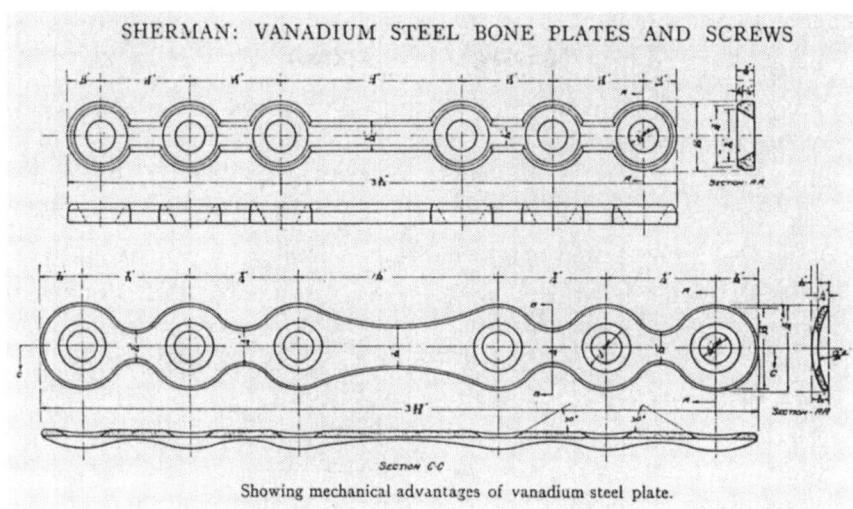

SHERMAN: VANADIUM STEEL BONE PLATES AND SCREWS

Showing mechanical advantages of vanadium steel plate.

Abb. 3. Vergleich der LANE-Platte (oben) mit der SHERMAN-Platte (unten). Aus: SHERMAN, WILLIAM O'NEILL: Vanadium Steel Bone Plates and Screw. In: Surgery, Gynecology and Obstetrics 14 (1912), S. 629–634

fachkeit der Anwendung und der damit erreichbaren anatomischen Stellung der Bruchstücke. SHERMAN war mit der Qualität der verfügbaren Knochenplatten unzufrieden. Er hatte mit LANE-Platten eine Serie von Brüchen erlebt, einmal sogar unmittelbar postoperativ. Als Chirurg bei der Carnegie Steel Company in Pittsburgh war er in einer idealen Position, um mit besseren Metalllegierungen zu experimentieren und sie für die Herstellung von Metallgeräten zu verwenden, die auf der Basis ingenieurtechnischer Prinzipien entwickelt wurden. LANE und LAMBOTTE hatten gezeigt, daß sich Stahl als Material für Implantate eignete. Der von ihnen verwendete kohlenstoffreiche Stahl (*high carbon steel*) schien jedoch zu brüchig. SHERMAN produzierte Platten aus einer Vanadium-Stahl-Legierung, die sich bogen, aber nicht brachen, und führte selbstschneidende Schrauben aus demselben Material ein. Löcher und Schrauben waren standardisiert. SHERMAN sah zudem, daß die LANE-Platten an typischen Stellen brachen. Die SHERMAN-Platte vermied die Schwachstellen der LANE-Platte, indem sie eine geringere Zahl von Schraubenlöchern aufwies, die Partien um die Schraubenlöcher verstärkt waren und die typische Bruchstellen an den Übergängen von Schraubenringen und Plattenkörper glatter gestaltet wurden. Bei der Gestaltung der Platten griff SHERMAN, wie er betonte [39], auf bewährte Erfahrungen beim Brückenbau zurück. Entsprechend der ingenieurtechnischen Prinzipien beinhalteten SHERMANS Platten weniger Stahl, waren aber dennoch bruchsicherer als die LANE-Platten. SHERMAN ersetzte die meist verwendeten Holzschrauben durch spezielle Stahlschrauben mit einem parallelen Gewinde, die einen viermal besseren Halt boten als die bis dahin verwendeten Schrauben. SHERMANS Streben nach verbesserten Metalllegierungen und die Anwendung ingenieurtechnischer Prinzipien für die Entwicklung von Implantaten war beispielgebend für die weiteren Bemühungen um die Osteosynthese. SHERMANS Platten aus Vanadiumstahl wurden 1932 vom Komittee des *American College of Surgeons* für die Frakturbehandlung empfohlen [9, 31, 39, 47].

LANES Nachfolger unter den englischen Chirurgen auf dem Gebiet der operativen Frakturbehandlung war ERNEST W. HEY-GROVES in Bristol. Sein Buch „On Modern Methods of Treating Fractures" basierte auf Tierexperimenten und klinischen Erfahrungen. Er betonte den Einfluß externer Faktoren auf die Materialstabilität. Neben der Gewebeverträglichkeit war dies vor allem die Stabilität der Fixierung. Geringe, aber konstant auftretende Bewegung, so stellte er fest, führe zu mechanischer Irritation, Knochenabsorption, Flüssigkeitsansammlung, Hohlraumbildung und schließlich zur Sepsis. Im Gegensatz zu LANE trieb HEY-GROVES die Schrauben sogar durch die gegenüberliegende Kompaktaschicht der Röhrenknochen hindurch und verankerte die durchgehenden Schrauben auf der Gegenseite des Knochenschaftes noch einmal in einer zusätzlichen Platte. Sein Ziel war die *mechanically efficient fixation*, d.h. größtmögliche Stabilität. Er entwickelte gebogene Platten, deren Löcher so angeordnet waren, daß die Schrauben den Knochen auf mehreren Durchmessern festhielten [31, 47]. Hinsichtlich der Verbreitung der operativen Frakturbehandlung klagte HEY-GROVES 1914, daß die Profession insgesamt konservativ und skeptisch geblieben war und vor allem auf Schiene, Gips und Glück vertraue [14].

Der Erste Weltkrieg war für die weitere Entwicklung von ambivalenter Bedeutung. Zwar wurde durch die großen Zahlen von Kriegsverletzten die Notwendigkeit einer guten Knochenbruchbehandlung deutlicher denn je, die operative Knochenbruchbehandlung erforderte jedoch speziell ausgebildete Chirurgen, optimale Operationsbedingungen, und ein teures und kompliziertes Armamentarium. Die Schlachtfelder des Krieges konnten dies alles nicht bieten. Eine inadäquate Anzahl schlecht ausgebildeter Chirurgen hatte eine enorme Anzahl von Frakturpatienten zu versorgen und dies unter oft äußerst schlechten Bedingungen. Nur die einfachsten Methoden konnten sicher angewendet werden. Der Krieg und die auf ihn folgende ökonomische Depression nahmen der bis 1914 beschleunigten Entwicklung der Osteosynthese den Schwung [31, 37]. Mit den 1920er Jahren endete die Periode des schöpferischen und experimentierfreudigen Optimismus, die sich nach der Verbreitung von Antisepsis und Asepsis ergeben hatte. Zudem änderte sich die vorherrschende Meinungen über die Verträglichkeit von Metallen. Man begann jetzt, jeglichem Implantatmaterial zu mißtrauen und es wurde Sitte, Metallimplantate so rasch wie möglich zu entfernen, wenn sie ihre unmittelbare

Haltefunktion erfüllt hatten [47]. Als das Interesse an der operativen Knochenbruchbehandlung wieder stieg, waren Neuentwicklungen auf vier Gebieten zu verzeichnen: neben der Entwicklung geeigneter Metalllegierungen waren dies die Behandlung von Schenkelhalsfrakturen, die intramedulläre Fixierung und die Kompression als Hilfe für die Frakturfixierung [31].

Schenkelhalsnagelung

Ein früher Versuch der Osteosynthese ist von BERNHARD VON LANGENBECK (1810–1887) überliefert. Er versuchte im Jahre 1858, eine Schenkelhalsfraktur mit einem Silberbolzen zu behandeln. Der Patient starb an einer Infektion [6, 11]. FRANZ KÖNIG (1832–1910) operierte 1875 den Schenkelhalsbruch mit einer Stahlschraube. Zwischen 1894 und 1900 versorgte JOHAN NICOLAYSEN (1860–1925) eine Serie von 21 Schenkelhalsbrüchen mit einem Dreikantnagel [6, 11]. Zunächst wurde der operativen Behandlung von Schenkelhalsbrüchen vor allem in Frankreich und Amerika Aufmerksamkeit geschenkt, weniger im deutschen Sprachgebiet [6]. So widmet sich in den USA NICHOLAS SENN (1844–1908) aus Milwaukee systematisch der inneren Fixierung der Schenkelhalsfraktur. Als er 1882 einen Fall einer solide verheilten Schenkelhalsfraktur auf dem Treffen der *American Surgical Association* präsentierte, reagierte das Publikum mit Skepsis und Unglauben. Beim darauffolgenden Treffen brachte SENN eine massive Menge von Daten mit, darunter eine Serie von 54 verheilten intrakapsulären Hüftfrakturen und die Ergebnisse einer großen Anzahl von Tierversuchen. Angesichts der Flut von Kritik begnügte sich SENN bei seinen Patienten aber mit der Ruhigstellung im Verband [31]. Es wurde dann wieder im zweiten Jahrzehnt des 20. Jahrhunderts über – zunächst wenig erfolgreiche Versuche – berichtet, den Schenkelhalsbruch osteosynthetisch anzugehen. Dabei trieb man einen Nagel oder eine Schraube, meist eine lange Zimmermannsschraube, in den Schenkelhals, um das abgebrochene Fragment zu sichern [47].

Die Situation änderte sich, seit MARIUS NYGAARD SMITH-PETERSEN (1886–1953) in Boston ab 1925 die eingerichtete Fraktur mit einem Dreilamellennagel fixierte. Dieser Nagel war so dünn, daß er von der Spongiosa des Knochens kaum etwas zerstörte. Und obwohl er die Blutversorgung nicht allzusehr gefährdete, bewirkte der Nagel eine stabile Fixierung in allen Richtungen inklusive einer Rotationsstabilität, d. h. die Bruchstücke konnten sich nach dem Einschlagen des Nagels nicht mehr gegeneinander verdrehen. Der SMITH-PETERSEN-Nagel war der Vorläufer einer ganzen Reihe ähnlicher Vorrichtungen [6, 31, 35, 47]. BÖHLER etwa verwendete zunächst die Nägel, die er 1930 direkt von SMITH-PETERSEN aus Boston erhalten hatte, modifizierte sie dann aber [8]. SMITH-PETERSON mußte für seine Nagelung

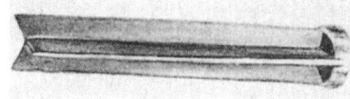

Abb. 4. Smith-Petersen-Nagel (1931)

das Hüftgelenk eröffnen. 1932 wurde eine Technik entwickelt, mit der man den Nagel ohne diese riskante Eröffnung einbringen konnte. Dazu wurde der Nagel mit einer zentralen Bohrung und einem Führungsdraht versehen [6]. 1938 existierte eine Reihe gut etablierter Methoden mit geschlossener Reduktion und Nagelung der Schenkelhalsfraktur [31]. 1940 hatte sich die Schenkelhalsnagelung allgemein durchgesetzt [18]. Damit war die Nagelung des Schenkelhalsbruches in der Zwischenkriegszeit die einzige anerkannte, wenn auch noch nicht standardisierte Osteosynthese [33].

Die Marknagelung

Die Idee, Diaphysenfrakturen zu stabilisieren, indem man eine Vorrichtung in den Markkanal einbringt, ist seit dem 19. Jahrhundert bekannt. Heinrich Bircher (1850–1923) beschrieb 1886 eine Technik, bei welcher der intramedulläre Raum für eine Fixierung gegen die inneren Kortikaliswände ausgefüllt wurde. Bircher hatte Elfenbeinbolzen zur intramedullären Fixierung von fünf Frakturen an der unteren Extremität benutzt [5, 29]. Es mußten jedoch zwei Probleme gelöst werden, bevor dieser Ansatz brauchbar gemacht werden konnte: die Auswahl eines geeigneten Materials und die Technik des Einfügens. 1913 beschrieb Georg Schöne (geb. 1875) die Anwendung eines langen, zwischen 2,8 und 4 mm dicken Silberstifts für Ulna- und Radiusfrakturen. Der Stift war von einer frakturfernen Stelle eingeschoben und überbrückte den Frakturspalt. Im Jahr zuvor hatte Hey-Groves über Resultate von Tierversuchen und Behandlungen am Menschen berichtet, bei denen er Bolzen aus Knochen oder Metall vom Frakturspalt der Femurdiaphyse aus in die Markhöhle gebracht und damit die Fraktur festgehalten hatte [31]. 1927 beschrieben die Brüder Rush federnde Metallstäbe, die von der Metaphyse aus eingeführt wurden [13].

  Eine standardisierte Methode der intramedullären Nagelung entwickelte Gerhard Küntscher (1900–1972) in Kiel. Küntscher sah die damals bereits etablierte Schenkelhalsnagelung als einen Sonderfall der Marknagelung überhaupt an und zielte darauf, diese Behandlung, die Übungstabilität und anatomisch korrekte Wiederherstellung bot, auch für die anderen Röhrenknochen zu nutzen. In den 1930er Jahren arbeitete Küntscher an den Methoden der intramedullären Fixierung. Das Prinzip war die Stabilisierung der Bruchstelle durch Abstützung des Nagels an der Innenwand des Knochenrohrs. Im Gegensatz zur Bolzung gewährte die Nagelung durch das Andrücken des Implantates an die Knocheninnenhaut auch Rotationsstabilität. Außerdem stopfte der Lamellennagel die Markhöhle nicht ganz aus. Die Ausfüllung der Markhöhle hatte bei früheren Versuchen der Bolzung zu Durchblutungsstörungen und Störungen der Heilung geführt. Der Lamellennagel berührte das Endost im Querschnitt nur an drei schmalen Stellen. Eingeführt wurde der Nagel vom Ende des Knochenrohres her, also bruchfern und gedeckt, ohne Eröffnung der Bruchstelle. 1940 war KÜNTSCHERS Technik der intramedullären Nagelung von Femurschaftfrakturen perfektioniert, und er berichtete öffentlich über die Resultate von 12 Behandlungen mit dem von ihm konzipierten Nagel am Patienten. Am Ende des Zweiten Weltkriegs umfaßten seine Techniken ein Spektrum von Methoden der intramedullären Fixierung für alle langen Knochen [13, 18, 19, 31].

Die Marknagelung war zunächst heftig umstritten. Viele Chirurgen meinten, das Einfügen eines so großen Fremdkörpers in die Markhöhle des Knochens schade dem Kranken [18, 19]. Das Verfahren wurde dann aber während des Zweiten Weltkriegs von der deutschen Wehrmacht ausgiebig verwendet, und bereits 1943 hieß es, die Methode habe „immer weitere Verbreitung gefunden" [36]. KÜNTSCHER und sein Mitarbeiter MAATZ konnten 1944 auf 500 Nagelungen zurückblicken, davon 100 im Felde und Lazaretten [19]. WATSON-JONES berichtete 1957 im Rückblick, die Marknagelung sei nach 1942 weiterentwickelt und danach „unter dem Druck der kriegsbedingten Umstände" in anderen Ländern Europas übernommen worden [46]. Damit ist aber keineswegs klar, daß der Krieg die Entwicklung der Marknagelung gefördert hat. Denn KÜNTSCHER und MAATZ beklagten sich 1945 darüber daß „die Kriegsverhältnisse mit ihrem Mangel an Arbeitskräften und der Schwierigkeit der Materialbeschaffung" die Weiterentwicklung der Marknagelung sehr gehemmt hätten [19]. Die generelle Frage, in welcher Weise die beiden Weltkriege die Knochenbruchbehandlung beeinflußten, ist komplex und noch zu erforschen.

BÖHLER übernahm die Marknagelung und wandte sie zunächst auch an verschiedenen Röhrenknochen an. So wurden im Wiener Unfallkrankenhaus in den Jahren 1941 bis 1944 100, d.h. 53% der eingelieferten Unterschenkelbrüche genagelt. Da die Ergebnisse den Erwartungen nicht entsprachen, gab BÖHLER das Verfahren bei allen Röhrenknochen mit Ausnahme des Oberschenkels auf und empfahl es nur noch für Femurschaftfrakturen [17]. In der französischen und angelsächsischen Welt wurde die Marknagelung erst nach 1945 durch die Vermittlung Lorenz BÖHLERS bekannt. In den USA machte der Bericht des Wochenmagazin „Time" über einen so behandelten amerikanischen Kriegsgefangenen 1945 die KÜNTSCHERSche Marknagelung bekannt [13, 31]. Die Marknagelung wurde von KÜNTSCHER, zusammen mit seinem Mitarbeiter, dem Orthopädietechnikmeister ERNST POHL (1876–1962), laufend weiterentwickelt. Auf die anfänglichen Nägel mit V-Profil folgten bald die Nägel mit Kleeblatt-Profil, für welche die Markhöhle entsprechend aufzubohren war (zuerst manuell, seit 1958 motorisch) [9, 13].

Inzwischen gab es weitere Versuche mit Platten. In den 1940er und 50er Jahren entwickelte der Amerikaner GEORGE W. N. EGGERS (1896–1963) seine *internal contact plate* zur Behandlung diaphysärer Frakturen. Diese Vorrichtung bestand aus einer geschlitzten Platte, gehalten von Schrauben, die ausreichend stark angezogen wurden, um die Position zu halten, aber so locker, daß sie in der Platte gleiten konnten und dadurch eine Kompression des Frakturspalts durch Muskelkontraktion und Gewichtsbelastung gestatteten. EGGERS' Technik bot allerdings weder eine verläßliche Kompression noch eine sichere Fixierung [31, 35].

1949 brachte der Belgier ROBERT DANIS (1880-1962) sein Buch „Théories et practique de l'ostéosynthèse" heraus. Darin forderte er, daß die Osteosynthese dreierlei gewährleisten müsse: Die Möglichkeit der unmittelbaren Mobilisierung und Muskelaktivität in der betroffenen Region und den benachbarten Gelenken; die Wiederherstellung der ursprünglichen Form des Knochens; und schließlich die Vereinigung der Knochenfragmente durch Primärheilung (*soudure autogène*), d. h. ohne sichtbare Kallusbildung [13, 31]. Tatsächlich war die Osteosynthese zuvor vielfach gerade auch deshalb zurückgewiesen worden, weil sie keine sichere Stabilität für eine Übungsbehandlung garantieren konnte [43]. Die von DANIS gesetzten Ziele sollten erreicht werden durch die Anwendung einer rigorosen Asepsis und Vorrichtungen, die, aus kompatiblen Metall hergestellt, eine solide Fixierung unter axialer Kompression bieten konnten. DANIS forderte eine mechanisch präzise Arbeit am Knochen, insbesondere durch systematisches Vorschneiden eines Gewindes für die Schrauben. Er konstruierte eine Stahlplatte, bei der eine der Knochenschrauben durch ein schlitzförmiges Plattenloch eingedreht, aber noch nicht festgeschraubt wurde. Eine kleine Schraube konnte die Knochenschraube vom Plattenende aus komprimieren, was die Platte verschob. Damit wurden die Fragmentenden unter Druck gesetzt und besser fixiert. Die entscheidende Neuerung war die Kompression des Frakturspalts, also die Druckosteosynthese anstelle der Adaptationsosteosynthese. Der *Coapteur* von DANIS war die erste für die interne Fixierung von Diaphysenfrakturen entworfene Platte, welche die Prinzipien der Kompression und der stabilen Fixation miteinander verband. Für diese Platte entwickelte er auch ein System von Kompakta- und Kortikalisschrauben. Damit war er in der Lage zu zeigen, daß Frakturfragmente ohne externe Kallusbildung zusammenheilen können [13, 31].

Es folgten weitere Kompressionsplatten. 1956 beschrieb GEORGE W. BAGBY (geb. 1923) an der Mayo Klinik ein Kompressionsplattensystem, das auf der Kombination ovaler Plattenlöcher mit speziell geformten Schraubenköpfen basierte. Das Loch im Knochen wurde im ovalen Loch der Platte exzentrisch plaziert, und wenn man die Schraube nun anzog, verschob sich die Platte ein wenig, was zur Kompression im Frakturspalt führte [31]. Auch das Prinzip der von EGGERS beschriebene Schlitzplatte wurde weiter verfolgt. Dabei erzielte man Kompression dadurch, daß die Verschraubungen einen Bewegungsspielraum ließen und der Frakturspalt bei Belastung komprimiert wurde [32].

Begrenzte Verbreitung der operativen Therapie

Mitte der 1950er Jahre war die Knochenbruchbehandlung nur zu einem sehr geringem Maße operativ. Die beiden führenden Schulen der Frakturtherapie, die BÖHLER-Schule in Österreich und die Schule von WATSON-JONES in England, führten die konservative Behandlung auf ein Perfektionsniveau, das kaum noch übertroffen werden konnte. Dennoch waren auch die Grenzen der konservativen Behandlung wohlbekannt. Lorenz BÖHLER meinte, daß etwa 11% aller Frakturen einer inneren Fixierung bedürften. Er war aber über die operativen Resultate insgesamt enttäuscht. Außer in der Infektion bestand die Hauptursache der Mißerfolge in der Instabilität der Fixierung wegen inadäquater Reduktion und inadäquater Fixierungsmittel wie Cerclage oder Schrauben und Platten ohne Kompression. In dieser Hinsicht hatten nur die intramedulläre Nagelung von KÜNTSCHER, die axiale Kompression von Vorderarm-Frakturen durch DANIS (dessen Werk außerhalb Belgiens aber praktisch unbekannt war) und der Smith-Petersen-Nagel für Femurkopffrakturen zu überzeugen vermocht. WATSON-JONES betonte 1957, daß die Osteosynthese grundsätzlich nicht zur Stabilität, sondern nur zur Adaptation führe. Die Bezeichnung „interal fixation" sei daher falsch [46].

Die Osteosynthese galt als ein Eingriff, der nur von ganz besonders versierten und erfahrenen Chirurgen durchgeführt werden durfte. Zum einen mußte die chirurgische Technik schonend sein. Gleichzeitig mußte sie eine stabile Osteosynthese gewährleisten. Dies war häufig nicht der Fall. Zusätzlich war eine ganz besondere Sorgfalt bei der Asepsis erforderlich. Die Möglichkeit, Wundinfektionen zu verhindern, war ja in gewisser Weise eine Vorbedingung für die Entwicklung der Osteoynthese gewesen. WILLIAM ARBUTHNOT LANE meinte 1894, die Neigung des Chirurgen zur Osteosynthese sei in dem Ausmaß gestiegen, wie sie durch gründliches Wissen und sorgfältige Anwendung der Prinzipien antiseptischer Chirurgie mehr Vertrauen in die Sicherheit des operativen Vorgehens gewonnen hätten [22, 31]. Aber die Sicherheit mußte mühsam erarbeitet werden. 1905 mahnte LANE, daß diejenigen Chirurgen, in deren Händen auch einfache Osteosynthesen wie die Drahtung der Patella nicht gelängen, die Finger von der Operation frischer Knochenbrüche lassen sollten, da diese äußerst hohe Anforderungen an die Geschicklichkeit des Operateurs stellten [23]. Es liegt nahe, zu vermuten, daß die Idee der stabilen Osteosynthese mit funktioneller Nachbehandlung sich deshalb nur mühsam verbreitete, weil sie vorwiegend vom technischen Können einzelner begabter Chirurgen getragen wurde [13]. Diese Abhängigkeit vom Erfolg einer Methode von der Person des Operateurs war typisch für orthopädisch-chirurgische Eingriffe überhaupt [47]. Wie im folgenden belegt, zieht sich dieses Problem in der ersten Hälfte des 20. Jahrhunderts als Leitmotiv durch die Beurteilung der Osteosynthese.

1898 hieß es über die damals bereits etablierte Drahtnaht der Patella, sie dürfe nur von Meistern der chirurgischen Kunst ausgeführt werden [31]. LAMBOTTES Kritiker monierten, seine Technik sei zu schwierig. LAMBOTTE selbst betonte jedoch, die Schwierigkeiten und Gefahren der Osteosynthese seien durch Kenntnis, Übung, schonendes Operieren und Sorgfältigkeit durchaus zu bewältigen. Nicht die Technik an sich sei gefährlich, nur in den falschen Händen führe sie zum Mißerfolg, etwa durch Infektion. Entscheidend für den Erfolg sei die Qualität der Ausführung. Wie aber auch er zugab, verlangte die Osteosynthese besondere Fertigkeiten vom Chirurgen, eine absolute Asepsis plus Beherrschung schwieriger Techniken, sowie einen Sinn für's Mechanische und einen gewissen Erfindergeist [40].

Im Jahre 1912 verglich eine Kommission der *British Medical Association* die Resultate der Behandlung geschlossener Frakturen mit und ohne Operation. Die operative Herangehensweise schnitt dabei im Prinzip gut ab. Man verband sie aber mit Vorbedingungen. Im Bericht heißt es, es sei notwendig, darauf zu bestehen, daß die operative Frakturbehandlung spezielles Können und Erfahrung erforderten sowie das Vorhandensein solcher Einrichtungen und Umgebungsbedingungen, die eine Asepsis sichern. Sie sei daher eine Methode, die ausschließlich von Chirurgen angewandt werden dürfe, die eine ständige Praxis und viel Erfahrung mit einem derartigen chirurgischen Vorgehen aufwiesen. Für alle anderen würden die nicht-operativen Vorgehensweisen wohl noch für einige Zeit die sicherste und dienlichste Option bleiben [34]. Im selben Jahr beschloß auch die *American Surgical Association* einen solchen Vergleich durchzuführen, und zwar für die langen Knochen bei geschlossenen und bei offenen Frakturen. Bedingt durch den Ersten Weltkrieg erschien der Bericht erst 1921. Auch hier hieß es, offene Operationen an multiplen Frakturen dürften nur von erfahrenen Chirurgen vorgenommen werden, die sorgfältig ausgebildet und mit allen notwendigen Instrumenten und Apparaten ausgerüstet seien [31].

1919 meinte FRITZ STEINMANN, der eine Methode der Extensionbehandlung entwickelt hatte, die Osteosynthese könne „bei der Behandlung der langen Röhrenknochen niemals die Methode der Wahl werden, weil ihre Technik zu schwer, ihre Asepsis zu subtil, ihr Risiko zu groß" sei [43]. 1928 schrieb ein medizinischer Gutachter in den USA, der für eine Versicherungsgesellschaft 34 753 Schadensersatzakten durchgesehen hatte: „It is questionable if open bone surgery should ever be done except by highly trained men, with highly trained assistants, in highly trained hospitals; otherwise disaster is likely to result" [31]. Und 1934 warnte ein US-amerikanischer Chirurg vor den Osteosynthesemethoden mit Metallimplantaten mit der folgenden Begründung: „All the methods suggested so far require special material and special instruments, necessitate to a large degree some experience in the technique of application and thus are not open to the average surgeon" [30]. Daß es in den 1920er Jahren zu einer allgemeinen Abwendung von der Osteosynthese kam, wurde im Rückblick darauf zurückgeführt, daß es nur wenige, exzellente Chirurgen gut genug waren, um mit der Methode erfolgreich zu sein [35].

Lorenz Böhler ging mit dieser Einschätzung noch weiter und warnte 1943 vor den Gefahren, die die zunehmende Verfügbarkeit von Osteosyntheseinstrumenten und Implantaten mit sich brächten. Gerade die die gute technische Ausstattung der modernen – oder wie er es nannte „übermodernen" – Krankenhäuser sah er als eine Gefahr für das Leben der Patienten an. In diesen Häusern gebe es so viele Instrumentarien, etwa die Osteosyntheseausrüstungen von Lane und Lambotte, daß es für eine Person kaum möglich sei deren Handhabung zu beherrschen. Wenn die Instrumente von Lane und Lambotte verhanden sind, so Böhler, würden sie auch benutzt, auch dann wenn die langjährige Erfahrung und Geschicklichkeit eines Lane oder Lambotte fehlten. Als Folge davon steige zunächst die Sterblichkeit der Patienten. Sie sinke erst wieder, wenn „die zu komplizierten Spezialinstrumente wieder auf die Seite gestellt werden" [6]. Er betonte, „daß der Besitz des schönsten Instrumentariums ohne entsprechende Erfahrung und Technik noch nicht zur Operation befähigt" [6]. Böhlers Skepsis wird dadurch bestätigt, daß man tatsächlich generell feststellen kann, daß die Erfolgsrate von Osteosynthesen immer dann drastisch sank, wenn die Implantate für den allgemeinen Gebrauch verfügbar wurden [47].

1945 forderten Küntscher und sein Mitarbeiter Maatz, „daß nur der technisch auf dem Gebiet der Frakturenbehandlung bestens Geschulte an die Nagelung herangehen darf und auch nur dann, wenn er über ein vollständiges Instrumentariums verfügt. Die Nagelung erfordert großes technisches Geschick!" [19, 36]. Watson-Jones hob 1957 hervor, wie schwierig eine gute Osteosynthese zu machen sei und forderte, daß sei nur in bestimmten Fällen und von darin gut ausgebildeten Operateuren durchgeführt werden dürfe [46].

Eine neue Strategie der Verbreitung

Dieser Zustand wurde von den Anhängern einer operativen Frakturtherapie verständlicherweise als unbefriedigend empfunden. Wenn die osteosynthetischen Verfahren ihren Nutzen wirklich entfalten sollten, mußten sie in der Breite anwendbar werden. In diesem Sinne betonten KÜNTSCHER und MAATZ 1945, „daß die Marknagelung nicht einigen wenigen besonders geübten Spezialisten vorbehalten bleiben soll, sondern nur dann ihre volle Berechtigung hat, wenn sie Allgemeingut der Chirurgen ist " [19]. Zum Allgemeingut der Chirurgie konnten solch anspruchsvolle Verfahren aber nur dann werden, wenn man die Art und Weise ihren Verbreitung nicht dem Zufall überließ. Paradigmatisch für eine neue, kontrollierte Art der Verbreitung osteosynthetischer Verfahren wurde das Vorgehen der im Jahre 1958 in der Schweiz gegründeten „Arbeitsgemeinschaft für Osteosynthesefragen" (AO) [38]. Diese enggeknüpfte Gruppe von Chirurgen und Orthopäden strebte eine durchgehende Kontrolle und Standardisierung der operativen Knochenbruchbehandlung an. Die Kontrolle erstreckte sich auf die Entwicklung und die Herstellung der streng standardisierten Instrumente und Implantate ebenso wie auf die standardisierte chirurgische Anwendung des Osteosynthesematerials. Die AO erhob Daten über Resultate der Behandlung, die zentral gesammelt und ausgewertet wurden. Durch eigene Kurse kontrollierte und standardisierte sie die Ausbildung der Chirurgen, die ihre Verfahren anwendeten. Auch in der Erforschung der wissenschaftlichen Grundlagen der Osteosynthese verschaffte sich die AO mit ihrem speziellen Forschunglabor und der Kooperation mit Grundlagenforschern eine dominierende Stellung. Dadurch wurde die Osteosynthese ein allgemein akzeptiertes und vielfach durchgeführtes Verfahren der Frakturtherapie. Nie zuvor war der Operation ein so hoher Stellenwert in der Behandlung von Knochenbrüchen zugekommen. Dieser Wandel war durch die neue Strategie der Kontrolle und Standardisierung möglich geworden. Die früheren Versuche der Etablierung der Osteosynthese waren letzlich deshalb gescheitert, weil diese Behandlungsweise ein bis dahin ungekanntes Ausmaß an Komplexität und Anspruch an Material, chirurgische Geschicklichkeit, Asepsis, Indikationsstellung usw. aufwies. Diesen Anforderungen konnte mit den bis dahin üblichen, unkontrollierten Methoden der Weitergabe chirurgischen Wissens und Könnens nicht genügt werden. Hier war eine neue Strategie erforderlich. Vielleicht läßt sich diese Beobachtung verallgemeinern: Möglicherweise ist die Kategorie der Kontrolle allgemein von zentraler Bedeutung, um zu verstehen, warum sich komplexe, schwierige und risikobehaftete Innovationen in der modernen Medizin entweder durchsetzten oder scheiterten.

Literatur

1. Aussprache auf der 64. Tagung der Deutschen Gesellschaft für Chirurgie (1940) Zentralblatt für Chirurgie 67:825
2. Anzoletti A (1909) Zur Codivilla'schen Methode der Nagelextension am Knochen. Zentralblatt für Chirurgie 36:985–990
3. Bardenheuer B, Grässner R (1912) The treatment of fractures with extension Bandages; and the Results Obtained Thereby. BMJ, S 1537–1541
4. Lambotte A, Lane WA, Lucas-Championniére L, Steinmann F, Bardenheuer B, Grässner R (1912) BMJ 30. 11. 1912, S 1530–1541
5. Bircher H (1886) Eine neue Methode unmittelbarer Retention bei Fracturen der Röhrenknochen. Archiv für klinische Chirurgie 34:410–422
6. Böhler L (1943) Technik der Knochenbruchbehandlung im Frieden und im Kriege, 9.–11. umgearbeitete und vermehrte Auflage, 2 Bd. Wilhelm Maudrich Verlag, Wien
7. Böhler L (1957) Bericht über die bei 3308 Unterschenkelbrüchen in den Jahren 1926–1950 im Wiener Unfallkrankenhaus erzielten Behandlungsergebnisse unter Benützung des Hollerithverfahrens. Hefte zur Unfallheilkunde 54
8. Böhler L, Jeschke W (1938) Operative Behandlung der Schenkelhalsbrüche und Schenkelhalspseudarthrosen und ihre Ergebnisse. Wilhelm Maudrich, Wien
9. Colton CL (1992) The history of fracture treatment. In: Browner BD et al (eds) Skeletal trauma. Fractures, dislocations, ligamentous injuries. W.B. Saunders Company, Philadelphia, S 3–30
10. Deyerle WM, Bowers RV (1962) Internal fixation of bone with a metal pin (1862). Report of a case with a century of follow-up study. New England Journal of Medicine 266:820–822
11. Frank E, Zitter H (1971) Metallische Implantate in der Knochenchirurgie. Werkstoff – Verarbeitung – Operationseinsatz. Springer, Wien
12. Heard Jo S (1939) Report of cases of un-united fracture. Treated at the New-York Hospital. New York J Med Surg 1:343–358.
13. Heim U (1994) Geschichte der operativen Frakturbehandlung. In: Szyszkowitz R (Hrsg) 25 Jahre Arbeitsgemeinschaft für Osteosynthesefragen in Österreich und ihr Einfluß auf die unfallchirurgische Behandlung. Styria Medienservice, Graz, S 15–30
14. Hey-Groves EW (1914) Experimental principles of the operative treatment of fractures and their clinical application. Lancet 1:435–441, 513–522
15. Kirschner M (1909) Ueber Nagelextension. Beiträge zur klinischen Chirurgie 64:266–279
16. Kirschner M (1927) Verbesserungen der Drahtextension Archiv für klinische Chirurgie 148:651–658
17. Krösl W (1957) Ergebnisse der Marknagelung bei 65 geschlossenen und 45 offenen Brüchen des Unterschenkels. In: Böhler L (Hrsg) Bericht 1957, S 181–206
18. Küntscher G (1940) Die Marknagelung von Knochenbrüchen. Klinische Wochenschrift 19:6–10
19. Küntscher G, Maatz R (1945) Technik der Marknagelung Georg Thieme, Leipzig
20. Lambotte A (1912) The operative treatment of fractures. BMJ, S 1530–1532
21. Lane WA (1893) On the advantage of the steel screw in the treatment of ununited fractures. Lancet (Dec 16, 1893) S 1500–1501
22. Lane WA (1894) Some clinical observations on the principles involved in the surgery of fractures. Clin J Surg, S 392–400
23. Lane WA (1905) The operative treatment of simple fractures. BMJ, S 1325–1327
24. Lane WA (1909) The operative treatment of simple fractures. SGO 8:344–354
25. Lane WA (1912) Method of procedure in operations on simple fractures. BMJ, S 1532–1533

26. Lawrence C, Dixey R (1992) Practicing on principle: joseph lister and the germ theories of disease. In: Lawrence C (Hrsg) Medical theory, surgical practice. Studies in the history of surgery. Routledge, London New York (The Wellcome Institute Series on the History of Medicine), S 153–213
27. Lorenz F (1955) Lorenz Böhler. Der Vater der Unfallchirurgie. Wilhelm Maudrich, Wien
28. Matti H (1918) Die Knochenbrüche und ihre Behandlung. Ein Lehrbuch für Studierende und Ärzte. Springer, Berlin
29. Meals RA, Meuli HC (1985) Carpenter's nails, phonograph needles, piano wires, and safety pins: the history of operative fixation of metacarpal and langeal fractures. J Hand Surg 10A:144–150
30. Mumford EB (1934) Internal fixation of fractures SGO 58:194–205
31. Peltier LF (1990) Fractures. A history and iconography of their treatment. Norman Publishing, San Francisco, S 62–84
32. Peterson LT, Reeder OS (1950) Dual slotted plates in fixation of fractures of the femoral shaft. J Bone Joint Surg 32-A:532–541
33. Probst J (1997) Aus der Geschichte der Unfallchirurgie. Die Entstehung der Deutschen Gesellschaft für Unfallchirurgie. In: Ostern H-J, Probst J (Hrsg) Unfallchirurgie in Deutschland. Bilanz und Perspektiven, S 3–62
34. Report of the Committee on Treatment of Simple Fractures. British Medical Association. BMJ, S 1505–1530
35. Robinson RA (1978) The historical background of internal fixation of fractures in North America. Bull History Med 52:354–382
36. Scanzoni C von (1943) Über Komplikationen und ihre Ursache bei der Marknagelung nach Küntscher. Zentralbl Chir 70:1000–1006
37. Schlich T (1996) „Welche Macht über Tod und Leben!" Die Etablierung der Bluttransfusion im Ersten Weltkrieg. In: Eckart WU, Gradmann C (Hrsg) Die Medizin und der Erste Weltkrieg. Centaurus-Verlagsgesellschaft, Pfaffenweiler, S 110–130
38. Schneider R (1983) 25 Jahre AO-Schweiz. Arbeitsgemeinschaft für Osteosynthesefragen 1958–1983. Arbeitsgemeinschaft für Osteosynthesefragen
39. Sherman W, O'Neill (1912) Vanadium steel bone plates and screws SOG 14:629–634
40. Société Belge de Chirurgie Orthopédique et de Traumatologie (1971) Les débuts de l'ostéosynthèse en Belgique. 50 illustrations daprès les dessins authentiques d'Albin Lambotte. Interventions réalisées ente 1895 et 1907, Brüssel
41. Steinmann F (1907) Eine neue Extensionsmethode in der Frakturenbehandlung Zentralbl Chir 34:938–942
42. Steinmann F (1912) Nail extension for fractures BMJ, S 1534–1537
43. Steinmann F (1919) Lehrbuch der funktionellen Behandlung der Knochenbrüche und Gelenkverletzungen Enke, Stuttgart
44. Tröhler U (1993) Surgery (modern). In: Bynum WF, Porter R (eds) Companion encyclopedia of the history of medicine, Bd 2, S 984–1028
45. Uebermuth H (1975) Wandlungen der Knochenbruchbehandlung im 20. Jahrhundert. Beiträge zur Orthopädie und Traumatologie 22:202–208
46. Watson-Jones R (1957) Fractures and joint injuries, 4th edn. Livingstone Ltd, 2 Bd, Edinburgh London
47. Williams DF (1973) Introduction to the use of implants. In: Williams DF, Roaf R (eds) Implants in surgery. Saunders, London, S. 1–30

2 Arthrodese – Endoprothese

2.1 Technik des Kniegelenkersatzes im 19. Jahrhundert

D. Wessinghage

Es war ein weiter Weg von der aus der Antike stammenden Idee des Gelenkersatzes bis zu dessen Realisierung in der Moderne. Für die Parze Klotho – frühzeitig und vor Generationen von Männern als Frau „chirurgisch" tätig – verwandte zur Zusammenfügung der verspeisten Schulter des Jünglings Pelops als Mittel des Ersatzes den edlen Stoff, das Elfenbein; eine Substanz, dem angestammten Knochen in Entwicklung, Form und Eigenschaften, für jeden erkennbar, äußerst ähnlich. Die „ärztliche" Großtat der Klotho, basierend auf dem Elfenbein, erschien erfolgreich, denn bildlich läßt sich – noch heute – nachweisen, daß weder die Gestalt noch die Funktion der Schultern des Pelops gelitten haben. Wie anders hätte er als Wagenlenker im Brautkampf vier kräftige Rösser lenken, sie anfeuern und zügeln können (Abb. 1). Der Parze Klotho mit ihrem Pelops war mehr Glück beschieden als denjenigen, die die Idee mit dem Gelenkersatz aus Elfenbein viele Jahrhunderte später praktizierten.

Für diese stellten sich die Fragen nach Verträglichkeit und Haltbarkeit des implantierten Materials. Ergeben sich vor der Verwendung Anhaltspunkte dafür, daß der Empfängerorganismus bei Unverträglichkeit die Abstoßung provozierte? Und – lag der Götter Segen oder Fluch über der Chirurgen Tat?

Zwar kannte man die Berichte des berühmten und hochgelehrten Doktors und Wundarztes Ambroise Paré (1510–1590) aus Paris, der früh schon, nach den Erfahrungen und Erkenntnissen von den Schlachtfeldern über in den Knochen eingewachsene Bleikugeln zu berichten wußte. Auch konnte man aus Job van Meek'rens (1611–1666) Buch „Heelen geneeskonstige aanmerkkingen" Amstelodam, C. Commelijn 1668, erfahren, daß heterologe Transplantationen von Knochen – hier vom Hund – nicht immer von Erfolg gekrönt sind (Abb. 2 und 3). Nicht die Unverträglichkeit des Gewebes war hier der Grund, vielmehr die des orthodoxen Priesters, der es eines russischen Soldaten und Christenmenschen für unwürdig befand, die Knochenlücken in seinem Haupte durch eines Hundes Schädelknochen abzudecken.

Auch in der modernen Chirurgie waren es häufig die zahlreichen Blessuren aus dem Felde, die nach neuen Lösungen in der Behandlung verlangten. So war es u.a. Johann Friedrich Dieffenbach (1794–1847), der früh schon als Ersatz von Knochen Elfenbein im-

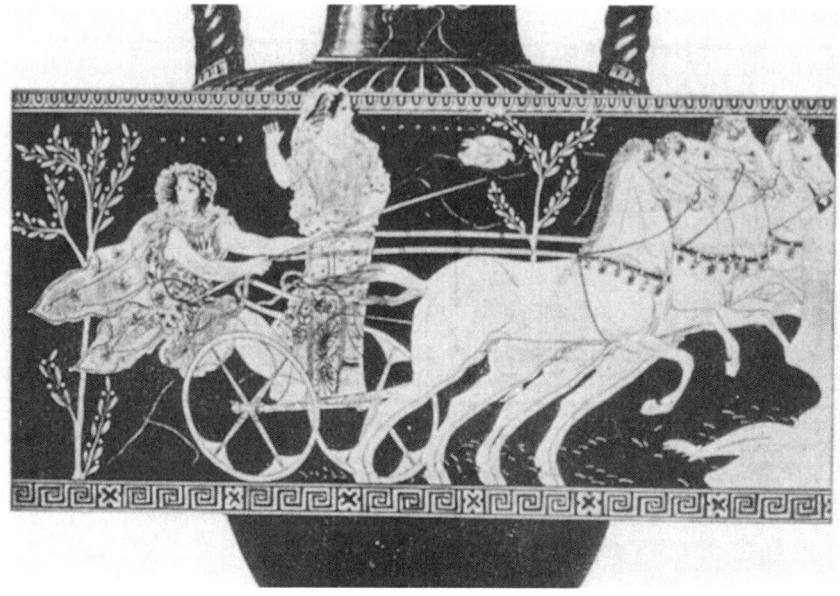

Abb. 1. Pelops nach Schultergelenks„ersatz" aus Elfenbein gewinnt im Wagenrennen mit seinem zukünftigen Schwiegervater dessen Tochter Hymeneia als Braut

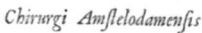

JOBI à MEEK'REN

Chirurgi Amſtelodamenſis

OBSERVATIONES

Medico-Chirurgicæ,

Ex Belgico
In latinum translatæ

ab
ABRAHAMO BLASIO, *Ger. Fil.*

Medicinæ Studioſo.

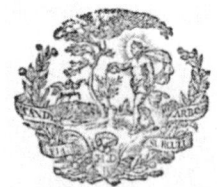

AMSTELODAMI,
Ex Officinâ HENRICI & Viduæ THEO-
DORI BOOM, 1682.

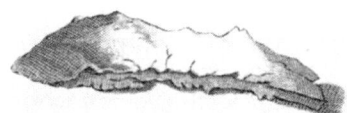

Medico-chirurgice.   5

Hujus conditionis fragmenta varia , (quæ Cranii tabula prima , ſ. extima exhibuit , ubi Exciſio aderat) aſt obliquè magis ſeparata, forcipe commoda auferre mihi conceſſum in Cranio fracto filiolæ natu minimæ *Joannis van Os*, contuſam cutem ubi cultro aperuimus. Occurrebant hæc parte inferiore oſſis parietalis ſiniſtri , caſu gravi in objectum acutum dicto modo læſi. Auferre particulas has licuit nobis die à caſu x. & xj. præmiſsâ , ut dictum , apertione cutis , integumentorumvè reliquorum commodâ , aſt non ſine inſigni purulentæ materiæ effluxione. Et hac inſtitutâ curâ integrè reſtituta puellula , breviſſimo temporis ſpatio , hoc quo hæc ſcribimus optimè valens. Fragmentorum delineationes communicare Lectori placuit.

A 3   Fragmen-

Abb. 2/3. JOB VAN MEEK'RENS „Observationes" von 1682 mit früher Darstellung von Knochentransplantaten

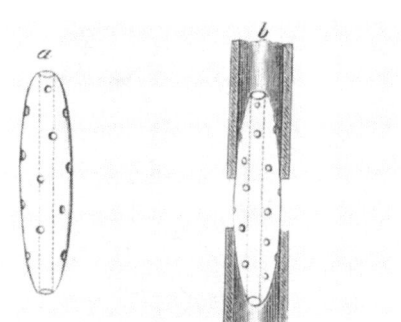

Abb. 4. Elfenbeincylinder nach DIEFFENBACH und GLUCK zur Defektüberbrückung des Humerus

Elfenbeincylinder mit Centralcanal und seitlichen Abflussöffnungen.   Derselbe in die Markhöhle der Fragmente bei Continuitätsdefect des Humerus eingerammt.

plantierte. Er war es, der bei Knochenbrüchen respektive Pseudarthrosen entsprechend geformte Zylinder oder Spindeln zur Überbrückung in die eröffneten Markhöhlen der Fragmente von langen Röhrenknochen einpflanzte, um so den Reiz zur Callusbildung und diese selbst zu fördern.

DIEFFENBACH hat als Irritament – so GLUCK – zur Osteogenese Elfenbeinstifte in Knochenfragmente getrieben (Abb. 4). Er führte also als Vorläufer GERHARD KÜNTSCHERS (1900–1972) bereits die offene Markraumnagelung durch. Die Erfahrung schien zu beweisen, daß dieses Material, implantiert unter aseptischen Kautelen und den neuen Erkenntnissen der Medizin wohl häufiger zu Erfolgen führte, als wir heute annehmen. Wie sonst hätte dieses Implantationsmaterial für ausgewählte Fälle länger als ein halbes Jahrhundert zur Diskussion stehen können. Anwendung fanden bald schon Metalle, basierend auf des PARÉ Erfahrungen, immer häufiger als Ersatz oder auch zu frühen Osteosynthesen. So war der Weg nicht allzuweit von der Einpflanzung einzelner Implantate bis zur Verwendung von mehreren, die man dann durch ein Scharnier verbinden konnte.

Der Erste, den die Idee des so gebildeten künstlichen Gelenkes beseelte, war THEMISTOCLES GLUCK (1853–1942), der große deutsche Chirurg (Abb. 5). Sein langes, von Höhen und Tiefen geprägtes Leben widmete er der Resektion und der Exstirpation und dem Ersatz von inneren Organen, auch doppelseitig angelegt, darunter auch den Gelenken (Abb. 6). Neben vielen Ehrungen, die er erfuhr, wurde er 1933 zum Nobelpreis – allerdings ohne weiteren Erfolg – vorgeschlagen.

GLUCK übernahm bisherige Erkenntnisse auf dem Gebiet der Knochentransplantation, der Osteoplastik: in Form von „Autoplastik – Transplantation – Implantation" von Fremdkörpern; der springende Punkt hierbei ist – so GLUCK –, „das neue Prinzip meiner persönlichen Methoden, ganz gleich, ob man lebenden oder toten Knochen oder irgendeinen anderen Fremdkörper, z.B. Elfenbein, wählt, ist und bleibt die Idee des einheilbaren Apparates, die Leit-, Stütz- und

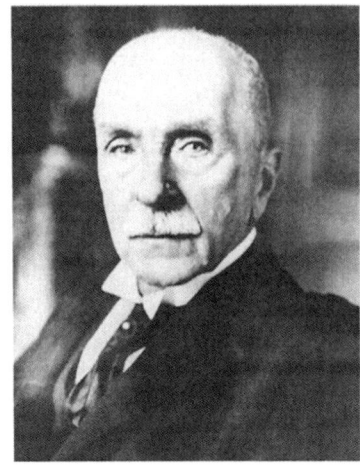

Abb. 5. THEMISTOCLES GLUCK in hohem Alter

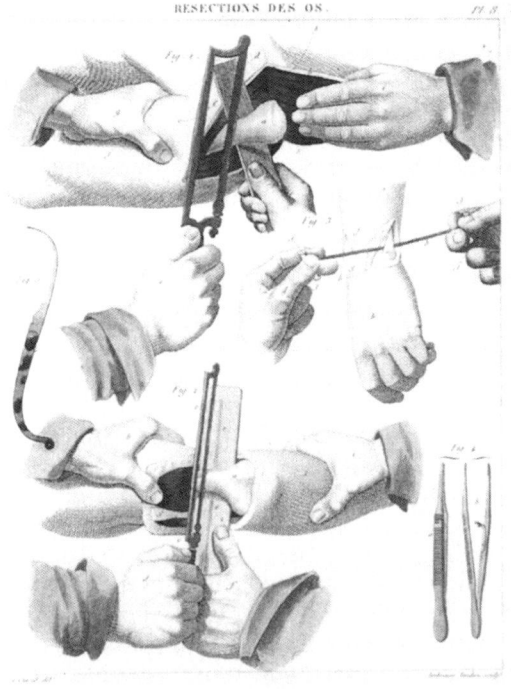

Abb. 6. Osteotomie und Resektion von Gelenkanteilen
(nach VELPEAU)

Schienenwirkung des implantierten Stückes, um das herum sich der neugebildete Knochen anlegt." Wenn er auch Elfenbein als das günstigste Material ansähe, so wären doch Apparate aus Aluminium, Holz, Glas, Zelluloid, vernickeltem Stahl etc., die er bereits gefertigt habe, billiger und würden beim Menschen ebenfalls reaktionslos einheilen. Als Implantationsorgan erwählte er die Markhöhle. Wenn sie sich als tolerant gegen die eingeschobenen Fremdkörper erwies und wenn die Wahrung der Asepsis gelang, war ferner die inamovible Fixation gewährleistet, so konnte dieser neuen Methode der Inoculation oder Invagination von Fremdkörpern in die Markhöhle ein günstiges Horoskop gestellt werden. „Die Fremdkörper an sich spielen die Rolle wichtiger Irritamente zur Osteogenese und zwar in der Richtung und Bahn, in welcher sie eingepflanzt sind und können (...) wieder entfernt werden." Überwiegend heilen sie reizlos ein und werden substituiert. Definitive Einheilung, die unverrückbare Fixation und die funktionelle Toleranz der eingepflanzten Prothesen seien allein wichtig.

„Zum Gelenkersatz habe ich die Einheilung von Elfenbeingelenken oder Gelenken von Skeletten und frischen Leichen empfohlen. Ebenso zur Knochenbolzung und zum Ersatz von Kontinuitätsdefekten, die Invaginationsmethode der Osteoplastik."

Zwei unterschiedliche Elfenbeinprothesen für das Kniegelenk wurden von GLUCK beschrieben: ein plumpes – unseres Wissen nie implantiert – und ein wesentlich schlankeres (Abb. 7 und 8). Vor der Implantation mußte eine ausgedehnte Resektion der gesamten Gelenkanteile von distalem Femur und proximaler Tibia nach Osteotomie erfolgen. Über die Hautincision und die Schnittführung in der Tiefe wissen wir soviel, daß „die äußere Narbe nicht mit der Gelenklinie des Gelenktransplantates korrespondieren (darf). Es muß ein großer Lappenschnitt gemacht werden und intakte Haut den artikulierenden Bewegungszentren des künstlichen Gelenkes gegenüberliegen." Gelenkresektion und Implantation des künstlichen Gelenks nahm GLUCK zweizeitig, d.h. in zwei Sitzungen, vor, ohne daß das zeitliche Intervall genannt wird. Die möglicherweise auch unterschiedlich großen Zapfen der beiden Endoprothesenanteile werden in die Markhöhlen der beiden großen Röhrenknochen eingepaßt. Hierbei helfen die wohl ebenso wie das Kunstgelenk desinfizierten Drechselwerkzeuge: Hobel, Feilen und Bohrer. Beide Elfenbeinanteile werden nun zu einem Scharniergelenk zusammengefügt und durch einen Elfenbeinstift miteinander verbunden (Abb. 9). Wenn auch von einem zwischenzuschaltenden Elfenbeinschraubengewinde die Rede ist, so ist weder dem Text noch den Abbildungen eine entsprechende Technik zu entnehmen.

Auch die Fixierung des Implantats im Knochen und damit die Haltbarkeit der Endoprothese war damals wie heute ein grundlegendes Problem. Der Fixierung dienten zunächst einmal Bohrungen in den Schäften: ein Zentralkanal sowie zahlreiche seitliche Löcher. Diese

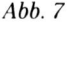

Abb. 7

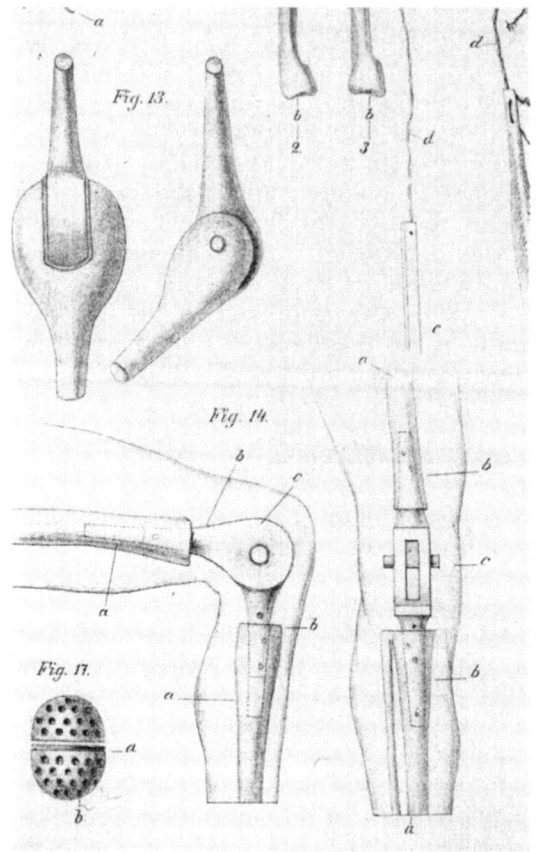

Abb. 8

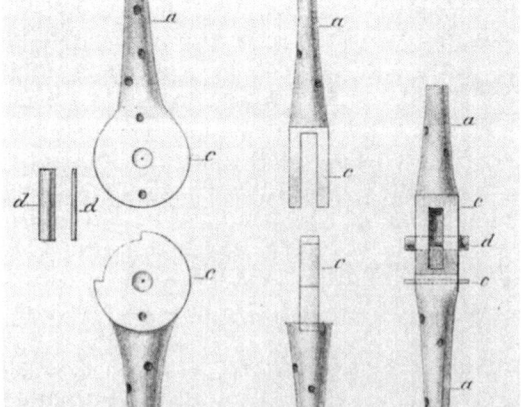

Abb. 7 und *8.* Zwei unterschiedliche Elfenbeinprothesen GLUCKS

Fig. 13.

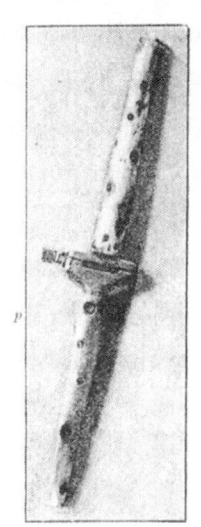 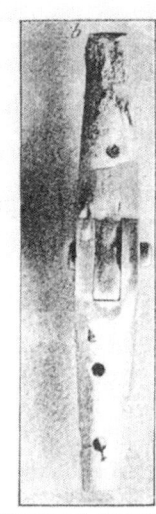

Abb. 9. Elfenbeingelenk nach
Explantation

p. Elfenbeinapparat mit Metallschrauben,
7 Monate nach der Implantation

Elfenbeinapparat 8½ Monate in Weich
theilen von Osteophyten besetzt, dabei
Spongiositas centralis.

sollten das Einwachsen in den Knochen fördern. GLUCK strebte „eine geradezu ideale Substitutionssynostose zwischen Knochen und Elfenbein (...), also eine Transsubstantiation im histologischen Sinne mit gegenseitiger organischer Fixation zwischen Knochen und Elfenbein" an. Dies konnte er eindrucksvoll an Präparaten nachweisen (Abb. 10 und 11).

Darüberhinaus versuchte er durch unterschiedliche Materialien einen Verbund zwischen Markhöhle und dem Implantat, den Elfenbeinzapfen der Kniegelenksendoprothese zu erreichen. Zunächst experimentierte er mit Röhren aus mehreren Lagen Pergamentpapier, Korkplatten, gewalzten Filzlagen, decalcinierten Rindsknochen, als einzuschiebende elastische Zwischenschichten. Er erprobte Substanzen als erhärtendes Kitt- und Füllmaterial, gedacht zur größeren Sicherheit bei der Stabilisierung. Reine Gipsplomben als Knochenzement zeigten am Übergang zum Knochen Granulationen mit Bacteriencolonien, die zur Ausstoßung des Fremdkörpers führen könnten. Bei der aseptischen Einheilung von Kupferamalgamplomben kam es in ihrer Umgebung zu einer bacterienfreien Zone. Wie er schreibt, wirkten glühende Steinkittmasse aus Colophonium mit Bimsstein oder Gypszusatz, die rasch erhärteten, ebenso sterilisierend. GLUCK nahm die Herstellung dieses Knochenzements – mehrere Jahrzehnte vor dem heute so genannten Erfinder des Knochenzements JOHN CHARNLEY – folgendermaßen vor: „Fein gepulvertes Colophonium wird in einem Tiegel geschmolzen, dazu setzt man Lapis pumicis sub-

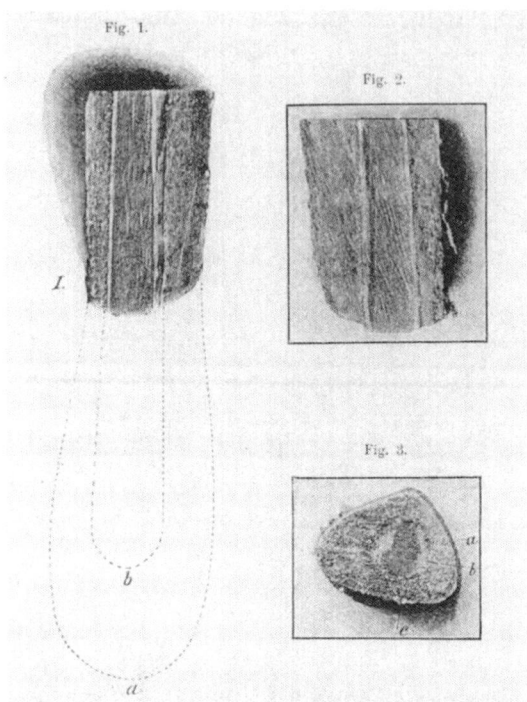

Abb. 10

Längs- und Querschnitt einer Tibia mit in die Markhöhle eingerammtem Elfenbeinstabe 5 Monate post operationem. a. Mächtige Osteosklerose des Knochens. b. Millimeterdicke Resorptions- und Substitutionslinie (Synostosenschicht), c. Elfenbein.

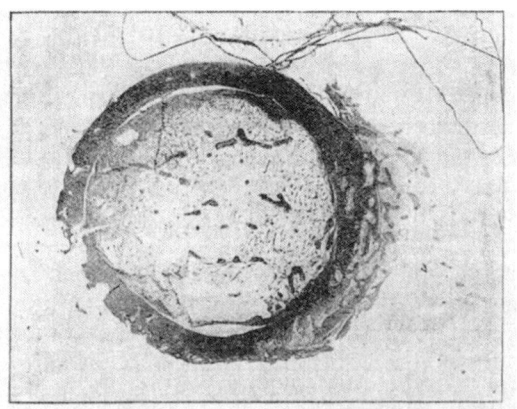

Abb. 11

Loupenvergrösserung 5 und ½ Monat post operationem. Querschnitt des Elfenbeincylinders, in seiner Lichtung Medulla ossium mit netzförmig angeordneten Spongiosabälkchen. An seiner äusseren Peripherie osteophytenartige Knochenanlagerungen, welche in das Elfenbein hineingewuchert sind und theils Usur, theils Substitution veranlasst haben.

Abb. 10 und *11*. Knochenschnitte nach Gelenkimplantation in unterschiedlichen Ebenen

til. pulv. oder Gipspulver. Der zur Syrupkonsistenz eingedickten, zähflüssigen Masse kann für gewisse Zwecke etwas Fett zugesetzt werden. Dieser sogenannte Steinkitt besitzt nach dem Erkalten in etwa einer Minute Glashärte. Derselbe kann nicht nur als Kittmaterial, sondern auch als Füllmaterial benutzt werden, und es ist dadurch möglich, etwa in die Markhöhle invaginierte Hohlcylinder sicher zu verkitten und die Markhöhle mit einem nicht resorbirbaren Material auszugießen, welches aseptisch und reizlos ist".

Beim X. Internationalen Medicinischen Congress von 1890 in Berlin demonstrierte GLUCK ein Skelett mit seinen Ersatzapparaten. Mit zwei, auch heute – über ein Jahrhundert später – immer noch wichtigen Problemen: der reizlosen und aseptischen Einheilung der Endoprothesen, beschäftigte sich GLUCK insbesondere. Er wurde dazu gezwungen, da im Gegensatz zu heute nicht Arthrose und Polyarthritis, sondern die gelenkzerstörende und insbesondere bei den häufigen Fistelbildungen mit bakteriellen Superinfektionen behaftete Tuberkulose als weit im Vordergrund stehende Erkrankung die wohl häufigste Indikation zu Gelenkeingriffen und bei ihm auch zum Gelenkersatz war.

In der „Zeitschrift für ärztliche Fortbildung" schreibt er 1918: „Knochen können durch lebenden periostgedeckten Knochen, aber auch durch tote sterile Skelettknochen, durch Elfenbein und Metall und Prothesen in verschieden modifizierter Technik ersetzt werden. Diese Prothesen dienen entweder der temporären Fixation als innere Schienen und bilden mächtige Irritamente zur Osteogenese und bestimmen wir dadurch gleichzeitig a priori die Länge und Richtung der definitiven Narben oder des Regenerationsbezirkes; (...) In vielen anderen Fällen heilen die organischen Prothesen ein (Elfenbein, toter Knochen usw.), indem sie mit Hilfe des Prozesses, den ich Substitutionssynostose genannt habe, mit den Knochendefektstümpfen und dem periostalen Kallus verschmelzen. Die Substitutionssynostose ist am schönsten zu verfolgen an dem in die Markhöhle eingerammten Teile der Prothese. Der Prozeß wird in vielen Fällen bei Elfenbeinhohlzylindern von der Markhöhle eingeleitet, indem normales Knochenmark in die Lichtung des Zylinders hinunterwächst und dort zur Spongiositas centralis und zu Ossifikationsinseln und -streifen unter Substitution des Elfenbeines Veranlassung gibt. Ist aber ein solider Elfenbeinzylinder in die Markhöhle eingekeilt, dann verhält sich das Mark meist indifferent und es ist die Knochenrinde und das Endost des Diaphysenschaftes, welche allmählich einen Substitutionsprozeß einleiten, der etappenweise das Elfenbein substituiert, dasselbe mosaikartig mit Knochenbälkchen durchschießt, so daß schließlich als Endresultat eine völlige organische Verschmelzung zwischen Knochen und Elfenbein zustande kommt. Es ist also mit Elfenbein und totem Knochen genau dasselbe zu erzielen, was mit Periost gedecktem Knochen bei der Transplantation geschieht. Trotzdem scheint der lebende periostbedeckte Knochen wegen der im Transplantationsbezirke osteogenen Eigenschaften des überpflanzten Periostes als Prothese, wenn er ohne Gefahren zu haben ist, den Vorzug zu verdienen. Mißlingt einmal die Plastik, so ist aseptisches totes Material, Elfenbein usw. immer wieder zu haben, lebendes zur Autoplastik wenigstens wohl nicht so leicht ein zweites Mal."

Vieles hat sich geändert in den langen Jahren seit der ersten Einführung des Gelenkersatzes. In der uns überlieferten Literatur läßt sich aber nachweisen, daß THEMISTOCLES GLUCK bereits damals vor den gleichen Problemen stand, sie aber auch erkannte, vor denen wir heute noch stehen.

Literatur

Anschütz W (1930) II. Generalversammlung, 54. Tgg. Dtsch Ges f Chir Arch klin Chir 162:187

Baginsky A (Hrsg) Arbeiten aus dem Kaiser- und Kaiserin-Friedrich-Kinderkrankenhaus in Berlin. Enke, Stuttgart 1891–1897

Fischer I (1932) Biographisches Lexikon der hervorragenden Ärzte der letzten fünfzig Jahre. Bd 1. Urban & Schwarzenberg, Berlin Wien

Gluck Th (1878) Experimentelles zur Frage der Nervennaht und der Nervenregeneration. Arch path Anat Phys 72:624

Gluck Th (1891) Referat über die durch das moderne chirurgische Experiment gewonnenen positiven Resultate, betreffend die Naht von Defekten höherer Gewebe, sowie über die Verwertung resorbierbarer und lebendiger Tampons in der Chirurgie. Arch klin Chir 41:187

Gluck Th (1931) Die experimentelle und klinische Erforschung allgemeiner organischer Ersatzprobleme durch die Chirurgie des 19. Jahrhunderts. Arch klin Chir 167:626

Gluck Th (1930) Führende Chirurgen in Selbstdarstellungen. In: Grote LR (Hrsg) Meiner, Leipzig

Kilian H (1980) Meister der Chirurgie und die Chirurgenschulen im gesamten deutschen Sprachraum. Thieme, Stuttgart, 2. Aufl.

Lange F (1933) Themistokles Gluck. Zum 80. Geburtstag. Münch Med Wochenschr 80:1895

von Langenbeck B (1888) Vorlesungen über Akiurgie. In: Gluck Th (Hrsg) Hirschwald, Berlin

Morton LT (1983) A medical bibliography (Garrison and Morton) 3310. Gower, Aldershot, 4th ed

Pagel J (1901) Biographisches Lexikon hervorragender Ärzte des neunzehnten Jahrhunderts. Urban & Schwarzenberg, Berlin Wien

Schmieden V (1931) Wissenschaftliche Sitzung, 55. Tgg. Dtsch Ges f Chir. Arch klin Chir 167:165

Wessinghage D (Hrsg) (1988) Reprints Medizinhistorischer Schriften Nr. 3: Gluck Th; Referat über die durch das moderne chirurgische Experiment gewonnenen positiven Resultate. Schattauer, Stuttgart

Wessinghage D (1991) Themistocles Gluck. 100 Jahre künstlicher Gelenkersatz. Z Orthop 129:38

Wessinghage D (1995) Themistocles Gluck: Von der Organexstirpation zum Gelenkersatz. Dt Ärztebl 92:A-2180

Winau R, Vaubel E (1983) Chirurgen in Berlin. de Gruyter, Berlin New York

Winau R, Vaubel E (1903) Medizinische Welt – Galerie von Zeitgenossen auf dem Gebiet der medizinischen Wissenschaften. Eckstein, Berlin

2.2 Der Wandel der Operationstechnik bei der Hüftgelenksarthrodese von 1877 bis heute

J. Breitenfelder und T. Wolf

Die Arthrodese oder Zweckankylose (Payr) ist eine Behandlungs-maßnahme, die erst im Jahre 1877 durch Eduard Albert allgemein in die Gelenkchirurgie eingeführt wurde, zunächst allerdings lediglich zur Stabilisierung paralytischer Gelenke, später auch zur Behandlung stark schmerzender, vorzeitig deformierender therapieresistenter Hüftgelenkserkrankungen.

Im französischen Sprachgebiet wies erstmalig Daraignez (1891) und im englischen Sprachgebiet Albee (1908) (Abb. 1) auf eine derartige Behandlungsmöglichkeit hin.

Eine genau Beschreibung des operativen Vorgehens gab Dollinger (1891):

„Lateraler Längsschnitt, 15 cm lang, hinter der Spitze des großen Trochanters beginnend. Ablösen der Muskelansätze vom Trochanter, Eröffnung des Gelenkes und Luxation des Schenkelkopfes. Entknorpelung des Schenkelkopfes und des Acetabulums, Exstirpation der Kapsel, Fixierung des Kopfes im Acetabulum mit einer Schraube und Durchbohrung vom Trochanter, Femurhals und Kopf des Pfannenbodens".

Bei diesen Veröffentlichungen handelte es sich um die Beschreibung von intraartikulären Verfahren mit postoperativer Ruhigstellung im Gipsverband über mehrere Monate.

Aus der einfachen Anfrischungsarthrodese, wie oben beschrieben, entwickelte sich im Laufe der Jahre die Verriegelungsarthrodese, die nach und nach zu einer Standardoperation ausgebaut wurde. Wegbereiter dieses operativen Eingriffes waren in England Watson-Jones (1956), in Holland Chapchal (1941), in Italien Putti (1929).

Der Weg von der einfachen Anfrischungsarthrodese führte über die Kombination mit einer extraartikulären Knochenspanverriegelung zur Doppelverriegelung mit Dreilamellennagel und extraartikulär angelegtem Knochenspan, wobei der primäre Halt im Hüftgelenk durch einen Dreikantlamellennagel gegeben und in der Absicht eine endgültige dauernde Verknöcherung zu erreichen, zusätzlich die Verriegelung mit einem Knochenstück, das extraartikulär angelegt wurde, hinzugenommen wurde (Abb. 2).

Max Lange (1955) baute den operativen Eingriff der Doppelverriegelung noch einmal aus und kombinierte die Hüftarthrodese mit dem Dreilamellennagel zugleich mit einer Innenverblockung; das heißt, es wurde in einen oder zwei Bohrkanälen die parallel zum implantier-

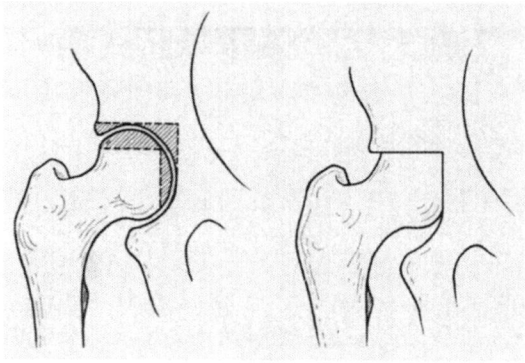

Abb. 1. Schema der modellierenden Arthrodese ohne Nagelung. Modifizierte Technik nach ALBEE (aus CHAPCHAL G: Orthopädische Chirurgie und Traumatologie der Hüfte. Enke, Stuttgart 1965, Abb. XII-12)

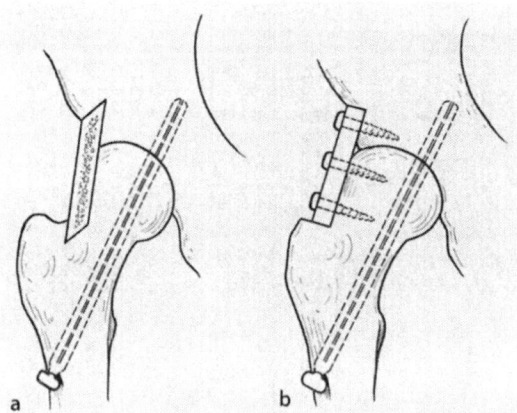

Abb. 2. a Nagelfixation, juxtaarticuläre Druckarthrodese durch Einkeilen eines Beckenspans zwischen Ilium und Trochanter major. *b* Nagelfixation mit paraartikulärem Anlegen und Anschrauben eines Knochenspanes (aus CHAPCHAL G: Orthopädische Chirurgie und Traumatologie der Hüfte. Enke, Stuttgart, 1965, Abb. XII-20)

ten Dreilamellennagel liefen, weiches Knochenmaterial bis in die Hüftgelenkspfanne hinein eingebracht (Abb. 3).

WITT (1956) machte den Vorschlag, die Zweifachnägel (Abb. 4) durch einen Doppelnagel zu ersetzen. Die Konstruktion ist so gewählt, daß nur für einen Nagel ein Führungsdraht benötigt wird und der andere Nagel zwangsläufig in der vorgeschriebenen Richtung seinen Weg findet (Abb. 5).

Auf dem Wege, die klassische Verriegelungsarthrodese hinsichtlich ihrer Endergebnisse weiter zu verbessern, wurde die Hüftarthrodese fortentwickelt. KÜNTSCHER veröffentlichte 1953 seine Methode der Arthrodese des Hüftgelenkes mit der kombinierten Schenkelhalsnagelung und gleichzeitiger intraartikulärer Anfrischung (Abb. 6). Das Prinzip dieses operativen Eingriffes ist es, daß mit Hilfe eines Spezialinstrumentes zur intraartikulären Aufbohrung der Gelenkfläche die Luxation des Hüftkopfes entfällt, somit also der operative Eingriff zeitlich und hinsichtlich seiner Belastung für den Patienten reduziert wird. Ferner wird nach Aufbohrung der Gelenkfläche ein

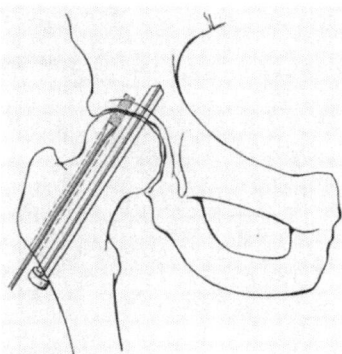

Abb. 3. Hüftarthrodese mit Dreilamellennagel und „Innen"-Verblockung. In einen oder zwei Bohrkanälen wird weicher Knochen eingepreßt (aus LANGE M: Orthopädisch-chirurgische Operationslehre. Bergmann, München 1962, Abb. 712)

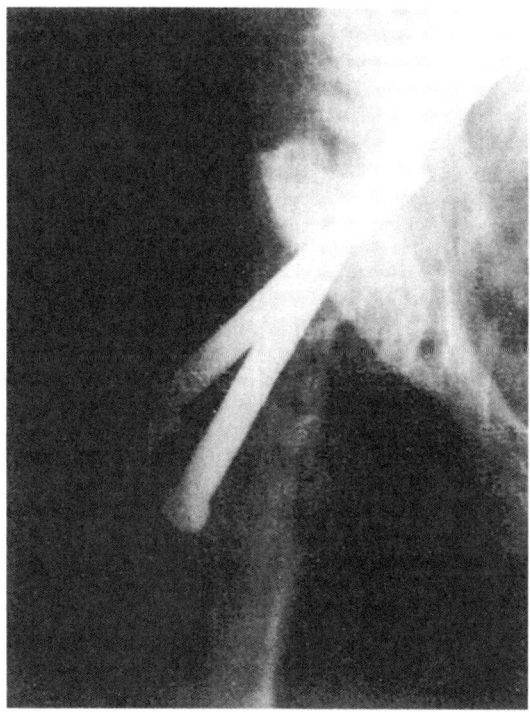

Abb. 4. Arthrodese des rechten Hüftgelenkes vor 18 Jahren. Der Gelenkspalt ist noch deutlich zu erkennen. Bruch des distalen Dreilamellennagels. Beide Nägel sind von deutlichen Resorptionszonen umgeben

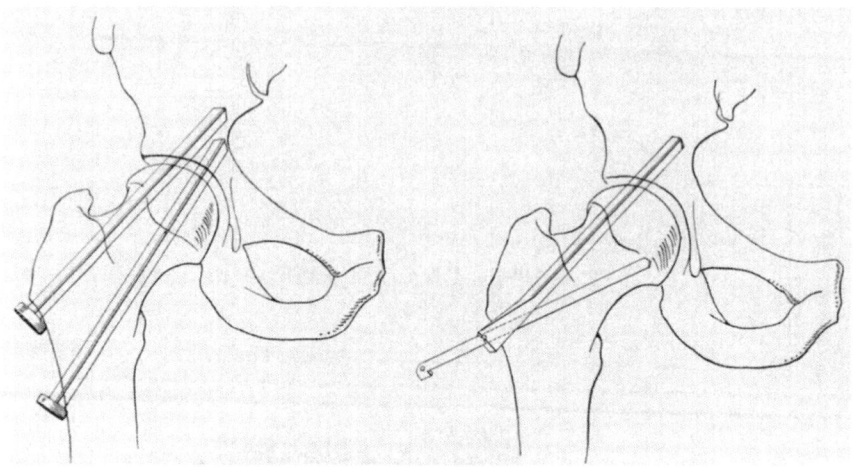

Abb. 5. Scheme der Doppelverriegelung mit zwei Nägeln und Verriegelungsarthrodese mit dem Witt'schen Doppelnagel (aus Lange M: Orthopädisch-chirurgische Operationslehre. Bergmann, München 1962, Abb. 710 und 711)

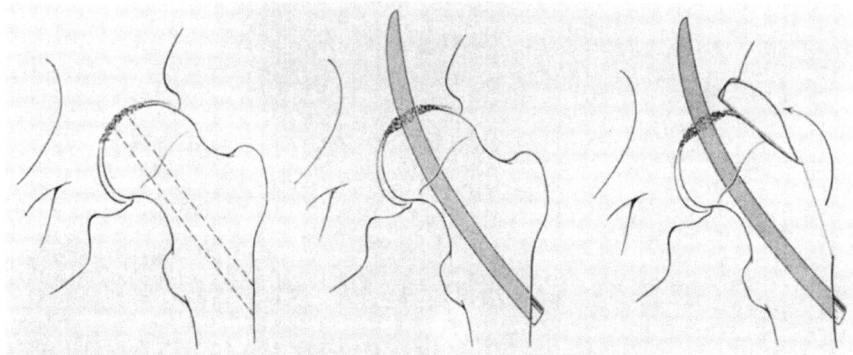

Abb. 6. Hüftarthrodese mit intraarticulärer Anfrischung nach Küntscher (aus Lange M: Orthopädisch-chirurgische Operationslehre. Bergmann, München 1962, Abb. 718–720)

großer gebogener Nagel zur Stabilisierung der Arthrodese implantiert, außerdem der abgemeißelte Trochanter major über den Gelenkspalt gelegt (s. Abb. 6).

Watson-Jones hatte beobachtet, daß die alleinige Nagelfixierung für eine zuverlässige Hüftarthrodese nicht ausreicht. Er entwickelte aus diesem Grund 1956 ein kombiniertes Operationsverfahren, das darin besteht, daß nach Entknorpelung von Pfanne und Kopf und Wiedereinstellung des Hüftkopfes in die Gelenkspfanne in leichter Beugung und bei genauer Adaptation der Beinlänge, das Einschlagen

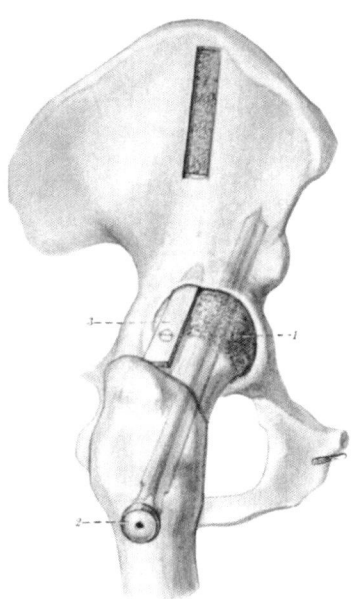

Abb. 7. Kombinierte Hüftarthrodese nach WATSON-JONES. 1. Entknorpelter Hüftkopf, 2 eingetriebener Dreilamellennagel, 3. Knochenspan (aus LANGE M: Orthopädisch-chirurgische Operationslehre. Bergmann, München 1962, Abb. 722)

eines Dreilamellennagels über einen KIRSCHNER-Richtungsdraht erfolgt; zusätzlich wird das Einsetzen eines dem Darmbein entnommenen Knochenspans vom Schenkelhals her in eine Nute im oberen Pfannendach mit nachfolgender Verschraubung des Knochenspans vorgenommen (Abb. 7).

Bereits 1926 hatten JOSTES und ABBOTT die Druck-Abspreizarthrodese entwickelt.

Das Prinzip dieses operativen Eingriffes ist es, daß nach temporärer Luxation des Hüftkopfes der Schenkelhals und der Hüftkopf zusammen mit der Gelenkkapsel reseziert werden. Die Gelenkpfanne wird entknorpelt und das Trochantermassiv angefrischt nach Anpassung an die Pfannenverhältnisse. Das coxale Femurende wird in starker Abduktion von etwa 50 Grad bei leichter Beugung in die Pfanne eingestellt. Der kräftige Muskelzug der Adduktoren soll die entknorpelten Knochenflächen am oberen Femurende und an der Pfanne fest aufeinanderdrücken, daher der Name Druck-Abspreizarthrodese.

Die erste Kompressions- bzw. Druckarthrodese des Hüftgelenkes geht auf AXER (1961) zurück, wobei dieses Verfahren 1968 von VIERNSTEIN und WEIGERT modifiziert und verbessert wurde. Das Prinzip dieses Operationsverfahrens ist es, nach Entknorpelung der Gelenkpartner einen an der Innenseite des Beckens fixierten Schraubenmechanismus transartikulär anzubringen und hierbei über eine Schraube, die distal des Trochanter major mit einer Lasche an der

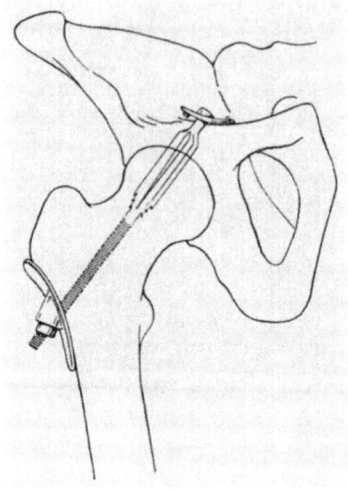

Abb. 8. Kompressionsathrodese nach AXER-VIERNSTEIN mit Gegenhalt an der Innenseite des kleinen Beckens (aus OTTE P: Die Arthrodese des Hüftgelenkes bei Koxarthrose. In: RÜTT A: Die Therapie der Koxarthrose. Thieme, Stuttgart, 1968)

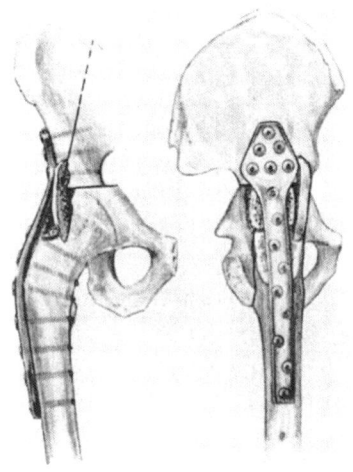

Abb. 9. Arthrodese mittels Kreuzplatte. Die Anwendung des Druckverfahrens macht eine transartikuläre Beckenosteotomie erforderlich (schematische Zeichnung nach M.E. MÜLLER, 1966)

Corticalis angebracht wird, einen intraartikulären Druck zu erzeugen (Abb. 8).

Eine Weiterentwicklung war die auf GERTSCH, SCHNEIDER und M.E. MÜLLER zurückgehende stabile Druckosteosynthese des Hüftgelenks mit der Kreuzplatte, worüber diese Autoren erstmalig 1966 berichteten.

Hier wird ohne Luxation des Schenkelkopfes durch eine Beckenosteotomie die Lateralisation des Darmbeins bzw. die Verschiebung von Kopf und Pfanne nach medial durchgeführt und anschließend werden die Fragmente nach dem AO-Prinzip unter Druck gesetzt

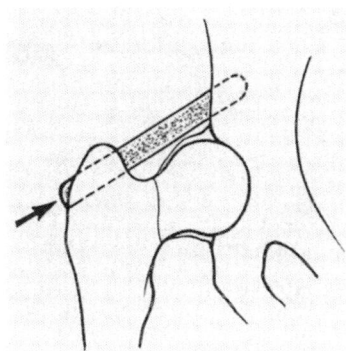

Abb. 10. Schema der iliofemoralen Arthrodese nach Albee und Kappis (aus Chapchal G: Orthopädische Chirurgie und Traumatologie der Hüfte. Enke, Stuttgart, 1965, Abb. IX–10 a)

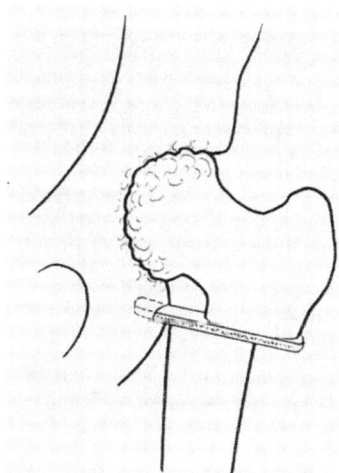

Abb. 11. Schema der ischio-femoralen Arthrodese nach Brittain (aus Chapchal G: Orthopädische Chirurgie und Traumatologie der Hüfte. Enke, Stuttgart, Abb. IX-14)

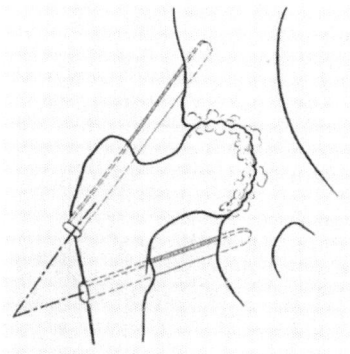

Abb. 12. Schema einer kombinierten ischio-femoralen Arthrodese (aus Chapchal G: Orthopädische Chirurgie und Traumatologie der Hüfte. Enke, Stuttgart, 1965, Abb. IX-16)

(Abb. 9). Bei dieser Technik braucht keinerlei Gipsfixation zu erfolgen, da eine übungsstabile Situation erreicht wird.

Betrachtet man die geschichtliche Entwicklung der Hüftgelenksarthrodese komplex, so muß natürlich auch auf die extraartikulären Verfahren eingegangen werden. Zu erwähnen wäre hier die extraartikuläre Arthrodese, die von ALBEE 1915 bei einer Coxitis durchgeführt wurde, wobei man neben der iliofemoralen (Abb. 10), der ischiofemoralen (Abb. 11) und der Kombination einer ilio- mit einer ischiofemoralen Arthrodese (Abb. 12) unterscheidet, die von verschiedenen Autoren angewendet wurden und die vor allen Dingen der Coxitis purulenta und der Coxitis tuberculosa vorbehalten waren.

Schlußfolgerung

Das modernste Verfahren der Hüftgelenksarthrodese ist nach wie vor die auf GERTSCH, SCHNEIDER und M.E. MÜLLER zurückgehende Kreuzplattenarthrodese, wobei allerdings gesagt werden muß, daß in Anbetracht der Entwicklung der Alloarthroplastik heute nur noch in vereinzelten Fällen ein derartig versteifendes Verfahren gerechtfertigt ist.

Wie von uns durchgeführte Untersuchungen an einem großen Krankengut der Orthopädischen Universitätsklinik Würzburg mit einer durchschnittlichen Arthrodesenzeit von 11,2 Jahren gezeigt haben, kommt es trotz empirisch gefundener sogenannter optimaler Arthrodesenstellung gesetzmäßig zu einer Degeneration der sogenannten periankylotischen Bewegungszentren, vor allen Dingen der Lendenwirbelsäule des homolateralen Kniegelenkes und des kontralateralen Hüftgelenkes, wobei in Abhängigkeit vom Zeitfaktor das Ergebnis der Hüftgelenksarthrodese gesamthaft in Frage gestellt wird und sich dann die Notwendigkeit ergibt, eine Remobilisationsoperation durchzuführen. Man kann also abschließend feststellen, daß heute lediglich bei entzündlichen intraartikulären Veränderungen die Indikation zur Hüftgelenksarthrodese gegeben ist, jedoch bei Erkrankungen des degenerativen Formenkreises, auch bei jungen Menschen, der endoprothetischen Versorgung der Vorzug zu geben wäre.

Literatur

Albee FH (1908) Arthritis deformans of the hip. Report of a new operation. J Amer med Ass 50:1553

Albee FH (1915) Bone-graft surgery. Verlag W. B. Saunders Co, Philadelphia

Albert E (1882) Einige Fälle von künstlicher Ankylosenbildung an paralytischen Gliedmaßen. Wien Med Presse 23

Axer A (1961) Compression arthrodesis of the hip joint (A preliminary report). J Bone Jt Surg 43A:492

Breitenfelder J (1976) Die Hüftgelenksarthrodese – eine klinische und experimentelle Studie zur Zweckankylose des Hüftgelenkes –. Verlag Herbert Lang, Bern; Peter Lang, Frankfurt/Main (Europäische Hochschulschriften, Reihe VII, Medizin, Band 16)

Chapchal G (1941) Die Arthrodese des Hüftgelenkes bei der Behandlung der schweren einseitigen Arthrosis deformans. Arch orthop Unfall-Chir 41:244–255

Daraignez BJE (1991) L'arthrodése. Thése, Bordeaux

Dollinger J (1891) Arthrodesen bei der Kinderlähmung. Zbl Chir 18 (36):689

Gertsch R (1966) Die Arthrodese des Hüftgelenkes mit Kreuzplatte und Beckenosteotomie. Helv Chir Acta 33:216–221

Jostes u. Abbott, zitiert bei Lange M (1962) Orthopädisch-chirurgische Operationslehre. Bergmann-Verlag, München

Küntscher G (1953) Die Technik der „geschlossenen" Hüftarthrodese. Chirurg 24:404–410

Lange M (1955) Die Arthrodesen. Wien Med Wschr 105:256–266

Müller ME (1966) Zwölf Hüfteingriffe. A O Bulletin, Beilagenheft Nr 1

Putti V (1929) L'arthrodesi extra o paraarticolari. Congr Soc Internat Chir, Varsovie, p 1097

Schneider R (1974) Arthrodesis of the hip with cobra-plate und pelvic osteotomy. 6th Int Symposium on topical problems in Orthopaedic Surgery. Luzern 24.–26. 1. 1974

Viernstein K, Weigert M (1968) Fortschritte in der Technik der Hüftarthrodese. Münch Med Wochenschr 110:829–937

Watson-Jones R, Robinson WC (1956) Arthrodesis of the osteo-arthritic hip joint. J Bone Jt Surg 38B:353–378

Witt AN (1956) Diskussionsbemerkung zur Problematik der Hüftversteifung. Langenbeck's Arch 284:708–709

2.3 Die Verankerung der Hüftendoprothese

B. Kummer

Entscheidend für die Zukunft einer Endoprothese wie jeden anderen Implantats im Knochen ist die Reaktion des knöchernen Lagers und diese wieder hängt von der örtlichen Beanspruchungsgröße ab.

Nachdem von J. Wolff (1892) und W. Roux (1895) mehr oder weniger begründet vermutet worden war, daß der An- oder Abbau von Knochengewebe durch den Betrag der lokalen Druck- (oder Zug-)beanspruchung gesteuert werde, gelang F. Pauwels (1960, 1973) der durch zahlreiche klinische Beobachtungen gestützte Nachweis, daß – innerhalb einer bestimmten „Toleranzbreite" (B. Kummer 1972) – an Orten höherer Normalspannungen (bzw. Deformationen) Knochen angelagert oder verdichtet und an Orten geringerer Normalspannungen dagegen abgebaut oder entmineralisiert wird. Es ist überdies verständlich, daß Knochenneubildung im Prothesenlager zu einem festen Einbau der Endoprothese, Knochenresorption demgegenüber zu einer Lockerung führen wird.

Für die Prognose betreffs des Schicksals einer Endoprothese ist deshalb eine genaue Analyse der Art und Verteilung der Kraftübertragung vom Implantat auf das knöcherne Lager und die daraus resultierende Spannungsverteilung von entscheidender Bedeutung.

Dieser allgemeine Zusammenhang gilt natürlich auch für die Situation am proximalen Femurende. Dabei darf allerdings nicht vergessen werden, daß sich die Beanspruchung des Knochens im intakten Femur von der Beanspruchung des knöchernen Lagers einer Endoprothese am gleichen Ort erheblich unterscheidet.

Beanspruchung des Femur im Bereich des intakten Hüftgelenks

Es ist das unbezweifelbare Verdienst von F. Pauwels (1935), mit den Mitteln der graphischen Statik (Culmann 1866) anschaulich gezeigt zu haben, daß der proximale Abschnitt des Femur (und das Hüftgelenk) durch die vektorielle Summe von Körpergewicht und Muskelkraft, die „Hüftgelenksresultierende", beansprucht wird. Für die folgenden Betrachtungen wird die Ableitung dieser Summenkraft als bekannt vorausgesetzt. Sie beträgt nach Pauwels bei Einbeinunterstützung des Körpers etwa das Zweieinhalb- bis Dreifache des zu tragenden Gewichts (Gesamtkörpergewicht abzüglich des Gewichtes des Stütz-

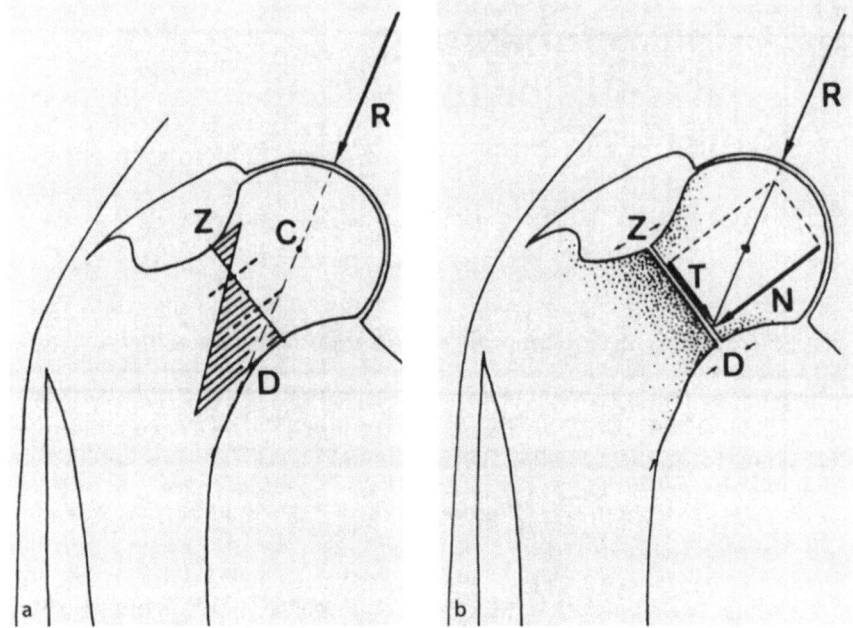

Abb. 1. Beanspruchung des normalen Femurhalses in der Standbeinphase beim Gehen. *a* Biegediagramm über den Halsquerschnitt. *b* Kräfte am quer durchtrennten Femurhals. Bedeutung der Buchstabenbezeichnungen: C Kopfzentrum (und Drehzentrum des Gelenks), D Druckspannungen, N Normalkraftkomponente von R, R Hüftgelenksresultierende, T Tangentialkraftkomponente von R, Z Zugspannungen. Weitere Erklärungen im Text

beines) und weicht um rund 17° nach lateral von der Vertikalen ab. Untersuchungen mit Meßendoprothesen (BERGMANN et al. 1993) haben diese Werte für den Einbeinstand und das Stützbein beim Gehen bis zu etwa 4 km/h grundsätzlich bestätigt. In den Abbildungen wird diese Gelenkresultierende durchgehend mit R bezeichnet.

Die Gleichgewichtsbedingungen am Kugelgelenk erfordern, daß die Wirklinie der Hüftgelenksresultierenden durch den Gelenkdrehpunkt (Punkt C im Zentrum des Femurkopfes) verläuft. Distalwärts weicht sie von der Schenkelhalsachse ab und bedingt deshalb Biegespannungen, die in Abb. 1a über einen Halsquerschnitt graphisch aufgetragen sind. Dabei entstehen an der medialen Seite des Schenkelhalses erhebliche Druckspannungen (D), an der lateralen Seite etwas weniger große Zugspannungen (Z).

Wird das Collum femoris auf diesem Niveau durchtrennt (Abb. 1b) so wirkt auf das proximale Fragment parallel zur Druchtrennungsebene eine Tangentialkraft T, die diesen Teil nach medial zu verschieben sucht. Außerdem besitzt die Resultierende R eine Normalkraftkomponente N, die beide Fragmente gegeneinanderpreßt.

Diese Situation ist die Grundlage unserer Analyse der Beanspruchung moderner Femurendoprothesen.

An dieser Vorstellung wurde noch in jüngster Zeit gelegentlich Kritik geübt (u. a. Möser u. Hein 1986, 1987 a, b, 1990), die sich allerdings leicht und überzeugend widerlegen läßt (Kummer 1993), insbesondere durch eine Analyse der Spongiosaarchitektur im coxalen Femurende, die ganz eindeutig eine Anpassung an ein für eine Biegebeanspruchung charakteristisches Trajektorienmuster darstellt (Meyer 1867, Culmann 1873).

Beanspruchung des knöchernen Lagers eines Implantats im proximalen Femur

Eine der frühesten in großer Zahl implantierten Hüftgelenkendoprothesen war der von den Brüdern Judet entwickelte Femurkopfersatz aus Plexiglas (Abb. 2). Diese Prothese wurde im Femurhals mit einem geraden Stiel gehalten. Der kugelförmige Kopf war zusammen mit dem Stiel in einem Stück gegossen und der Stiel durch einen axial eingegossenen kräftigen Metallstab verfestigt.

In den Jahren nach 1950 unterwarf Pauwels diese Prothese, die nach heutiger Terminologie als Hemiarthroplastik bezeichnet werden muß, einer biomechanischen Analyse (persönliche Mitteilungen und Aufzeichnungen aus dem Nachlaß). Abb. 2 a zeigt das Röntgenbild einer implantierten Judet-Prothese. Unmittelbar sichtbar ist nur der Metallstab im Prothesenstiel, die Konturen der eigentlichen, nicht schattengebenden Plexiglasprothese sind nachgezeichnet. In Abb. 2 b ist die Resultierende R in eine axiale Druckkomponente D und die zur Resektionsebene des Femurhalses parallele Querkomponente Q zerlegt. Ein Gleiten in Richtung Kraft Q wird in erster Linie durch einen Kragen am Plexiglaskopf verhindert. Grundsätzlich werden aber Femurhals und Prothesenstiel deutlich auf Biegung beansprucht, da die Wirklinie der Kraft R nach distal zunehmend von ihrer Achse abweicht.

Die durch diese Kipptendenz der Prothese vom Prothesenstiel auf sein knöchernes Lager übertragenen Druckkräfte sind in Abb. 2 c eingetragen. Das Diagramm zeigt proximal und distal am Stiel erhebliche Druckwerte. Dem entsprechen gelegentlich beobachtete Auslockerungsfiguren mit einem sanduhrförmigen Bett. Außerdem kam es infolge der Biegebeanspruchung auch zu Stielbrüchen. Diese Komplikationen waren aber selten. Verlassen wurde diese Prothese jedoch wegen des erheblichen Abriebs und grotesker Zerstörungen am weichen Plexiglaskopf.

In der Folgezeit wurden die Femurprothesen in der weit überwiegenden Mehrheit in der Markhöhle des Knochens verankert. Das erforderte einen längeren Prothesenstiel und dabei ergab sich die Frage, ob dieser Stiel mit einer Krümmung an die Form der Markhöhle

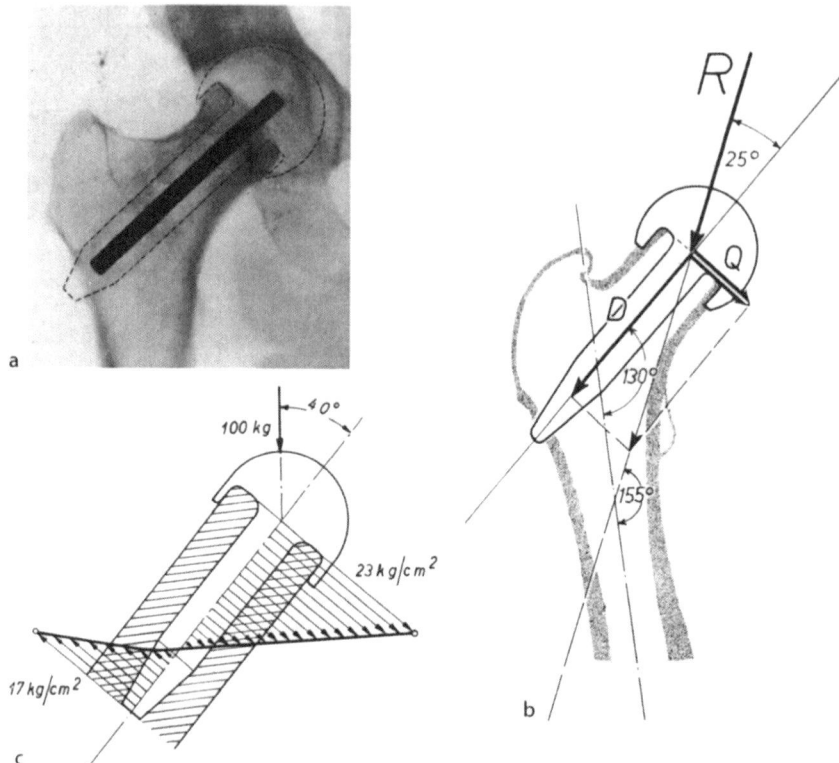

Abb. 2. Beanspruchung des knöchernen Lagers einer Judet-Endoprothese. *a* Röntgenbild einer Hüfte mit implantierter Judet-Plexiglasprothese. Die Kontur des strahlendurchlässigen Plexiglaskörpers ist nachgezeichnet. *b* Kräfteanalyse an der Prothese. Q Querkraftkomponente von R. Alle anderen Bezeichnungen wie in Abb. 1. *c* Diagramm der durch den belasteten Prothesenstiel im Knochen erzeugten (Druck-)Spannungen. Weitere Erklärung im Text. (Alle Bilder aus dem Nachlaß von Prof. Dr. F. Pauwels)

anzupassen sei oder ob auch ein gerader Stiel die mechanischen Bedingungen erfülle.

Wie schon am Beispiel der Judet-Prothese erkennbar wurde, geht es jetzt darum, daß die Krafteinleitung in den Knochen nicht mehr an der Gelenkfläche (Pfanne/Kopf) stattfindet, sondern an der Grenzfläche Implantat/Knochen. Die auf den Prothesenkopf einwirkende Kraft (Gelenkresultierende R) hat die Tendenz, die Prothese gegenüber dem Knochen zu bewegen. Diese Bewegung ist grundsätzlich eine Verschiebung nach distal. Die „Verankerung" besteht nun in der Verhinderung einer Relativbewegung zwischen dem Implantat und seiner knöchernen Hülse. Das kann primär am wirksamsten durch Einzementieren erreicht werden.

Nun muß von dieser „Primärverankerung" (oder Primärlagerung) eine „sekundäre" unterschieden werden, denn das Knochengewebe wird auf die lokalen Werte der übertragenen Kräfte in der oben beschriebenen Weise reagieren. Nur wenn diese Kraftgrößen innerhalb des bereits skizzierten Toleranzbereichs liegen, wird Knochengewebe erhalten oder gar durch Neubildung und erhöhte Mineralisation verstärkt, bei zu hoher Beanspruchung erfolgt Abbau wegen Überlastung und bei zu geringer Beanspruchung kommt es ebenfalls zu Osteolyse (Inaktivitätsatrophie, Roux 1895).

Da der Knochenzement bei vorschriftsmäßiger Applikation in alle kleinen Vertiefungen des Knochenköchers und vor allem auch in die Maschenräume der Spongiosa eindringt, kommt es hier zu einer innigen Verhakung und damit zu einer nahezu idealen primären Verankerung. Die Kraftübertragung auf den Knochen läßt sich wegen der überaus kompliziert gestalteten Grenzfläche theoretisch nicht mit genügender Genauigkeit berechnen, weshalb hier von einem Lösungsversuch abgesehen werden soll. Über die Gründe für die trotz dieser scheinbar idealen Primärverankerung dennoch immer wieder zu beobachtenden späteren Lockerung ist viel spekuliert worden, jedoch fehlt bis heute eine hieb- und stichfeste biomechanische Erklärung.

Bei zementierter Endoprothese ist auch die Grenzfläche zwischen dem Metallimplantat und dem Zement zu beachten. Allein wegen der unterschiedlichen Steifigkeit beider Materialien muß es bei der gegebenen Biegebeanspruchung hier zu Mikrobewegungen während der pulsierenden Belastung kommen. Bei zementloser Implantation regen diese Mikrobewegungen in genügend kleiner Größenordnung das lebende Knochengewebe zu Neubildung und festerem Umschließen der Prothese an, bei dem toten Zement führen sie aber auf die Dauer nur zu Zerrüttung und Verschleiß.

Es ist nicht auszuschließen, daß der Knochenzement einen „Kaltfluß" zeigt. Das in Abb. 3 gezeigte Beispiel legt diese Deutung nahe. In Abb. 3a ist die zementlose Lagerung einer „bananenförmigen" Femurprothese skizziert. Der Femurhals ist zum großen Teil reseziert, deshalb muß der Prothesenhals relativ lang gewählt werden, damit der Trochanterkomplex möglichst im natürlichen Abstand vom Gelenkdrehpunkt bleibt (Hebelarm der Hüftabduktoren!). Der Drehpunkt der Endoprothese (Kopfzentrum) soll am Ort des Zentrums des natürlichen Gelenks liegen und damit ergibt sich für die Gelenkresultierende die gleiche Richtung und Größe wie im natürlichen Hüftgelenk.

Im Kopfbereich der Prothese ist die Resultierende R wieder in die Normalkomponente N und die Tangentialkomponente T zerlegt (vergl. Abb. 1b). Wichtiger für die weitere Analyse ist aber der Umstand, daß die Wirklinie von R den Femurhalsstumpf gerade noch an seinem medialen Rand trifft. Bei der geringsten Steilstellung der Resultierenden, die wegen der Änderung der Kräfte während des Ge-

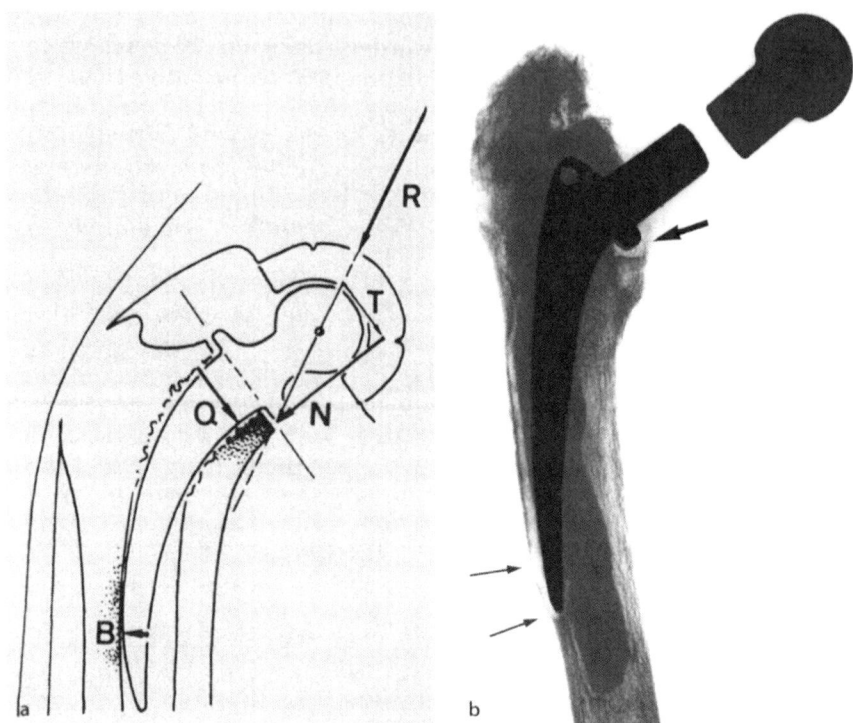

Abb. 3. Kippbeanspruchung einer Femurendoprothese. *a* Schematische Skizze mit
der Kräfteanalyse an einer auf Kippung beanspruchten (nicht zementierten) Femurendoprothese. B distales Widerlager am Ende des Prothesenstiels. Alle anderen
Bezeichnungen wie in Abb. 1. *b* Gekippte (zementierte) Femurendoprothese. Dicker
Pfeil: Eingesunkener Prothesenkragen und Lysesaum in der „Calcarregion". Dünnere
Pfeile: Penetration des Stielendes durch die laterale Diaphysenwand. Man beachte
die unveränderte Lage des Zementköchers in der Markhöhle. Ausführliche Diskussion im Text

hens häufig eintreten wird, kann die gesamte Endoprothese physika-
lisch als ein zweiarmiger Heben angesehen werden. Auflagepunkt ist
der mediale Femurhalsrand, am Prothesenkopf greift die Kraft R an,
die den Prothesenkopf und -hals nach medial kippt, während das distale Ende des Prothesenstiels nach lateral ausweichen muß, bis es an
der Lateralwand der Markhöhle Widerstand findet. Dabei beansprucht die Querkraft Q den Medialrand des Collumstumpfes und B
ist die (wegen des längeren Hebelarms kleinere) Auflagekraft am
Stielende. Da einerseits die Querkraft Q recht groß, andererseits die
Auflagefläche für das Stielende ziemlich klein ist, können an beiden
Orten erhebliche Normalspannungen auftreten.

Das in Abb. 3b wiedergegebene Präparat unterlag in vivo ganz offenbar den soeben geschilderten mechanischen Bedingungen. Am
medio-proximalen Auflager hat infolge hoher Normalspannungen of-

fensichtlich eine Knochenresorption stattgefunden und die Prothese ist dort eingesunken (dicker Pfeil). Auch am Ende des Prothesenstiels wurde Knochengewebe der lateralen Diaphysenwand resorbiert, an der Außenwand (wenig) Knochen angebaut, so daß der Prothesenstiel im Begriff ist, die Kompakta langsam zu penetrieren (dünnere Pfeile). Bemerkenswert ist allerdings, daß es sich hier um eine zementierte Endoprothese handelt. Die Indizien sprechen zudem dafür, daß der Prothesenstiel ursprünglich innerhalb des Zementmantels lag, denn die Art des Eindringens in die Diaphysenkompakta ist ohne eine Relativbewegung zwischen Prothese und Zement (der seine Lage in der Markhöhle nicht verändert hat) sonst nicht erklärbar.

Im Vergleich zu diesen Betrachtungen läßt sich die Kraftübertragung im femoralen Lager einer nicht zementierten Endoprothese leichter und genauer analysieren. Unabdingbare Voraussetzung dafür ist allerdings die Kenntnis von Lage und Ausdehnung der Kontaktflächen im Prothesenlager. Dies im Einzelfall mit hinreichender Genauigkeit zu bestimmen, macht in der Praxis wohl die größte Schwierigkeit.

Die verschiedenen denkbaren Möglichkeiten können aber im Computermodell ohne weiteres durchgespielt werden und daraus lassen sich bereits wichtige Erkenntnisse gewinnen.

Das entscheidende Problem wurde eingangs schon erwähnt. Es besteht darin, daß auf eine zementlos implantierte Femurprothese eine Druckkraft einwirkt, die sie gegenüber dem umgebenden Knochen nach distal zu verschieben und eventuell auch zu kippen sucht. Eine feste primäre Lagerung („Verankerung") kommt nur dann zustande, wenn diese Distalverschiebung (Intrusion) verhindert wird. Eine etwaige Kipptendenz findet ohnehin an der Diaphysenwand ihren Widerstand.

Zunächst ist festzustellen, daß bei den heute bevorzugten Prothesentypen und bei der allgemein praktizierten leicht valgischen Implantation die Wirklinie der Hüftgelenksresultierenden mehr oder weniger deutlich in die Resektionsfläche des Femurhalses fällt, allenfalls berührt sie die mediale Halskortikalis. Damit ist ein Kippmoment auszuschließen, es bleibt aber eine exzentrische und Biegebeanspruchung.

Wichtigste Aufgabe ist die Verhinderung der Intrusion. Naheliegend und auch frühzeitig angewendet ist die Konstruktion eines Prothesen„kragens", der sich auf die Resektionsfläche des Femurhalses aufstützt und damit ein Einsinken der Prothese in die Markhöhle bremst. Bald wurde auch erkannt, daß die belastende Kraft medial von der Prothesenachse verläuft und somit wurde der Kragen auf den medialen Sektor reduziert oder nur hier breiter ausgeführt. Die Auflage sollte sich damit auf den „Calcarbereich" (eine aus der Sicht des Anatomen unglückliche Bezeichnung für diesen Ort) konzentrieren. Die Situation entspricht dann dem in Abb. 4 wiedergegebenen Modell.

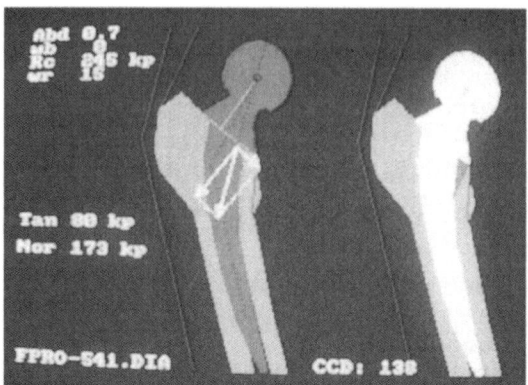

Abb. 4. Beanspruchung des Femurhalses durch den Kragen einer zementfrei implantierten Endoprothese. Linke Figur: Kräfteparallelogramm am medialen Kragenaufsitz. Rechte Figur: Spannungsdiagramm am medialen Kragenaufsitz. Die Abkürzungen bedeuten: Abd: Kräfteanteil der eigentlichen Hüftabduktoren an der Balance des
Beckens (in diesem Fall werden die fehlenden 30% von den Spannern des Tactus
iliotibialis erbracht); CCD: Collodiaphysenwinkel; Nor: Normalkomponente der
Hüftgelenksresultierenden; Rc: Hüftgelenksresultierende; wb: Kippwinkel des Beckens in der Frontalebene (hier: Horizontalstellung); wr: Winkelneigung der Resultierenden (Rc) gegen die Vertikale; Tan: Tangentialkomponente der Hüftgelenksresultierenden

Die weitere Verlaufsbeobachtung ließ in Röntgenbildern bei entsprechend implantierten Prothesen erwartungsgemäß eine deutliche
Dichtezunahme des Knochens an diesem Auflageort erkennen. In vielen Fällen folgte jedoch später gerade hier eine Knochenresorption,
die allerdings nicht immer zu einem Einsinken oder einer Lockerung
der Prothese führte.

Grundsätzlich ist diese Ausdünnung des Knochens als Hinweis auf
eine zu hohe lokale Beanspruchung zu werten. Wenn aber – was
nicht selten beobachtet wird – dennoch der feste Sitz der Prothese
erhalten bleibt, dann muß eine Verankerung an anderem Ort stattgefunden haben.

Ähnlich liegen die Verhältnisse, wenn sich der Prothesenstiel in
der Markhöhle verklemmt ehe es zu einem festen Aufsitzen des Kragens kommt. Auch in diesem Fall kann die Röntgendichte am „Cal-
car" im Laufe der Zeit abnehmen. Das wurde vielfach als eine Reaktion auf zu geringe Beanspruchung an dieser Stelle gedeutet („stress
shielding"). Ob die Prothese nun auf die Dauer einen festen Halt findet, hängt von der Topographie und Ausdehnung der Kontaktflächen
zwischen Prothesenstiel und Knochen ab.

Diese Betrachtung leitet zu einer Analyse der kragenlosen Endoprothesen über.

Bei weitaus den meisten Femurprothesen ist der Stiel proximal
(am Prothesenhals) dicker und verjüngt sich zum distalen Ende. Er

besitzt damit prinzipiell die Gestalt eines Konus oder Keils. Wenn die Markhöhle nicht zu weit ausgefräst wird, verhindert allein diese Form letztendlich ein tieferes Einsinken der Prothese. Ein Kragen ist dann nicht mehr unbedingt notwendig, er kann aber gelegentlich als „Notbremse" dienen.

Der feste Sitz einer kragenlosen Prothese beruht allein auf dieser Keilform. Dabei ist allerdings zu berücksichtigen, daß der vom Prothesenstiel auf die Diaphysenwand übertragene Druck bei gleicher Eingangslast (Gelenkresultierende R) vom Öffnungswinkel des Keils (oder Konus) abhängt. Je kleiner der Winkel, desto größer ist der Druck. Das kann jedoch durch eine entsprechend große Ausdehnung der Kontaktfläche kompensiert werden.

Bei den meisten Modellen ist der proximale, auf den Prothesenhals folgende Abschnitt des Stiels besonders breit. Der Öffnungswinkel des Keils (oder Konus) ist daher deutlich größer als weiter distal. Wenn die Markhöhle den distalen Stiel nicht zu eng umschließt, hat das zur Folge, daß dieser proximale Abschnitt das Einsinken der Prothese begrenzt und daß hier die wesentliche Kraftübertragung stattfindet. Ferner fallen die Kräfte umso moderater aus, je weiter der Öffnungswinkel ist. Damit ist die Chance gegeben, daß die auftretende Normalspannungen in einer Größenordnung liegen, die eine Knochenbildung und -verdichtung begünstigt.

Das bedeutet eine im wesentlichen proximale Verankerung. Inwieweit der distale Abschnitt des Prothesenstiels an der Kraftübertragung beteiligt ist, hängt davon ab, wie stark sich sein Durchmesser vom Durchmesser der Markhöhle unterscheidet. Ist der Stiel fest eingeklemmt, dann entstehen hier hohe Spannungen. Gleichzeitig wird das proximale Knochenlager entlastet und da sich die beanspruchende Kraft, die Gelenkresultierende, nach distal immer weiter von der Achse des Prothesenstiels entfernt, resultiert ein erhebliches Biegemoment, das leicht einen Stielbruch verursachen kann. Die gängige Taktik besteht deshalb darin, das knöcherne Prothesenlager so vorzubereiten, daß auf jeden Fall der proximale Teil des Prothesenstiels einen festen Halt findet, während dem distalen Teil mehr oder weniger Spielraum gegeben wird. Ihn jedoch völlig von der Lastübertragung freizustellen, erscheint allerdings fragwürdig, da sich dann die Frage nach seiner Existenzberechtigung stellt.

In Abb. 5 ist beispielhaft eine Prothese mit vornehmlich proximaler Abstützung dargestellt. Auf der linken Seite sind Lagen und Größen der Auflagerkräfte wiedergegeben, rechts sind die Spannungsdiagramme an den Auflagern eingezeichnet. Auch hier resultiert wieder eine recht hohe Auflagerspannung im „Calcarbereich" während entlang der lateralen Diaphysenwand (bei idealer Einpassung!) das Spannungsdiagramm so niedrig ausfällt, daß es in diesem Maßstab kaum erkennbar ist.

Gerade das letzte Beispiel zeigt, daß diese Berechnungen nur dann zutreffen, wenn vorausgesetzt wird, daß ein gleichmäßiger und enger

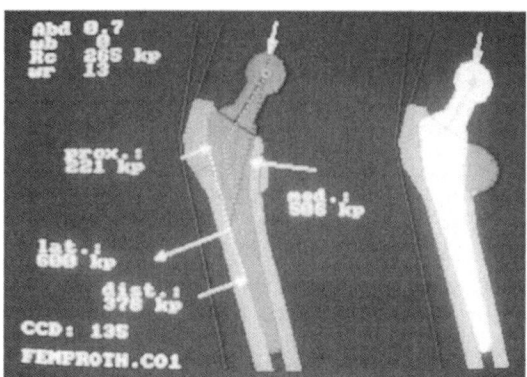

Abb. 5. Beanspruchung des knöchernen Lagers im Femur durch eine kragenlose, zement frei implantierte Endoprothese. Linke Figur: Kräfte an den Auflagern (Keilwirkung!). Die Pfeile geben die Kraftgrößen an den Übertragungsorten an. Rechte Figur: Spannungsdiagramme an den Kraftübertragungsorten. Erhebliche Spannungsgrößen am medial-proximalen Auflager, dagegen kaum erkennbares Diagramm entlang der ausgedehnten lateralen Kontaktfläche. Die Abkürzungen bedeuten: med: Auflagewiderstand medial-proximal; lat: Gesamtkraft auf das laterale Auflager; dist: Auflagewiderstand am distalen Ende der lateralen Auflagefläche; prox: Auflagewiderstand am proximalen Ende der lateralen Auflagefläche. Alle anderen Bezeichnungen wie in Abb. 4

Kontakt zwischen Prothese und knöchernen Lager hergestellt wurde. Das wird in der Praxis nicht immer auf Anhieb zu erreichen sein. Doch dann kann eine Annäherung an die ideale Situation in vielen Fällen durch die funktionelle Anpassung des Knochens letztendlich doch noch zustandekommen, vor allem durch Knochenabbau an den Orten besonders hoher Spannungsspitzen.

BERGMANN et al. (1993) betonen die gefährliche Wirkung der an der Prothese angreifenden Rotationskräfte, die für viele Prothesenlockerungen verantwortlich sein sollen. Die meisten der heute gebräuchlichen Modelle erreichen eine beträchtliche Rotationsstabilität durch eine dorso-ventrale Abplattung, besonders im unmittelbar auf den Prothesenhals folgenden Abschnitt, weniger häufig sind Längsrippen auf einem runden Prothesenstiel. Gelegentlich vertraut man auch einer frühzeitigen engen Verbindung des Knochens mit der Prothesenoberfläche, sei es durch eine aufgerauhte Titanoberfläche oder eine Beschichtung mit Hydroxylapatit. Die Kombination mehrerer dieser Prinzipien miteinander macht die Menge der realisierten Möglichkeiten fast unübersehbar.

Literatur

Bergman G, Graichen F, Rohlmann A (1993) Hip joint loading during walking and running, measured in two patients. J Biomech 26:965–990

Culmann K (1866, 1973) Die graphische Statik, Bd I, Zürich. 1. Aufl 1966, 2. Aufl 1973

Kummer B (1993) Is the Pauwels's theory of hip biomechanics still valid? A critical analysis, based on modern methods. Ann Anat 175:203–210

Kummer B (1972) Biomechanics of bone: Mechanical properties, functional structure, functional adaptation. In: Fung YC, Perrone N, Anliker M (ed) Biomechanics, its foundation and objectives 237–271

Meyer H v (1867) Die Architektur der Spongiosa. Reichert u Du Bois-Reymonds Archiv 1867:615–628

Möser M, Hein W (1986) Bestimmung der Hüftkraftrichtung aus Bruchflächen von Hüftgelenksendoprothesen. Beitr Orthop Taumatol 33:286–295

Möser M, Hein W (1987 a) Kräfte an der Hüfte. – Das Untergurtmodell, Teil I: Kritik am Pauwels Modell. Der Zweibeinstand. Beitr Orthop Traumatol 34:83–92

Möser M, Hein W (1987 b) Kräfte an der Hüfte. – Das Untergurtmodell, Teil II: Der Einbeinstand: das Turmkranprinzip. Beitr Orthop Traumatol 34:179–189

Möser M, Hein W (1990) Der Knochen als Druckstab in einem Seilspannwerk, dargestellt am Beispiel der Hüfte und der Schulter. Sympos Wolff's law. Berlin 4.–7. 4. 1990, Abstr 14–15

Pauwels F (1935) Der Schenkelhalsbruch, ein mechanisches Problem. Enke, Stuttgart (auch in Pauwels 1965, Beitr 1, S 1 ff)

Pauwels F (1960) Eine neue Theorie über den Einfluß mechanischer Reize auf die Differenzierung der Stützgewebe. Z Anat Entwickl Gesch 121:478–515 (auch in Pauwels 1965, Beitr 14, S 480 ff)

Pauwels F (1965) Gesammelte Abhandlungen zur funktionellen Anatomie des Bewegungsapparates. Springer, Berlin

Pauwels F (1973) Atlas zur Biomechanik der gesunden und kranken Hüfte. Springer, Berlin

Roux W (1895) Gesammelte Abhandlungen über Entwicklungsmechanik der Organismen. I. Funktionelle Anpassung. Engelmann, Leipzig

Wolff J (1892) Das Gesetz der Transformation der Knochen. Hirschwald, Berlin

2.4 Die Entwicklung der unikondylären Schlittenprothese*

S. Grüner

Die Anfänge der Knieendoprothetik gehen auf den Berliner Chirurgen Themistockles Gluck zurück, der 1890 zuerst bei einer Gonitis tuberculosa eine Scharnierprothese aus Elfenbein implantierte. Das Modell wurde mit Nickelschrauben und Kolophonium, einem Harzgemisch fixiert [4]. Wenige weitere Implantationen folgten, diese Versuche schlugen oft fehl. Erst in den fünfziger Jahren setzte sich die Entwicklung der Scharnierprothesen unter anderem mit den Modellen Walldius I (1951) und II (1958) [16, 17] sowie Shiers (1954) [14] fort. Als Material wurde zuerst Acryl, dann Stahl, später Vitallium verwandt. In den vierziger und fünfziger Jahren erschienen eine Reihe von Implantaten für den isolierten uni- oder bikondylären femoralen Ersatz, so die Modelle von Campbell 1940, Mac Ausland 1941, Smith-Petersen 1942, Aufranc-Jones 1953 sowie Platt und Peppler 1955 [4]. Im gleichen Zeitraum erschienen analog Modelle für den isolierten uni- oder bikondylären tibialen Ersatz, so Marquart 1951, Mc Keever 1952 (Abb. 1) und Mac Intosh 1955 (1956).

Bei diesen Typen zeigten sich bereits Grundprinzipien der tibialen Konstruktion, und zwar neben der Metallausführung der knochenseitige Aufbau entweder mit Fixierungselementen beim Typ Mc Keever oder als flache Halbscheibe beim Typ Mac Intosh [24].

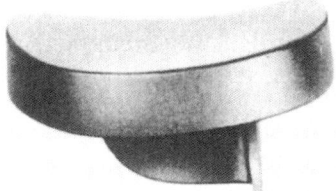

Abb. 1

---

* Meinem ehemaligen Chef Herrn Dr. R. Ferdini zum Eintritt in den Ruhestand gewidmet

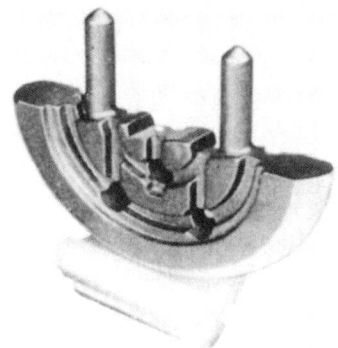

Abb. 2

Entwicklung der unikondylären Schlittenprothesen in den siebziger Jahren

Das Grundprinzip der heutigen unikondylären Schlittenendoprothese – der unikondyläre Ersatz femoral und tibial mit Einzelimplantaten in Kombination – wurde erstmalig in Charnleys Labor durch FRANK GUNSTON 1968 realisiert und dann implantiert (Abb. 2) [7].

Dieses Modell fand unter dem Namen Polycentric (Fa. Howmedica) in den folgenden Jahren Verbreitung, und wurde sowohl unikondylär als auch bikondylär implantiert. Das Grundprinzip des femoralen Oberflächenersatz im Form des Schlittens war noch rudimentär ausgebildet, es handelte sich vielmehr um eine parallel zur Gelenkachse implantierte Halbscheibe. Eine tibiale Gleitfläche war bereits vorhanden. Das Modell eignete sich sowohl für das mediale und das laterale Kompartment als auch sowohl für das rechte und das linke Kniegelenk. 1968 und 1969 erschienen dann die ersten echten Schlittenprothesen in Form des unikondylären Geomedic-Modelles von Coventry, FINERMAN et al. (Fa. Howmedica) und des sehr verbreiteten ersten St. Georg-Modelles von BUCHHOLZ aus der Endo-Klinik in Hamburg (Fa. W. Link) [12]. Diese Typen zeigten die charakteristische Schlittenkufenform, letztgenannte wurde im angloamerikanischen Sprachraum sledge prosthesis benannt, vermutlich hat sich daher in Übersetzung der Begriff Schlittenprothese eingebürgert. Die femoralen Designs und die tibiale Formgebung beim Geomedic waren wie beim Polycentric seiten- und kompartmentgleich. Tibial erschien beim Georg-Schlitten neben der ebenfalls seiten- und kompartmentgleichen Version parallel auch eine seiten- und kompartmentgetrennte Version. Zur besseren individuellen Anpassung existierten femoral bereits zwei Größen und tibial bereits drei verschiedene Höhen. Das anfänglich wichtigste Parallelmodell wurde 1972 von LEONARD MARMOR als Typ Mod oder Modular eingeführt (Abb. 3, Fa. S & N) [27].

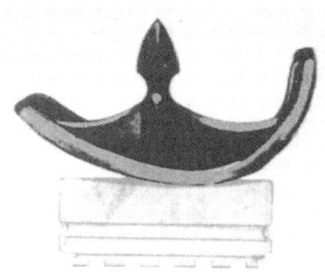

Abb. 3

Hier zeigten sich tibial knochenseitig keine weiteren Fixierungselemente in Form von Zapfen oder Stegen, vielmehr wurde das Modell mit einer Art strukturierten Unterseite versehen. Es war über 20 Jahre bis 1993 in dieser seiten- und kompartmentgleiche Ausführung erhältlich. Die individuelle Anpassungsmöglichkeiten waren durch sechs Gleitflächenhöhen und verschiedene Größen noch weiter differenziert. Von der Herstellerfirma wurde zwei Jahre später eine ebenfalls bis Anfang dieses Jahrzehnts sehr verbreitete metal-backed-Version von BLAZINA herausgebracht, mit ebenfalls der tibialseitig strukturierten Oberfläche und modifizierter Femurkomponente. Dieses Modell trug den Namen Mod II (Fa. S & N). In den siebziger Jahren erschienen dann noch eine Reihe weiterer Modelle wie Savastano (Fa. Howmedica 1972), Lotus (Fa. Howemedica 1975), die ersten Brigham-Modelle (Fa. Johnson & Johnson 1974, 1975, 1977), St. Georg II (Fa. W. Link 1976), Tönnis (Fa. W. Link 1977) [6, 13 24, 25, 28].

Entwicklung der unikondylären Schlittenprothesen in den achtziger Jahren

Bedingt unter anderem durch zum Teil unbefriedigende mittelfristige Resultate vor allem hinsichtlich der tibialen Lockerungen und der Abriebproblematik wurden ab Anfang der achtziger Jahre alternative Wege eingeschlagen. FREEMAN versuchte beim Modell ICLH uni (Fa. Protek) ab 1980 [3, 26], die Nutzung der flex-lock-Dübel – in seinen und den von LASKIN erstellten bikondylären Modellen erfolgreich verwandt – zu übertragen (Abb. 4).

Das Modell fand – auch durch eine damals herrschende allgemeine negative Einstellung gegenüber unikondylären Typen – und durch eine zu hohe Lockerungsrate keine große Verbreitung, und wurde 1985 eingestellt. Aus verschiedenen Ländern erschienen dann eine Reihe weiterer Modelle, so aus Deutschland die Typen Tübingen (Fa. Aesculap 1983), Tönnis II (Fa. W. Link 1983) und Endo (Fa. W. Link 1984), Wessinghage (Fa. Allo Pro 1987), Böhler (Fa. Allo Pro 1988),

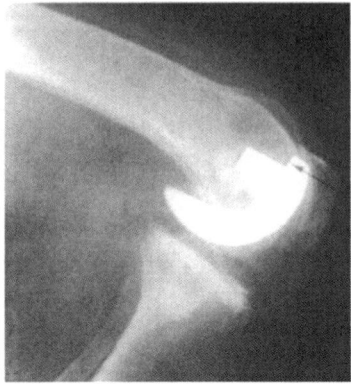

Abb. 4

aus den USA die Modelle Natural unicondylar (Fa. Allo Pro 1983)
und Miller-Galante unicondylar (Fa. Zimmer 1988), und aus Frankreich nach dem Modell Lotus die Typen Hermes (Fa. Caraver 1986)
und HLS uni (Fa. Endotec 1988) [18, 19, 21, 28–31].

Zementfreie Modelle und Typen mit mobilen Meniskus

Größere Verbreitung und einen zehnjährigen Vertrieb fand das erste
gängige zementfreie Modell, der schwedische Typ PCA von LIND-
STRAND und STENSTRÖM (Fa. Howmedica) ab 1983 [8]. Nach anfänglich kurz- und mittelfristig guten Ergebnissen zeigte sich auch hier
bei längeren Beobachtungszeiträumen ein deutlicher Anstieg der
Lockerungen. Seitdem fristet das zementfreie – und auch das Hybrid-
Verankerungsprinzip hierbei im Gegensatz zu den bikondylären Modellen eher ein Schattendasein. Nachfolgemodelle sind eher selten-
und werden meist als Hybride angeboten. Bewährt haben sich dagegen die Modelle mit gleitenden Meniskallager, wie das Modell Oxford

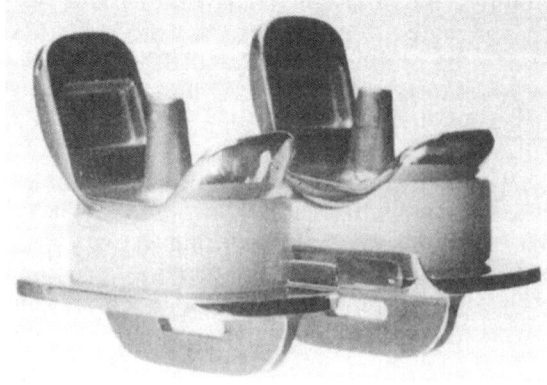

Abb. 5

(Abb. 5) von GOODFELLOW und O'CONNOR (Fa. Biomet) seit 1976, und das Modell LCS (Fa. De Puy) von BUECHEL und PAPPAS seit 1977 [19, 21].

Beide Modelle sind mittlerweile in einer zweiten Generation erschienen, und wurden auch schon „geklont". Während das Modell Oxford für das Meniskallager keine Führung vorsieht, gleitet das LCS-Lager in einer Führungsschiene.

Modellreihen

Eine Anzahl von Modellen erschienen in einer Reihe von Parallelausführungen und Weiterentwicklungen. Ein Beispiel hierfür ist die Mod- oder Modularserie der Fa. S & N. Das erste Modell von MARMOR erschien – wie erwähnt – 1972 als non-metal-backed Typ mit femoral eine durchgänge Kufe mit Zapfen und tibial einer strukturierten Oberfläche. 1974 wurden drei Typen des Mod II herausgebracht, welche sich tibial unterschieden. Die femorale Komponente wurde nur relativ gering verändert, ein zentraler Steg wurde ventral mit einem oder dorsal mit zwei kleineren Lippen kombiniert. Tibial existierten zwei Typen in non-metal-backed-Ausführung mit zentralen oder mit kondylennahem Stem sowie eine metal-backed-Version. 1989 erschien dann das Mod III mit wieder einer Mod-I-ähnlichen Anordnung femoral mit durchgängiger Kufe mit Zapfen und tibial einer strukturierten Oberfläche, jedoch dies metal-backed [5, 9, 10, 11].

Ein weiteres Beispiel ergab sich bei der Fa. W. Link: Das Modell St. Georg existierte ab 1969 tibial in zwei Ausführungen, u. z. non-metalbacked mit einer rechteckigen Lauffläche und knochenseitig mit einem zentralen Block sowie mit einer Version mit Halbkreisformen und kondylennaher Verankerung in Form eines großen schräg verlaufenden Steges. Die femorale Komponente fixierte mit zwei Zapfen. Bei unveränderter Form wurde tibial 1976 eine Generation II eingeführt. Die Blockform verschwand, kondylennah wurde ein kleinerer trapezförmiger Steg eingeführt. 1984 erschien dann das Nachfolgemodell Endo: Femoral wurden die Zapfen etwas modifiziert, die Grundanordnung mit zwei Zapfen verblieb. Tibial wurde das Modell St. Georg II in der Form nachgeahmt, der Unterschied bestand in der Ausführung als metal-backed-Form [2, 15, 28].

Ausblick

Mittlerweile sind und waren im deutschsprachigen Raum über 60 Modelle erschienen. In der neueren Entwicklung lassen sich drei unterschiedliche Richtungen unterscheiden. Zum einen existiert die Tendenz zur minimaleren Eröffnung des Kniegelenkes, wie beim Typ Reppicci II (Fa. Biomet), dem momentanen Marktführer [20]. Zum zweiten werden immer differenziertere Instrumentarien mit extra- oder intramedullärer Führung zur Verfügung gestellt. Während anfangs keine oder nur einfache Schablonen verwandt wurden, folgen hier die unikondylären Modelle dem Weg der bikondylären Schlittenprothesen. Zum dritten – basierend auf den gewonnenen Erkenntnissen, da die Resultate der metal-backed-Typen ähnlich sind – werden immer mehr non-metal-backed-Modelle angeboten. Vielleicht spielt hier auch die Deckelung durch Fallpauschalen und die stetig aktueller werdende Frage des Einkaufspreises eine Rolle. Basierend auf mittlerweile publizierte langfristige Verläufe mit Zehn-Jahres-Überlebensraten von 85–90%, und damit im Schnitt nur ca. 5% schlechter als die Raten der bikondylären Modelle – ergibt sich eine gewisse Renaissance der unikondylären Knieendoprothetik.

Literatur

1. Bläsius K (1995) Endoprothesen-Atlas Knie. Thieme, Stuttgart New York
2. Engelbrecht E (1974) Erfahrungen mit den Knie-Endoprothesen, Modell „St. Georg". Zentralblatt Chirurgie 99(6):171–178
3. Freeman MAR (1980) Arthritis of the Knee. Springer, New York
4. Grüner S, Fuchs S (1995) Die Endoprothetik am Knie – ein Abriß der 100-jährigen Geschichte. Nachrichtenblatt der Deutschen Gesellschaft für Geschichte und Medizin, Naturwissenschaft und Technik (45, 2):107
5. Grüner S, Gierse H, Maaz B (1993) The Marmor I/II sledge prosthesis – results, complications, survival rate, and subjective evaluation. Orthopaedics – International Edition 3:249–252
6. Hernigou P, Goutallier D (1988) Guepar unicomparmental Lotus prosthesis for single – compartment femorotibial arthrosis. Clinical orthopaedics and related Research (230):186–195
7. Jones WT et al (1981) Unicompartmental knee arthroplasty using polycentric and geometric hemicomponents. Journal of Bone and Joint Surgery A-63 (6):946–954
8. Lindstrand A, Stenstrom A, Egund N (1988) The PCA unicompartmental knee. Acta Orthopaedica Scandinavia 59:695–700
9. Marmor L (1982) The Marmor knee replacement. Orthopaedic Clinics of North America 13 (1):55–64
10. Marmor L (1979) Marmor modular knee in unicompartmental disease. Journal of Bone and Joint Surgery A-61 (3):347–353
11. Marmor L (1973) The modular knee. Clinical Orthopaedics and related Research 94:242–248
12. Röttger J, Heinert K (1984) Die Knieendoprothesensysteme St. Georg (Schlitten- und Scharnierprinzip). Zeitschrift für Orthopädie 122:818–824
13. Savastano AA (1980) Unicondylar knee replacement. In: Savastano AA (ed) Total knee replacement. Appleton Century Crofts, New York
14. Shiers LGP (1960) Arthroplasty of the knee. Journal of Bone and Joint Surgery (42-B) 31
15. Störig F, Fohler N (1975) Erfahrungen mit der Schlittenendoprothese „St. Georg". Zeitschrift für Orthopädie 113 (4):530–531
16. Walldius B (1960) Arthroplasty of the knee using an endoprosthesis. Acta Orthopaedica Scandinavica 30:137
17. Walldius B (1968) Prosthestic reeplacement of the knee joint. Journal of Bone and Joint Surgery 50-B:221

18. Werkinformation Fa. Aesculap
19. Werkinformation Fa. Allo Pro
20. Werkinformation Fa. Biomet
21. Werkinformation Fa. Ceraver
22. Werkinformation Fa. De Puy
23. Werkinformation Fa. Endotec
24. Werkinformation Fa. Howmedica
25. Werkinformation Fa. Johnson & Johnson
26. Werkinformation Fa. Protek
27. Werkinformation Fa. Smith & Nephew
28. Werkinformation Fa. Waldemar Link
29. Werkinformation Fa. Fa. Zimmer
30. Wessinghage D (1990) Der Gelenkflächen-Teilersatz des Kniegelenkes durch eine verbesserte Schlittenprothese nach Wessinghage. I. Teil. Aktuelle Rheumatologie 15:190–194
31. Wessinghage D (1991) Der Gelenkflächen-Teilersatz des Kniegelenkes durch eine verbesserte Schlittenprothese nach Wessinghage. II. Teil. Aktuelle Rheumatologie 16:73–77

3 WIRBELSÄULE

3.1 Die Geschichte der Spondylitis

E. SCHMITT

Die lange und abwechslungsreiche Historie dieser Erkrankung und ihrer Therapie stellt ein spannendes Kapitel in der Geschichte der Medizin dar und reicht weit in die Antike zurück. An einem Skelett, das aus dem Jahr 2600 v. Chr. stammt und in Dakha am Nil gefunden wurde, sind eindeutige Befunde einer durchgemachten Spondylitis zu erkennen. SMITH und RUFFER entdeckten ein weiteres Skelett aus der 21. Dynastie (1000 v. Chr.) eines Amons-Priesters mit einem Gibbus und Zeichen eines Psoas-Abszesses. Statuetten mit charakteristischen Merkmalen einer durchgemachten Spondylitis aus der Jung-Steinzeit wurden schließlich in Europa ausgegraben.

Die erste Beschreibung dieser Erkrankung stammt von Hippokrates (460 v. Chr.). In dem Buch De Articulis bezeichnet er sie als „Verzerrung, daß ein Höcker entsteht, dessen Heilung unmöglich ist". Er berichtet weiter, daß bei einem Auftreten oberhalb des Ansatzes des Zwerchfelles die Prognose schlecht sei, unterhalb des Zwerchfelles eher günstig, es verblieben aber Nieren- und Blasenleiden, es komme zu eitrigen Ablagerungen in den Weichteilen. Er entwickelte auch Behandlungsstrategien: Patienten mit einer solchen Deformität sollten extendiert werden, im Bereich des Höckers selbst könne man mit direkten Druck von Hand oder mit Hilfe eines Hebels eine Korrektur erwirken. Auf keinen Fall stelle dies ein gewaltsames Verfahren dar, solche Begradigungsversuche sollten nur von sanften, kundigen Händen vorgenommen werden.

Bis zum Ausgang des Mittelalters werden neue Erkenntnisse nicht berichtet. In der Literatur wird immer wieder auf Hippokrates verwiesen. So bezieht sich GALEN (129 n.Chr. Pergamon) auf die hippokratische Lehre. PLINIUS der Ältere aus Rom, verwendet bestimmte Kräuter und deren Wurzeln, die mit einer goldenen Schaufel vor Sonnenaufgang ausgegraben, in die Wolle eines Schafes eingewickelt werden müssen, welches soeben von einem Lamm entbunden hatte.

VIDIUS beschäftigt sich in seinem Buch „Chirurgia è Graeco in Latinum conuersa" 1544 erneut mit dieser Erkrankung. Er zitiert u. a. ORIBASIUS, der 325 bis 405 gelebt hatte. Dieser belegt mit sehr schönen Holzschnitten die Auffassung des Hippokrates, daß diese „Spina luxata" mit Apparaten behandelt werden könne, die also das Prinzip der Extension kombiniert mit direkten Druck gegen den Gibbus verfolgten. Fast zur gleichen Zeit erscheinen Veröffentlichungen von DALECHAMPS (1513–1588) und von SEVERINUS. DALECHAMPS glaubt unverändert an die Spina luxata, gibt im übrigen korrekte Beschreibungen der Lähmungen wieder, SEVERINUS, ein Schüler des PARACELSUS, bezeichnet den Buckel als Tuberculum.

Erst in der 2. Hälfte des 18. Jahrhunderts werden neue Aspekte diskutiert. AURRAN empfiehlt 1771 als Behandlung einjährige Bettruhe, zur Korrektur die Verwendung von Apparaten. DAVID beschreibt 1779 den befallenen Wirbelkörper als Karies und er rät im übrigen ebenfalls zur langen Ruhigstellung.

POUTEAU stellte 1783 innige Beziehungen zwischen dem Gibbus und einer Phtisis der Lunge her. BAYNTON (1761–1830) versucht zwar auch Repositionen, warnt aber vor brüsken Manövern: „Nur Pfuscher und Quacksalber behandeln mit Gewalt". Schließlich ist es Sir PERSIVAL POTT, der 1779 eine umfassende Darstellung dieser Krankheit abgibt. Er belegt, daß es sich um keine Luxation handelte, sondern um eine Wirbelkaries. Anatomische Zeichnungen zur Pathologie des Leidens findet sich in dieser Zeit häufig in Lehrbüchern und Atlanten, wie beispielsweise im WENZEL (1824) (Abb. 1 und 2). Er erkannte die Zusammenhänge der Eiterungen mit den Lähmungen, äußerte sich zur Prognose und legte auch therapeutische Richtlinien fest. Grundsätzlich war Ruhe einzuhalten, der Eiter sollte möglichst abfließen. Er empfahl, ein Geschwür herzustellen, das dann lange Zeit mit Pflastern aus der spanischen Fliege offengehalten werden sollte.

In der Folge wurden diese Untersuchungen durch andere Autoren bestätigt. DELPECH beschreibt 1828 und NELATON 1836 die Zusammenhänge der Lungentuberkulose und dem Gibbus. Als Behandlungsgrundsätze wurden unverändert Ruhigstellung und die Anwendung verschiedener Apparate und Korsette verfolgt. Korrekturen standen nicht im Vordergrund. Nach Ausheilung der Spondylitis resultierte häufig die fixierte spitzwinkelige Fehlstellung (Abb. 3). Ende dieses Jahrhunderts konnte zum ersten Mal auch der Stapphylokokkus aureus als Erreger für die unspezifische Spondylitis nachgewiesen werden.

Trotz der Erfahrungen von POTT erschien die Eröffnung der Abszesse noch immer gefährlich und war deshalb umstritten. CALOT meinte sogar, die Eröffnung eines Tbc-Abszesses bedeute das Öffnen einer Türe, durch die der Tod eintreten könne. Dieser propagierte aber 1896 ein gewaltsames Redressement ggf. in einem einzigen brüsken Akt und sogar in Narkose. Begreiflicherweise waren die Ergebnisse dieses Vorgehens nicht immer positiv bewertet worden, CALOT's Methode wurde deshalb sehr kontrovers diskutiert. Dieser galt damals jedenfalls als bedeutender Tuberkulose-Spezialist.

Um die Wende des 20 Jahrhunderts verbesserten sich die therapeutischen Möglichkeiten. KOCH hatte 1882 das Tuberkel-Bakterium entdeckt, die Asepsis war eingeführt, die Narkose als Voraussetzung für operative Maßnahmen inzwischen bewährt. Dennoch war das Hauptprinzip der Behandlung noch immer exakte Ruhigstellung, Ver-

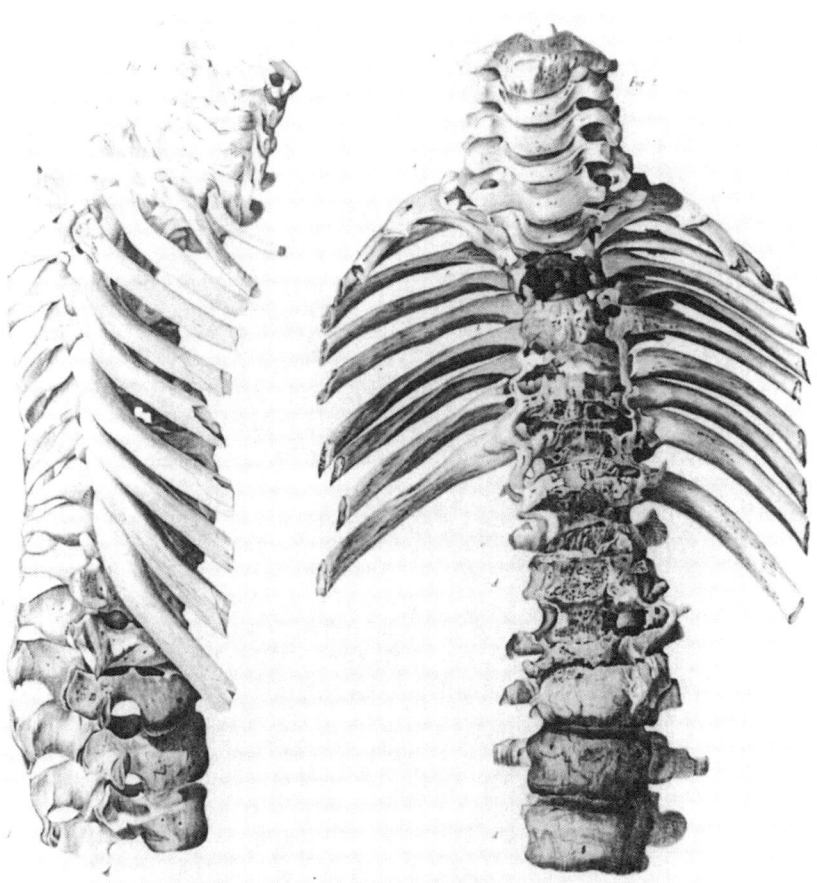

Abb. 1. Karioese Wirbelsäule eines Kindes mit Gibbus an der oberen Brustwirbelsäule. Kupfertafel aus KARL WENZEL: Krankheiten am Rückgrate, Bamberg 1824

sorgung mit einem Korsett und die Verbesserung des sozialen Umfeldes (Abb. 4). Nur ergänzend wurden vorerst operative Maßnahmen eingeführt. Man hatte festgestellt, daß Rückenmarksschäden zu einem großen Teil durch die Eiterung hervorgerufen wurden und nur teilweise rein mechanisch durch den Gibbus und die Instabilität. In Analogie zu extraartikulären Arthrodesen führte LANG die dorsale Spondylodese mit Stahlschlingen ein, BRADFORD, ALBEE und HIBBS favorisierten die Anlagerung von Knochenspänen. Eine Kombination von Span mit Draht beschrieb HÄHNLEIN 1910. MIKULICZ eröffnet die Senkungsabszesse und installierte Jodoform-Glycerin-Wismut-Pulver. Schließlich entschloß man sich, den Prozeß selbst anzugehen. MÈNARD hat schon 1894 über eine Costotransversektomie, auch im floriden Stadium, den Herd freigelegt, eine Ausräumung angestrebt und

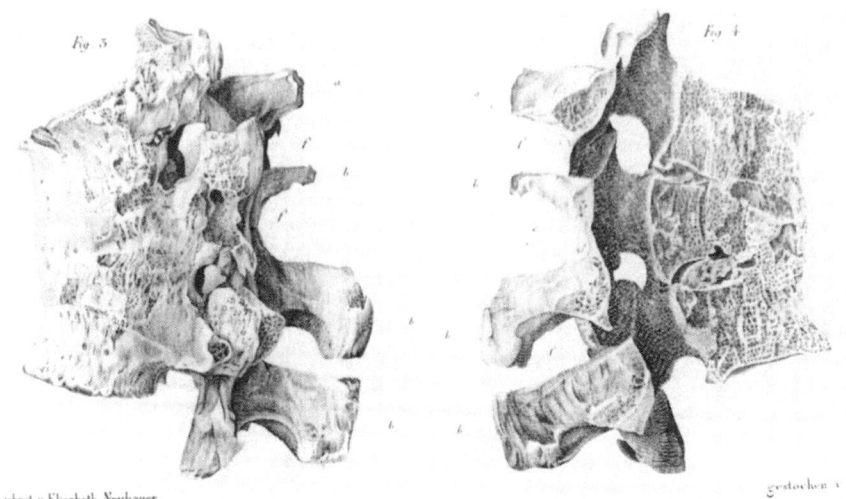

Abb. 2. Karioese Wirbel der Lendenwirbelsäule, in Gibbusstellung weitestgehend ver-
heilt. Kupfertafel aus KARL WENZEL: Krankheiten am Rückgrate, Bamberg 1824

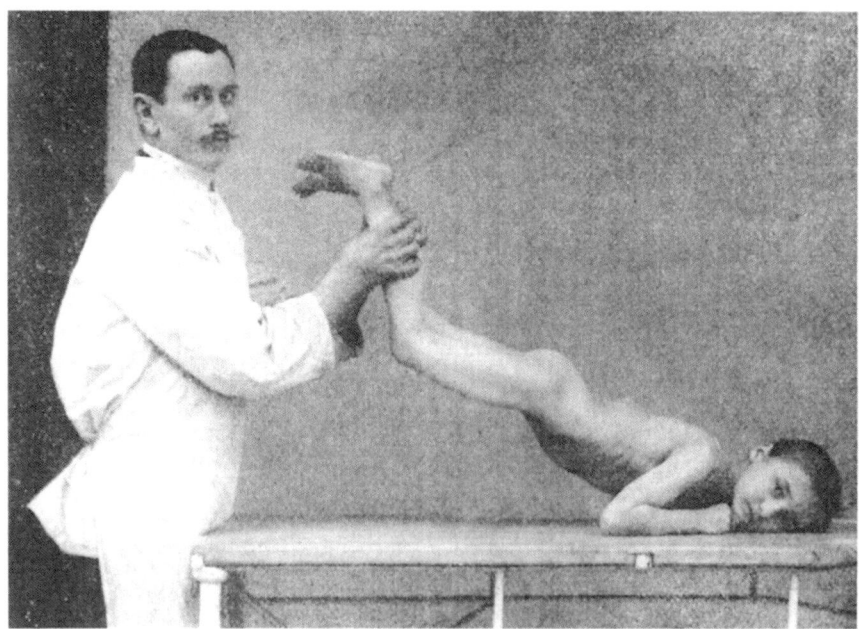

Abb. 3. Demostration eines fixierten spondylitischen Buckels. Aus: Lehrbuch der
Chirurgie, Hrsg.: WULLSTEIN, Gustav Fischer, Jena 1910

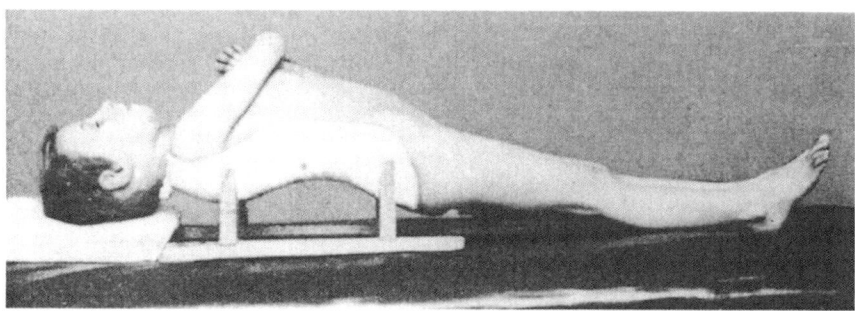

Abb. 4. Reklinierendes Gipsbett zur Korrektur und Lagerung im Rahmen eines konservativen Behandlungsplanes der Spondylitis. Aus: J. KOCHS: Die Spondylitis tuberkulosa. In: Handbuch der Orthopädie, Hrsg.: G. HOHMANN, Thieme-Verlag, Stuttgart 1958

bestätigte, daß nach Ablauf des Eiters die Prognose günstiger darzustellen war. Fast gleichzeitig fand er auch den transabdominalen Weg nach L5/S1, TILLMANN schließlich über das Retroperitoneum nach L3 bis L5. Man kannte auch schon den transoralen Zugang, der wegen Schwierigkeiten mit der Asepsis aber keine große Verbreitung fand. Das Malum suboccipitale wurde von dorsal her eröffnet, BURKHARDT ging bei der tuberkulösen Angina vor dem Kopfnicker ein, PAYR erreichte die Gegend von C0 bis C2 über einen quer am Halse verlaufenden Schnitt. Vor der Laminektomie bei floriden Zuständen wurde gewarnt, bei älteren Prozessen und Lähmungen empfahl McEVEN aber schon 1888 diesen Eingriff, um Vernarbungen und Strikturen beseitigen zu können.

1931 nahm GIRDLESTONE die MÈNARD-Technik wieder auf. SCHMIEDER berichtet allerdings 1930, daß alle Ergebnisse der operativen Tbc-Behandlungen nicht befriedigen könnten. Noch 1951 schreibt MAX LANGE, bei der Behandlung der Tuberkulose stünden konservative Maßnahmen an erster Stelle. An Operationen könnte man erst am Ende des Krankheitsprozesses denken.

Die entscheidende Wende trat dann nach Einführung der Antibiotika und Tuberkulostatika ein, die Darstellungen durch Verbesserungen der bildgebenden Verfahren wurden optimiert. Damit konnte die Behandlung der Spondylitis in den Grundzügen geändert werden, prinzipiell ist sie jetzt der Therapie der Osteomyelitis am peripheren Skelett ähnlich. Nach den Untersuchungen des „British Medical Research Council of Working People" aus den 50iger Jahren konnte belegt werden, daß der Verlauf der Spondylitis entscheidend beeinflußt werden konnte, wenn es gelang, den tuberkulösen Herd auszuräumen.

Heute steht die operative Behandlung der Spondylitis nicht am Ende des therapeutischen Planes, sondern es wird schon am Anfang abzuwägen sein, ob die Art des Prozesses, sein Sitz und die Kondition

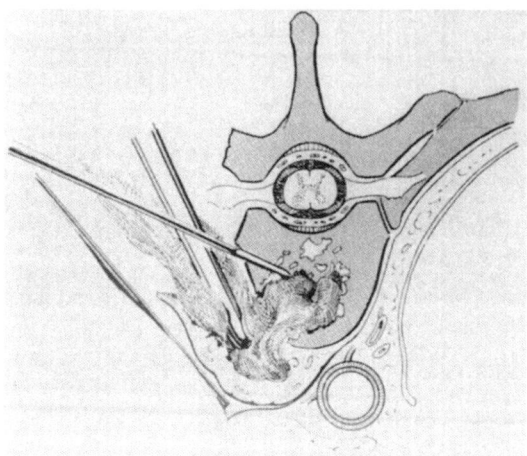

Abb. 5. Vorgehen bei der Costotransversektomie nach KASTERT. In. Orthopädisch-chirurgischer Operationsatlas, Hrsg.: M. HACKENBROCH, Bd. 3, Thieme-Verlag, Stuttgart 1974

des Patienten es erlauben, aktiv vorzugehen. So sind z.B. für die Halswirbelsäule verschiedene Zugänge von dorsal und ventral angegeben und werden entsprechend durchgeführt (ORELT, FANG, KASTERT, HODGSON). Spondylitische Herde an der Brustwirbelsäule werden über einen transthoracalen Zugang eröffnet, als Alternative bietet sich auch bei entsprechenden Verhältnissen das Verfahren von KASTERT (Abb. 5) bzw. MÈNARD mit der Costotransversektomie an. Den thoracolumbalen Übergang erreicht man über die Thorakophreniektomie (HODGSON, Hongkong-OP.). Auch die Zugänge zur Lendenwirbelsäule sind standardisiert. Regelhaft gelangt man retroperitoneal von L1/2 bis L4, transabdominal nach L5/S1 (Abb. 6). Die Entwicklungen sind aber im Fluß, jetzt werden mit Hilfe endoskopischer Verfahren ebenfalls sehr gute Erfolge erzielt.

Trotz dieser günstigen Entwicklung der letzten Jahre ist das Problem Spondylitis und speziell der Spondylitis tuberculosa selbstverständlich nicht gelöst. Wir sehen zwar massive Verläufe nur noch selten, eine Angina Hippokratis oder ein Malum suboccipitale treten in Mitteleuropa nicht mehr auf, selbst Senkungsabszesse stellen eine Rarität dar. Insgesamt nimmt die Tuberkulose aber wieder zu. Mit Sorge betrachtet man das Auftreten von multiresistenten Erregern. Diese Entwicklungen werden uns in der Zukunft vor neue Aufgaben stellen, die bewältigt werden müssen.

Es gilt auch hier, aus der Geschichte zu lernen.

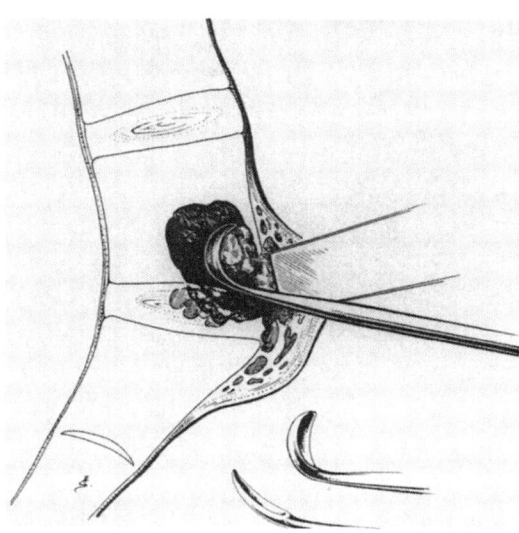

Abb. 6. Ausräumung eines spondylitischen Prozesses über den transabdominalen Zugang bei L5/S1, aus: Orthopädisch-chirurgischer Operationsatlas, Hrsg.: M. HACKENBROCH, Bd. 3, Thieme-Verlag, Stuttgart 1974

Literatur

Henle A (1992) Die Chirurgie der Wirbelsäule. In: Carre C und Mitarbeiter (Hrsg) Handbuch der praktischen Chirurgie. Enke, Stuttgart
Lange M (1951) Orthopädisch-chirurgische Operationslehre. J.F. Bergmann, München
Valentin B (1961) Geschichte der Orthopädie. Thieme Verlag, Stuttgart

3.2 Bandscheibenerkrankungen aus historischer Sicht

J. Breitenfelder

Die Geschichte der Bandscheibe und ihrer Erkrankungen ist zunächst über Jahrhunderte hinweg eine Geschichte ihrer Symptome, d. h. der Lumbago, Ischialgie, Cervicobrachialgie und des Thoracalsyndroms, wobei diese Symptome lediglich auf den Entstehungsort der Bandscheibenerkrankung, also auf die Lendenwirbelsäule, die Hals- und Brustwirbelsäule hinwiesen.

Degenerative Bandscheibenerkrankungen haben aufgrund der entwicklungsgeschichtlich veränderten Biomechanik des menschlichen Skelettsystems seit den Zeiten des Homo primigenius bestanden, was aus Skelettresten bei Ausgrabungen aus dieser Zeit nachgewiesen werden kann.

Dennoch ist es erstaunlich, daß ein sowohl pathologisch-anatomisch, als auch klinisch-neurologisch so klar umrissenes Krankheitsbild wie z.B. die Prolapsischialgie, in ihrem Wesen praktisch bis zur Veröffentlichung von Mixter und Barr (1934) unerkannt blieb.

Beschreibungen der Ischialgie als Musterbeispiel bandscheibenbedingter Erkrankungen finden sich in der Antike, aber auch im Mittelalter.

So beschreibt z.B. Hippokrates (460 bis 377 v. Chr.) ein Hüftweh am Ende des Steißes und der Hinterbacken mit Ausstrahlung in den Schenkel.

Die ersten detaillierten Ausführungen zum Krankheitsbild der Ischias finden sich bei Caelius Aurelianus im 5. nachchristlichen Jahrhundert, der unter den auslösenden Faktoren der Ischialgie neben Kälte auch ungewohnt schweres Heben für die Symptome des ausstrahlenden Schmerzes, der Parästhesien, der Atrophie der betroffenen Extremität, Defäkationsstörungen und den Zehengang verantwortlich macht und den Altersgipfel dieser Erkrankung in die mittleren Lebensjahre verlegt.

Als Sitz der Ischias galt den Autoren, wie schon der Name sagt, die Hüftregion. Meist wird sie als Hüftgelenkserkrankung aufgefaßt und, gemäß der humoral-pathologischen Ausrichtung der antiken Medizin, mit der Ansammlung krankhaft veränderter Säfte schleimiger oder galliger Natur begründet, so auch von dem für die nachfolgenden Jahrhunderte maßgeblichen Autor Galenus von Pergamon (129–199 n. Chr.), der zusätzlich in der Lebensweise des Patienten mit sexuellen Ausschweifungen, Wein und Müßiggang eine wesentliche Mitursache für die Ischialgie sah. Seine Behandlung bestand demgemäß in der Reinigung des Körpers, so zum Beispiel durch den Aderlaß. Außer einer erstmaligen genauen Beschreibung der Bandscheiben durch VESALIUS (1543) und einer Schilderung der Lumbago durch SYDENHAM (1624–1689) finden sich in den folgenden Jahrhunderten keine besonderen Erkenntnisse auf dem Gebiet der bandscheibenbedingten Erkrankungen. Die erste Monographie über die Ischias nervosa wurde im Jahre 1764 in Neapel durch DOMENICO COTUGNO verfaßt, wobei, basierend auf dieser Veröffentlichung, das Krankheitsbild der Ischias nervosa im 18. Jahrhundert auch Malum Cotunnii genannt wurde. Als Ursache vermutete COTUGNO eine oedematöse Auftreibung der Nervenscheide, sei es durch den hier erstmals beschriebenen Liquor cerebrospinalis, sei es infolge von Zirkulationsstörungen in den Vasa nervorum. Nach COTUGNO kommt es zur Ischias, wenn die Nervenfasern durch das aufgequollene Gewebe komprimiert oder durch die Schärfe der Oedemflüssigkeit gereizt werden.

1852 beschrieb VALLEIX die nach ihm benannten Druckpunkte im Ischiasverlauf, die allerdings BRETSCHNEIDER schon 5 Jahre vorher exakt angegeben hatte. CHARLES LASÈGUE definierte 1864 die idiopathische Ischias als Krankheitsprozeß mit materiellen Veränderungen, wobei er einen gutartigen neuralgiformen und einen bösartigen neuritischen Typ mit progredientem Verlauf unterscheidet. Das nach ihm benannte Zeichen, den durch passive Flexion des gestreckten Beines in der Hüfte erzeugten Ischiasschmerz, der bei entsprechender Bewegung mit gebeugtem Knie ausbleibt, führt er auf die Kompression des Nerven durch die angespannte Hüftmuskulatur zurück, nimmt demnach einen muskulären Einfluß auf die Pathogese an, wobei das von uns auch heute noch verwendete LASÈGUE'sche Zeichen streng genommen nicht durch Lasègue selbst, sondern von seinem Schüler J.J. FORST 1881 veröffentlicht worden war.

Schon früher, nämlich im Jahre 1857, hatte RUDOLF VIRCHOW auf Veränderungen an den Zwischenwirbelscheiben aufmerksam gemacht:

„In einer Ausdehnung von fast 3 cm fand ich nämlich das Ligamentum longitudinale posterius von den unteren Cervicalwirbeln abgedrängt, so daß der Wirbelkanal sehr verengt wird. Hier zeigt sich zwischen den Wirbelkörpern und dem Ligamentum eine bis 5 mm dicke Knorpelplatte von ziemlicher Festigkeit und dem Knochen fast ganz adhärent, wenngleich sonst mehrfach zerklüftet. Der Kranke war infolge eines Wirbelbruches gestorben und die genaue Betrachtung zeigte, daß die Anschwellung durch extravasierte Knorpelmassen von den Zwischenwirbelscheiben her gebildet war."

LUSCHKA und HÄNLE beschrieben im Jahre 1858 zwei Fälle von Auswüchsen des Nucleus pulposus, die sie aber für Chondrome hielten. VIRCHOW lehnte schon damals die Bezeichnung Chondrome ab, weil er die von ihm für typisch angesehenen „physaliformen Zellen" nicht fand und daher die Auswüchse als Ekchondrome deutete. 1896 fand KOCHER bei der Sektion einen Bandscheibenprolaps, den er als traumatisch bedingt ansah.

Die erste erfolgreiche Entfernung eines Bandscheibenprolapses erfolgte 1909 durch FEDOR KRAUSE und H. OPPENHEIM. Diese hielten das entfernte Gewebe ebenfalls für ein Chondrom.

Im Jahre 1911 haben dann GOLDTHWAIT, MIDDLETON und TEACHER das Krankheitsbild der Nucleus pulposus-Hernie mit seinen klinischen Symptomen exakt beschrieben. Diese drei Autoren stellten die Möglichkeit traumatischer Vorwölbungen der Zwischenwirbelscheiben im Spinalkanal experimentell fest: Mit Hilfe einer Preßvorrichtung veranlaßten sie einen Druck auf die Wirbelsäule, zunächst mit leichter Biegung derselben nach vorn. Daraufhin sahen sie einen abgerundeten Vorsprung der hinteren Partie der Zwischenwirbelscheiben im Gebiet des hinteren Längsbandes. Bei Verstärkung des Druckes trat die Vorwölbung stärker hervor, damit war bewiesen, daß eine Läsion des Discus intervertebralis sogar Ursache einer Cauda equina-Kompression sein konnte.

Es bedurfte allerdings noch weiterer 20 Jahre, bis der Funke der Erkenntnis auch auf andere übersprang, die anhand eines größeren Patientengutes die Richtigkeit der GOLDTHWAIT'schen These bewiesen. Wegweisend dahin waren die erweiterten Möglichkeiten einer genaueren Diagnostik durch Kontrastdarstellungen des lumbalen Spinalkanals mit Luft (DANDY 1919) und Lipiodol (SICARD und FORESTIER 1922).

Den ersten Fall eines operativ geheilten Nucleus-pulposus-Prolapses, den er auch als solchen erkannt hatte, veröffentlichte ADSON aus der Mayo-Klinik 1922. Wenige Jahre später folgten ein Fall von STOOKEY (1928) und zwei Fälle von DANDY (1929).

Es ist bedauerlich, daß der Pathologe SCHMORL (1928) bei seinen systematischen Wirbelsäulenuntersuchungen nicht mit entsprechenden Klinikern in Verbindung stand, die mit dem Krankheitsbild der Lumboischialgie täglich zu tun hatten. So wurden Erkenntnisse, die SCHMORL gewonnen hatte, klinisch leider nicht relevant. SCHMORL (1929) beschrieb in seinen Arbeiten unter anderem Randwülste an den Wirbeln, Verschmälerungen der Zwischenwirbelscheibe, Zerstörungen des Anulus fibrosus und schließlich Verlagerungen von Bandscheibengewebe in die Spongiosa der Wirbelkörper, die nach ihm als SCHMORL'sche Knorpelknötchen in die Literatur eingingen. Die erste zusammenfassende Darstellung des neuen Krankheitsbildes der discogenen Rückenmark- und Spinalwurzelkompression in der Literatur verfaßte 1933 G. J. J. MAURIC.

Zum eigentlichen Durchbruch der neuen Konzeption bandscheibenbedingter Ischialgien verhilft jedoch erst der Bericht von MIXTER und BARR, die 1934 die Zusammenhänge zwischen Nucleus-pulposus-Hernien und ischialgischen Beschwerden klar herausgearbeitet hatten. Ihre Arbeit wurde zur Grundlage für alle weiteren Forschungen. Erst seit dieser Zeit wurde das Krankheitsbild bekannt, wobei trotz zunächst weiterer Forschungen in Deutschland, hier sei auf eine gründliche Arbeit von SCHACHTSCHNEIDER aus dem Jahre 1936 verwiesen, bedingt durch die damaligen politischen Verhältnisse, diese Erkenntnisse in Deutschland nicht weiter verfolgt wurden, obwohl die Arbeiten, die uns SCHMORL (1929) und seine Schüler vermittelt hatten und die ausgezeichneten Arbeiten von SCHACHTSCHNEIDER (1936) auch heute noch die Grundlagen ursächlichen Forschens auf dem Gebiet des Bandscheibenvorfalls darstellen. Nach Beendigung des 2. Weltkrieges wurde dem Krankheitsbild der Nucleus-pulposus-Hernie auch in Deutschland die gebührende Beachtung zuteil. Verschiedene deutsche Ärzte hatten während ihrer Gefangenschaft in Amerika und in England Gelegenheit, Operationen an Nucleus-pulposus-Hernien zu sehen und teilweise selbst vorzunehmen. Sie brachten ihre dort gesammelten Erfahrungen mit in die Heimat und nun erst wurde bekannt, daß sich im deutschen Schrifttum der letzten Jahre, vor und während des Krieges, schon eine Reihe von Arbeiten mit dem Krankheitsbild der Nucleus-pulposus-Hernie befaßt hatten.

Konsequenterweise beschäftigte sich der erste Nachkriegskongreß der Deutschen Orthopädischen Gesellschaft 1947 mit dem Thema: „Nucleus-pulposus-Hernie als Ursache von Kreuzschmerzen und Ischias", was dann letztlich dazu führte, daß auch die lumbale Bandscheibenoperation zum Standard-Eingriff in deutschen orthopädischen und neurochirurgischen Kliniken wurde.

Es ergaben sich allerdings in der Folgezeit Probleme und kontroverse Diskussionen im Hinblick auf die Verursachung des lumbalen Bandscheibenvorfalls und ihre Anerkennung als Unfallfolge. Die Anhänger der Unfalltheorie bezogen sich auf amerikanische Publikationen, so z.B. auf die Arbeit von DANDY, der feststellte, daß mehr als 95% aller Fälle von Lumbago-Ischias traumatisch bedingt seien. SCHRADER als einer der Verfechter der nichttraumatischen Entstehungstheorie begründete seine Ansicht damit, daß es bei Leichenversuchen niemals gelungen sei, durch stärkste Traumatisierung eine Bandscheibenverletzung zu setzen, solange der Bogenteil der Wirbelreihe vom Wirbelkörper nicht getrennt war. Eigene Untersuchungen von SCHRADER, die er an der Heidelberger Orthopädischen Klinik unter VON BAYER über die Entstehung isolierter Spondylosis deformans an der Wirbelsäule von Ziege, Hund und Kaninchen nach experimentell gesetzten Bandscheibenverletzungen durchführte, hatten hinsichtlich der Verletzbarkeit der Zwischenwirbelscheibe gleiches ergeben. Eine „Abscherung" der Bandscheibe erreichte MEYER-BURGDORF im Tierversuch am lebenden Hund erst dann, wenn er die Bogenanteile der zuständigen Wirbelkörper entfernte. Diese Tatsachen müssen nach seiner Meinung auch in der Frage der unfallbedingten Entstehung von Nucleus-Hernien ihre Beachtung finden und sie führen dann zwangsläufig dazu, das Primäre in der anlagemäßig bedingten Degeneration der Zwischenwirbelscheibe zu suchen. Ferner werden die Erkenntnisse, die von SCHMORL und seinen Schülern vermittelt wurden und die vorbildlichen Arbeiten, die auf SIEGMUND sowie SCHACHTSCHNEIDER zurückgehen, bezüglich der Ansicht zugrundegelegt, daß entartende, zermürbende Bandscheibenprozesse die Voraussetzungen für den Bandscheibenvorfall darstellen. Die Prolapskrankheit, wie WARNER (1947) feststellt, braucht keinen Unfall zu ihrer Entstehung und keinen Unfall zu ihrer Verschlimmerung.

Die unterschiedlichen Ansichten amerikanischer und deutscher Autoren zu diesem Problem sind nach JÄGER (1947) darin begründet, daß eine grundsätzlich verschiedene Auffassung im amerikanischen und deutschen Sprachgebrauch über den Begriff des Traumas besteht. Während in Deutschland der Begriff des Traumas mit einem Unfall gleichgesetzt wird, ist dieser Begriff im Englischen zu übersetzen mit morbid condition of the body produced by a wound or injury, woraus sich auch Bagatellereignisse als für die Entstehung der Symptome des Bandscheibenvorfalles als richtig ableiten lassen.

Was die weitere Entwicklung der Bandscheibenchirurgie anbelangt, so erfolgte eine Verfeinerung der Operationstechniken von der Laminektomie zur Hemilaminektomie und seit 1938 zu der von LOVE angegebenen Fensterung des Ligamentum flavum. Seit Mitte der 70er Jahre wurde die bis dahin übliche Standard-Discektomie durch die Einführung mikrochirurgischer Operationstechniken von zahlreichen Autoren modifiziert. Hierzu gehören YASARGIL (1977), CASPAR (1977) und andere. Ziel dieser Eingriffe war es, das Operationstrauma zu minimieren, den Krankenhausaufenthalt zu verkürzen und die Wiedereingliederung des Patienten zu beschleunigen.

Die Isolierung einer Proteinasenfraktion aus dem Saft der Papayafrucht (Carica papaya) durch JANSEN und BALLS (1941) führte dazu, daß SMITH 1963 zunächst im Kaninchenversuch und dann später auch beim Menschen die Chemonukleolyse einführte. Auf HIJIKATA (1975) geht im weiteren das Verfahren der percutanen Discektomie zurück. 1987 berichteten CHOY et al. über die Möglichkeit, einen Laser zur percutanen Discektomie einzusetzen. Im gleichen Jahr erfolgte zusammen mit ASCHER in Graz der erste diesbezügliche operative Eingriff und im deutschen Sprachgebiet hat sich im weiteren insbesondere SIEBERT mit diesem Therapieverfahren beschäftigt (1988). Eine Weiterentwicklung der percutanen Discektomie stellt der percutane foraminale Zugang nach MATHEWS dar. Es handelt sich hierbei um ein transforaminales endoskopisches Verfahren, bei dem mit Mikroinstrumenten oder mit einer Laserfaser der Bandscheibenvorfall entfernt bzw. vaporisiert werden kann. In Deutschland liegen diesbezüglich erste Erfahrungen von SIEBERT et al. (1996) sowie STÜCKER et al. (1996) vor.

Tabelle 1. Zeittafel zur Geschichte der bandscheibenbedingten Erkrankungen in Anlehnung an KRÄMER (1986)

Hippokrates 460–377 v. Chr.	Beschreibung der Ischialgie, benutzt dafür den Begriff Hüftweh
Caelius Aurelius 5. Jh. v. Chr.	Beschreibung der Symptome und Ursachen der Ischialgie
Galenus v. Pergamon 129–199 n. Chr.	Lebensweise des Menschen als Ursache der Ischias Therapie: Aderlaß in der Kniekehle, Brechmittel
Andreas Vesalius 1543	Eingehende Beschreibung der Bandscheiben
Sydenham 1624–1689	Prägt den Begriff Lumbago
Cotugno 1736–1822	Genaue Beschreibung der Ischiassymptomatologie
Bretschneider 1847	Beschreibt die sog. Ischiasdruckpunkte
Valleix 1852	Beschreibung der von Bretschneider entdeckten sog. Valleixschen Druckpunkte
Virchow 1857	Beschreibung von Bandscheibenverwölbungen
Lasègue 1864	Beschreibung der Ischias in seinem Buch „Considérations sur la sciatique"
Forst 1881	Beschreibung des sog. Lasègue-Zeichens
Krause u. Oppenheim 1909	Cauda-equina-Kompression durch Bandscheibengewebe, erste OP
Goldthwait et al. 1911	Läsion des Discus intervertebralis als Ursache der Ischias und der Cauda-equina-Kompression erkannt
Dandy 1919	Beschreibung der Pneumenzephalographie
Sicard u. Forestier 1922	Subarachnoidale Einspritzung von Lipiodol im Bereich des Lumbosakralkanals zur Lokalisation von Spinaltumoren
Schmorl 1928	Beschreibung intraspongiöser Bandscheibenhernien als Schmorlsche Knorpelknötchen
Mauric 1933	Erste zusammenfassende Darstellung
Mixter u. Barr 1934	Beschreibung des Bandscheibenvorfalls als Ursache der Ischialgie. Therapie durch Entfernung des prolabierten Materials mit Hemilaminektomie
Schachtschneider 1936	Grundlagen ursächlichen Forschens
Love 1947	Interlaminäre Fensterung
1947	36. Kongreß der D.G.O.; Thema: Bandscheibenvorfall
Junghanns 1951	Schuf den Begriff Bewegungssegment als Grundlage für die moderne Bandscheibenbiochemie und -biomechanik
L. Smith 1964	Injektion von Chymopapain intradiskal zur Behandlung der Bandscheibenprotrusion
Oldendorf/Hounsfield/Ambrose 1972	Computertomographie zur Diagnostik auch der Wirbelsäulenerkrankungen
Hijikata 1975	Perkutane Disektomie
Yasargil/Caspar 1977	Mikrochirurgische Op.-Technik
Choy et al. 1987	Perkutane Laser-Discetomie
Mathews 1995	Perkutane transforaminale Discektomie

Literatur

Adson AW, Ott WO (1922) Results of the removal of tumors of the spinal cord. Arch Neurol Psychiatr (Chicago) 8:520–538

Ascher, zitiert bei Siebert.

Bretschneider H (1847) Versuch der Begründung der Pathologie der äußeren Neuralgien, Jena

Caelius A (1950) On Acute Diseases and On Chronic Diseases (Ed and trsl. by IE Drabkin). University of Chicago Press, Chicago

Caspar W (1977) A new surgical procedure for lumbar disc herniation causing less tissue damage through a microsurgical approach. In: Wüllenweber R, Brock M et al (Eds) Adv Neurosurg 4:74–77. Springer Verlag, Berlin Heidelberg New York

Cotugno D (1764) De Ischiade nervosa commentarius. Simoni, Neapel

Dandy WE (1919) Roentgenography of the spine after the injection of air into the spinal canal. Ann Surg 70:397

Dandy WE (1929) Loose cartilage from intervertebral disk simulating tumor of the spinal cord. Arch Surg 19:660–672

Dandy WE (1943) Recent advances in the treatment of ruptured intervertebral disks. Ann Surg 118:639

Forst JJ (1881) Contribution à l-étude clinique de la sciatique. Thèse méd, Paris

Galenus von Pergamon (1821–1833) In: Kühn CG (ed) Opera omnia, Band I bis XX, Cnobloch, Leipzig (hier XIII 331–354, XIV 383–387)

Goldthwait JE et al (1911) The lumbo-sacral articulation. An explanation of many cases of „lumbago" „sciatica" and paraplegia. Boston med surg J 164:365–372

Hippokrates J (1897) Sämtliche Werke, Band II, Lüneburg, München

Hijikata S (1975) A method of percutaneous nuclear extraction. J of Toden Hosp 5:39–42

Jaeger F (1951) Der Bandscheibenvorfall. Walter de Gruyter und Co

Jansen EF, Balls AK (1941) Chymopapain: A new crystalline proteinase from papaya latex. J of Biol Chem 137:459–460

Kocher T (1896) Die Verletzungen der Wirbelsäule zugleich als Beitrag zur Physiologie des menschlichen Rückenmarks. Mitt Grenzgeb Med Chir 1.415–660

Krämer J (1986) Bandscheibenbedingte Erkrankungen. Thieme-Verlag, Stuttgart New York

Krause F, Oppenheim H (1909) Über Einklemmung bzw. Strangulation der Cauda equina. Dtsch med Wschr 35:697

Lasègue C (1864) Considérations sur la sciatique. Arch Gen de Meil 24:558

Love JG (1939) Remove of protruded intervertebral disks without laminectomy. Mayo Clin Proc 14:800

Luschka und Hänle zitiert bei Jaeger F

Mauric GJJ (1933) Le disc intervertébral. Pathologie, diagnostic et indication therapeutiques. Thèse méd, Paris

Meyer-Burgdorf zitiert bei Schrader

Mixter WJ, Barr JS (1934) Rupture of the intervertebral disc with involvement of the spinal canal. New Engl J Med 211:210–214

Schachtschneider (1936) Fortschr Röntgenstr 54, II (zitiert bei Jaeger F)

Schmorl G (1928) Über Chordareste in den Wirbelkörpern. Zbl Chir 55:2205–2310

Schmorl G (1929) Über Knorpelknoten an der Hinterfläche der Wirbelbandscheiben. Fortschr Röntgenstr 40:629–634

Schrader E (1948) Diskussionsbeitrag beim 36. Kongress der DGO, Beilageheft der Zeitschrift für Orthopädie, Band 78, 104–105

Sicard JA, Forestier JE (1922) Méthode généralé d'exploration radiologique par livile jodie. Bull Soc med Hsp Paris, 463

Siebert WE, Bise K, Breitner S, Fritsch K, Wirth CJ (1988) Die Nucleus-pulposus-Vaporisation: Eine neue Technik zur Behandlung des Bandscheibenvorfalles? Orthop Praxis 12:732–735

Siebert WE (1996) Demonstrationsfilm über den percutanen foraminalen Zugang nach Mathews

Siegmund (1936) Begutachtung des hinteren Bandscheibenvorfalles. Mschr Unfallhlk 43:609

Sydenham (1986) zitiert bei Krämer

Stoockey B (1928) Compression of the spinal cord due to ventral extradural cervical chondromas, diagnosis and surgical treatment. Arch Neurol Pschiatr, Chicago 20:275–291

Stücker R, Krug C, Reichelt A (1996) Der percutane foraminale Zugang nach Mathews – Indikationen, Technik und Ergebnisse. Vortrag Nr. 101, Kurzreferate der Vorträge der 44. Jahrestagung der Vereinigung Süddeutscher Orthopäden eV, ML-Verlagsgesellschaft, Uelzen, 127

Valleix FLJ (1852) Abhandlung über Neuralgien. Vieweg, Braunschweig

Vesalius A (1543) De Humani Corporis fabrica. Brüssel

Virchow R (1857) Untersuchungen über die Entwicklung des Schädelgrundes im gesunden und krankhaften Zustand und über den Einfluß derselben auf Schädelform, Gesichtsbildung und Gehirnbau. Reimer, Berlin

Warner (1948) Bemerkungen zur Begutachtung des Bandscheibenvorfalls und der Hypertrophie des gelben Bandes. In: Verhandlungen der Deutschen orthopädischen Gesellschaft, 36. Kongress, Beilageheft der Zeitschrift für Orthopädie, Band 78:106–109

Weisser U (1995) Historische Aspekte der lumbalen Bandscheibenerkrankung. In: Kügelgen B, Hillemacher A (Hrsg) Die lumbale Bandscheibenerkrankung in der ärztlichen Sprechstunde. Springer Verlag, Berlin Heidelberg New York Tokio

Yasargil MG (1977) Microsurgical operation of herniated lumbar disc. In: Wüllenweber R, Brock M et al (Eds) Adv. Neurosurgery 4. Springer Verlag, Berlin Heidelberg New York, 81–82

3.3 Die Entwicklung der lumbalen Diskektomie von den Anfängen bis zur Gegenwart

G. Schwetlick und F. Schirbort

Eine frakturierte Bandscheibe wurde erstmals 1857 von dem berühmten deutschen Arzt und Pathologen Rudolph Virchow [55] beschrieben bei der Autopsie eines Patienten nach einem tödlichen Unfall. 1896 beschreibt der schweizer Chirurg Kocher [23] eine traumatische Bandscheibenruptur bei einem Patienten, welcher aus 30 m Höhe stürzte. Beide zeigten die pathologischen Veränderungen auf, ohne jedoch einen Rückschluß auf eine Radikulopathie zu ziehen. Diese Vermutung stellte erstmals Joel Goldhwaite [18] in seinem Artikel „The lumbosacral articulation, An explanation of many cases of „lumbago", „sciatica" and „paraplegia"" 1911 auf, nachdem bereits im gleichen Jahr George Middleton und John Teacher [33] in Glasgow einen Bandscheibengewebsaustritt mit Kompression des Rückenmarks diagnostizierten ohne die Kasuistik zur bestehenden Paraplegie und der Harnblasendysfunktion zu erkennen. 1929 veröffentliche Walter E. Dandy [12] eine Fallbeschreibung von 2 Fällen mit einer lumbalen Diskushernie als Ursache für eine Cauda equina Symptomatik. Nur stellte er eine unkorrekte Diagnose, indem er die Bandscheibenvorfälle mit Tumoren verglich.

Die Anatomie eines gesunden Diskus intervertebralis ist wie folgt gekennzeichnet: Die Außenzone stellt der Anulus fibrosus dar. Er besteht aus Lamellen straffen kollagenfaserigen Bindegewebes, in denen die Kollagenfaserbündel gegenläufig zueinander verlaufen in einem Winkel von jeweils 30° zur Diskusebene. Im Innenraum der Bandscheibe befindet sich der Nucleus pulposus mit seinem zentralen „Gallertkern".

Die Einteilung der Bandscheibenvorfälle begründet sich auf die morphologische Unterteilung: einer „contained disc", dies bedeutet der Anulus fibrosus zeigt eine intakte äußere Struktur. Es handelt sich also um eine Protrusio des Nucleus pulposus sowie in einer „non contained disc". Hierbei handelt es sich um einen Durchtritt des Nucleus pulposus Gewebes durch den rupturierten Anulus fibrosus. Eine Sonderform des Bandscheibenvorfalls ist der freie Austritt des Nucleus pulposus Gewebes in den Spinalkanal – ein sogenannter sequestrierter Bandscheibenvorfall [57].

Je nach Lage unterscheidet man einen lateralen, paramedialen und medianen Bandscheibenvorfall.

Die Diagnose eines Bandscheibenvorfalles basiert zuallererst auf seinen klinischen Syndromen wie Lumboischialgie, motorische und sensible Störungen, bis hin zur Cauda equina Symptomatik.

Differentialdiagnostisch müssen natürlich selbständige neurologische, gynäkologische und internistische Erkrankungen als Ursache für Rückenschmerzen in Betracht gezogen werden. So sind zunächst eine umfassende Anamnese mit der Rückfrage nach früheren und ähnlichen Ereignissen und eine sorgfältigste körperliche Untersuchung des Patienten der alleinige Weg zur Diagnosefindung gewesen. Die Mediziner explorierten hierzu bestimmte charakteristische klinische Untersuchungsmerkmale. So sind als Beispiele das LASEQUE'sche Zeichen von LASEQUE [28] 1864 beschrieben oder die VALLEIX'schen Druckpunkte von ihm selbst 1841 [54] veröffentlicht anzuführen. Weiteres Hilfsmittel zur Diagnosefindung sind seit Ende des 19. Jahrhunderts die Röntgenaufnahmen. Nativaufnahmen der LWS in 2 Ebenen gehören seitdem zum Untersuchungsstandard. Sie dienen in erster Linie zum Ausschluß tumoröser und entzündlicher Erkrankungen. Pathologische Befunde als Nachweis einer Bandscheibenerkrankung wurden schon von KRAYENBÜHL [25] und REISCHAUER [43] in den 40iger Jahren mit einem Prozentsatz von weniger als 50% beschrieben. Reischauer urteilt dazu noch, daß solche positiven Befunde als ein „Denkmal eines abgeklungenen Prozeßes" anzusehen sind, weil das klinische Erscheinungsbild nicht dafür spricht.

KNUTSON [22] regte 1942 an, diese Röntgenuntersuchungen durch Funktionsaufnahmen zu ergänzen. In einer Studie von HAGELSTAMM [19] aus dem Jahre 1949 konnten durch diese Zusatzaufnahmen pathologische Veränderungen meist durch Dislokationen der Wirbelkörper zueinander bei 3/4 des Krankengutes nachgewiesen werden.

QUECKENSTEDT [42] zog bereits 1912 eine Liquoruntersuchung zu Eiweißuntersuchungen und Zellzahlbestimmungen heran. Sie dienten vorwiegend zum Ausschluß eines tumorösen Geschehens und von entzündlichen Erkrankungen.

Die Myelographie als weitere Zusatzuntersuchung trat Mitte der 40iger Jahre auf den Plan. Interessant hierbei, daß als Kontrastmittel wasserlösliche Substanzen wie Abrodil, ölhaltige Präparate wie Pantopaque als auch Luft als Negativkontrastmittel verwendet wurden.

Die Nucleographie wurde 1950 von WITT [59] durch Kontrastmittelgabe in die Zwischenwirbelscheibe als positiver Nachweis für eine degenerative Bandscheibe als mögliche Diagnostik aufgeführt.

Ebenfalls wurde Anfang der 50iger Jahre die Peridurographie probiert [47]. Hierbei handelt es sich um die Kontrastmitteldarstellung des Periduralraumes. Die fragliche Diagnosefindung und die gefährlichen Risiken ließen aber davon Abstand nehmen. So wurden hier Knochenbrüche infolge medullärer Reizerscheinungen mit ausgedehnten Muskelkrämpfen beschrieben.

Weitere diagnostische Hilfsmittel sind die elektrischen Untersuchungsmethoden, wie die Chronaximetrie 1957 von MAUER und SCHLIACK [32] aufgezeigt und die Elektromyographie 1954 von F. MARGUTH [31] erstmals in der Münchner Medizinischen Wochenschrift vorgestellt.

Im Zuge der rasanten technischen Entwicklung unseres Jahrhunderts kamen in den 70iger Jahren die Computertomographie und in den 80iger Jahren das Magnet Resonance Imaging als technisch ausgefeilte radiologische Hilfsmittel zum Einsatz, welche heute die Höhenlokalisation und die Beurteilung des Ausmaßes des Bandscheibenvorfalles fast perfekt nachvollziehen lassen und einen qualitativen Sprung für die weiteren therapeutischen Maßnahmen bedeutet.

Die Inzidenz der Bandscheibenvorfälle liegt bei 5,1% bei männlichen und bei 3,7% bei der weiblichen Bevölkerung [20]. 90% der lumbalen Bandscheibenvorfälle sind in Höhe L4/L5 und L5/S1 lokalisiert [4]. Ein Bandscheibenvorfall kann in jeder Altersklasse auftreten, wobei der Erkrankungsgipfel zwischen der 3. und der 5. Lebensdekade liegt [38]. Entsprechend der klinischen Symptomatik und der Lage und Ausdehnung der Bandscheibenvorfälle gestaltet sich die weitere Behandlung. Zunächst ist eine konservative Behandlung anzustreben, ausgenommen davon sind jedoch eine Cauda equina Symptomatik sowie ausgeprägte akute motorische Ausfälle.

Die konservative Therapie für Lumbago und Lumboischialgie ist im alten Schrifttum oft mit polyneuritischen Prozessen abgehandelt worden. Unter dem Eindruck der Lehre einer Antigen-Antikörperreaktion der neuritischen Prozesse wurde zunächst die Fokalsanierung in den Vordergrund der Behandlung im Sinne von PAESSLER [40] und ROSENOW [45] aus dem Jahre 1930 gerückt. PETTE [41] zeigt in seinem 1942 erschienenen Buch „Die akut entzündlichen Erkrankungen des Nervensystems" die Fraglichkeit einer solchen Therapie auf. Die unspezifische Reizkörpertherapie mit Schlangen- und Bienengift, sowie Eiweiß- und Goldpräparaten aus dem Gedanken heraus, es handelte sich beim „Ischias" um eine Erkrankung des rheumatischen Formenkreises war ein Bestandteil des Therapieplanes in den 30iger Jahren.

Die physikalischen Behandlungsmaßnahmen wie Pelosepackungen, Kurzwellen- und Diathermieanwendungen zur muskulären Lockerung und Entzündungshemmung spielten damals und auch noch heute eine große Rolle.

Analgetisch-antiphlogistische Substanzen sind ein fester Bestandteil der konservativen Therapie in vielen Möglichkeiten der Applikation. 1958 beschreibt CHAPCHAL [9] die Injektion von Corticosteroiden in die erkrankte Zwischenwirbelscheibe. Peridurale und epidurale Injektionen mit Novocain sind in den 30iger und 40iger Jahren eingeführt worden. Als ein weiterer therapeutischer Versuch ist die intradurale Injektion von reinem Alkohol 1954 von STRACKER [52] durchgeführt worden mit der Folge häufig postinjektionaler aufgetretener Caudasyndrome.

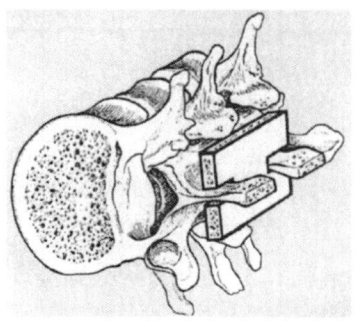

Abb. 1. Wäscheklammerspan nach Bosworth 1945 modifiziert nach dem Prinzip von Albee von 1911 der Spanung der Dornfortsätze

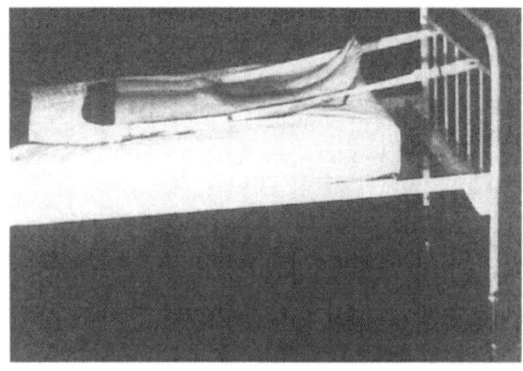

Abb. 2. Schlittenextensionsbett nach Daubenspeck zur Entlastung der Wirbelsäule (1957)

Die therapeutische Wirksamkeit einer strengen Bettruhe mit der damit verbundenen Ruhigstellung und Entlastung sind schon 1928 von A. Schanz [46] geäußert worden und noch heute fester Bestandteil einer beginnenden konservativen Therapie.

Ein weiterer Gedankenpunkt der Therapie war die Ruhigstellung der Wirbelsäule mittels Gipskorsett oder Miederversorgung. Häufig wurde dabei die sogenannte Ischiasskoliose mit Stützmiedern versorgt, ohne vorher entlastende und haltungskorrigierende Maßnahmen zu ergreifen.

Spezielle Lagerung der Patienten wie z. B. im Stufenbett 1949 von Zuelzer [60] beschrieben zur Kyphosierung der Lendenwirbelsäule oder Flachlagerung auf harter Unterlage zur Lordosierung der Lendenwirbelsäule 1948 von Luckner [30] favorisiert, die Einführung des Perl'schen Gerätes 1953 von Weber [56] zur kyphosierenden Extensionsbehandlung der Lendenwirbelsäule sowie das von Daubenspeck [14] 1958 angegebene Schlittenextensionsbett sind auch heute noch Bestandteil einer konservativen Therapie.

Spezielle manuelle Techniken mit dem Ziel der Reposition sind in den mannigfaltigsten Variationen beschrieben. Als Beispiel hierfür die von Köpke [24] 1946 und Luckner [30] 1948 in Deutschland bekanntgemachten Abt-Keegan'schen Übungen. Das einfache Übungs-

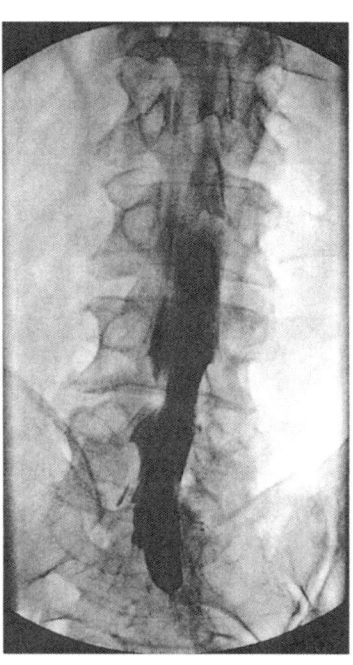

Abb. 3. Myelographie der Wirbelsäule

muster besteht darin, durch Anziehen des von der Ischialgie betroffenen Beines an die Brust eine extreme Kyphosierung hervorzurufen,
die unter kräftig stoßender Streckung des Beines in eine Lordosehal-
tung zurückgeführt wird.

Repositionsmaßnahmen der Bandscheibenvorfälle in Narkose zeigen ihre Anfänge 1931 als KEMAL MUHEDDIN [35] eine Hyperlordosie-
rung in Narkose im ventralen Durchhang erläutert. Die selbige Methode wird 1936 erneut von O. DITTMAR [15] empfohlen. 1937 beschreibt H. H. MUTSCHLER [36] seine Technik des Redressments in
Narkose mit nachfolgender Ruhigstellung im Gipskorsett oder in der
Extension. Diese Methode gehört bis in die 60iger Jahre zum
Rüstzeug orthopädischer Kliniken, wobei dieses Verfahren meist bei
frischen Bandscheibenvorfällen angewandt wird. Das große Risiko
schwerer Caudaschädigungen läßt später davon Abstand gewinnen.

Bei therapieresistenten Lumboischialgien oder akuten Lähmungen,
einer Caudasymptomatik steht als Therapie eine Operation an. Die
Techniken der Operationen wandelten sich seit Beginn des Jahrhunderts, was Zugang, Umfang und Art der Operation betrifft.

1909 führte FEDOR KRAUSE [39] eine erfolgreiche Bandscheibenoperation auf deutschem Boden durch. Weitere Berichte kommen
aus den 20iger Jahren aus der Mayo Clinic von A.W. ADSON [2] 1922
und B. STOOKEY [51] 1928. Angangs war hier eine Laminektomie das
Verfahren der Wahl. Gegen Ende der 20iger Jahre entschloß sich B.
STOOKEY [51] zur Übernahme der von L. BONOMO [5] 1902 in Italien

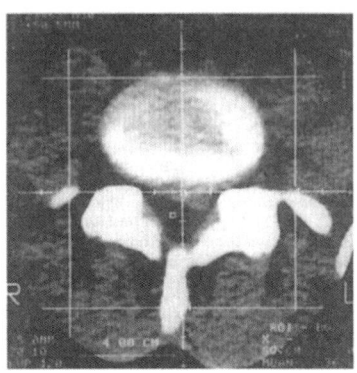

Abb. 4. CT der Lendenwirbelsäule (hier mit ausgeprägtem medianen Massenprolaps)

entwickelten Hemilaminektomie. 1934 entfernten JASON MIXTER und JOSEPH BARR [34] vom Massachusetts General Hospital einen „Tumor", der eindeutig als Nucleus pulposus Gewebe identifiziert wurde. Ein weiterer wichtiger Meilenstein in der Verbesserung der OP-Technik ist der von J. G. LOVE [29] 1939 eingeführte interlaminäre Zugang, welcher die Statik der Wirbelsäule möglichst wenig beeinträchtigt und die Wirbelbögen schont.

Aufgrund der noch nicht ausgefeilten Diagnostik, der inkorrekten Höhenlokalisation und teilweise mangelhafter Indikationsstellung kam es in der Zeit der 40iger Jahre nach der Einführung des interlaminären Zugangs nach LOVE zu einer negativen Freilegung der Zwischenwirbelräume von durchschnittlich 10% [41].

Die OP-Indikationen wurden schon in den Anfängen streng nach radikulären Syndromen gestellt, nach ausgereizter konservativer Therapie. Nur therapieresistente Wirbelsäulenlokalsyndrome wurden ausnahmsweise operativ revidiert, wobei ebenfalls ausnahmslos Bandscheibenvorfälle gefunden wurden. Dies geht aus einer Studie von 1948 von M. A. FALCONER et al. [16] hervor.

ROBERTSON und PEACHER [44] 1945 sowie H. KUHLENDAHL [26] 1956 empfehlen zusätzlich beim interlaminären Zugang die Erhaltung des Ligamentum flavum und die Refixation des Ligamentum nach abgeschlossenem Entfernen des Bandscheibenvorfalles mit dem Ziel der Prophylaxe sekundärer Verwachsungen.

1948 schlagen I. D. LANE und E. S. MOORE [27] einen transperitonealen Zugang zur Bandscheibe von der Ventralseite der Wirbelsäule vor, welcher jedoch keine Anhänger fand. Ursachen dafür sind in der Größe des Eingriffes sowie in dem mangelhaften Einblick in die Beziehung zwischen Bandscheibenvorfall und Wurzelabgängen zu suchen.

Nun standen auch noch Kontroversen zum Umgang der OP auf dem Programm. W. E. DANDY [13] vertrat 1943 die Meinung, nicht nur zerstörtes Bandscheibengewebe auszulöffeln, sondern die gesamte Zwischenwirbelscheibe zu entfernen. Demgegenüber sprachen

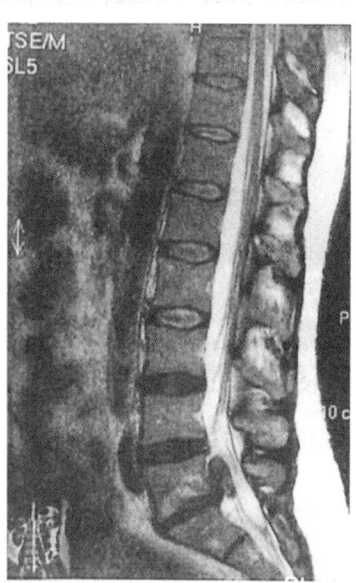

Abb. 5. MRT der Lendenwirbelsäule mit nach proximal luxiertem Prolaps

sich einige Kollegen dafür aus, lediglich den Vorfall abzutragen und das Innere der Bandscheibe unangetastet zu lassen (S. FRIBERG 1947, [17]).

Die meisten Operateure entschlossen sich zu einem Mittelweg und curretierten „ohne Fanatismus", wie dies E. BUSCH [7] 1950 treffend formuliert. In der Anfangszeit entschlossen sich wenige Operateure bei negativen Befunden zur Wurzeldurchtrennung ohne jedoch einen günstigen Effekt zu erzielen (T. ALAJOUANINE und THUREL 1947, [1]). Wenn trotz operativer Wurzelentlastungen starke Schmerzen zurückblieben, ist in seltenen Fällen versucht worden, eine Chordotomie durchzuführen, wie dies L. A. TITRUD 1957 [53] beschreibt.

Zeitparallel zu der Einführung des interlaminären Zugangs und Bandscheibenausräumung entschlossen sich viele Ärzte zur operativen Versteifung der betroffenen Lendenabschnitte nach dem von F. H. ALBEE [3] 1911 eingeführtem Prinzip der Spanung der Dornfortsätze. Die Späne wurden später modifiziert zu einem sogenannten Wäscheklammerspan 1945 von D. M. BOSWORTH [6] erläutert oder durch H-förmige Knochenplatten nach STINCHFIELD und SINTON [50] 1952.

Der Vorteil dieser Spanung ist die Erweiterung der Intervertebrallöcher. Der Nachteil dieser Operation war in der langen postoperativen Bettruhe und Ruhigstellung zu sehen. Die Arbeitsaufnahme war erst nach frühestens 6 Monaten möglich.

Eine weitere Methode zeigte CLOWARD [11] 1953 mittels dorsaler und ventraler Verkeilung des Intervertebralspaltes durch Knochenstücke aus dem Beckenkamm auf. Der Vorteil dieser Methode bestand in der relativen kurzen postoperativen Ruhigstellung von ca.

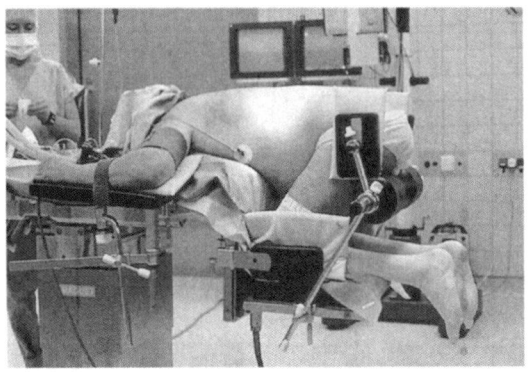

Abb. 6. Knie-Brust-Lagerung
zur Mikrodiskektomie

1 Woche. Der Nachteil lag sicherlich in der umfangreichen und diffizilen Operationstechnik. Die Entwicklung lief also von der primären Segmentversteifung über die Bandscheibenentfernung und Versteifung in einer OP-Sitzung zur primären Bandscheibenentfernung ohne Versteifung. Sie war bei besonderer Indikation eventuell in zweiter Sitzung durchzuführen.

Am 13.07.1963 nahm L. SMITH [49] die erste Chemonucleolyse durch Chymopapaininjektionen in die Bandscheibe bei einem Patienten vor, nachdem diese Protease bei Kaninchen in einer experimentellen Studie eine Aufweichung der Ohren zu Folge hatte. Aufgrund einer relativ hohen Komplikationsrate in Bezug auf anaphylaktische Reaktionen, Caudaläsionen, transverse Myelitiden und erheblicher postinjektioneller Kreuzschmerzen ist man heute dieser Behandlungsmethode zurückhaltend eingestellt.

1975 gibt HIJIKATA [21] einen ersten Report über eine perkutane lumbale Nukleotomie über einen einseitigen dorsolateralen Zugang zur Bandscheibe ab. Vorteile dieser Methode sind die minimale Invasivität, die OP-Durchführung in Lokalanästhesie, kein Auftreten von epiduralen Narbenbildungen und kein knöcherner Substanzverlust. Die Nachteile sind die enge Indikationsstellung von gedeckten Bandscheibenvorfällen sowie die anfangs hohe Infektionsrate, welche sich nach SCHREIBER und SUEZAWA [48] auf 8% belief. 1985 modifizierte ONIK [37] diese Methode in eine automatisierte perkutane lumbale Diskektomie. Auch hier traten relativ hohe Mißerfolge aufgrund nicht beachteter Indikationen auf, wie die Sequestrierung von Bandscheibenvorfällen. Ein weiterer abschreckender Faktor für diese Methode sind die hohen Kosten der Operation. In Bezug auf die endoskopische Darstellung der Bandscheibe wäre erwähnenswert, daß Pool bereits 1938 eine solche über ein Myeloscope beschreibt.

1986 wird im Rahmen der endoskopischen OP-Technik die erste perkutane Laserdekompression von ASCHER [10] durchgeführt. Als Vorteile wird eine sofortige Dekompression mit Schmerzbefreiung angegeben. Die Zeit der Euphorie für die Laser-Dekompression ist

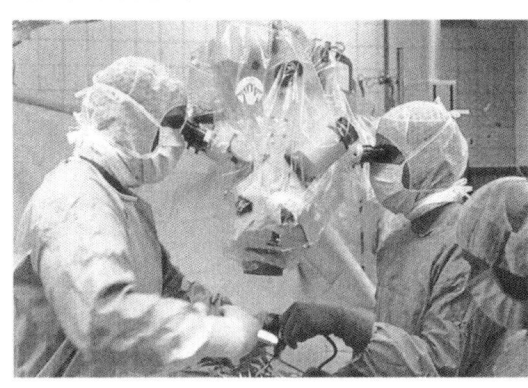

Abb. 7. Arbeit am Operationsmikroskop in der Klinik
für Orthopädie der PFEIFFER-
schen Stiftungen

ebenfalls aufgrund mangelnder positiver Ergebnisse und einge-
schränkter Indikation am abklingen.

Mitte der 70iger Jahre kam es von deutscher und amerikanischer
Seite zur qualitativen Verbesserung der offenen Bandscheibenopera-
tionen. So stellte W. CASPAR [8] 1977 die OP unter dem Mikroskop mit
dem von ihm modifizierten Instrumentarium vor. ROBERT WILLIAMS
[58], ein Neurochirurg aus Las Vegas, führte 1978 ebenfalls eine
Diskektomie unter dem Mikroskop durch.

Auch in Bezug auf die Patientenlagerung unter der OP bringt die
Zeit Modifizierungen mit sich. Über eine normale Bauchlage, die
prone position bis zur heute bevorzugten Knee-chest-Lagerung geht
die Entwicklung. Die Knie-Brust-Lagerung bringt viele beachtenswer-
te Vorteile, wie eine Erweiterung des interlaminären Raumes durch
die Kyphosierung der Lendenwirbelsäule, die venöse Stauung wird
durch ein durchhängendes Abdomen reduziert, postoperativ abdomi-
nelle Risiken werden minimiert. Eindeutige Vorteile bringt die offene
Mikrochirurgische Diskektome bei sequestrierten Bandscheibenvorfällen, durch die optimale Darstellung der anatomischen Verhältnisse, eine umfassende OP-Feldausleuchtung und die störungsfreie An-
leitung von Operationsassistenten.

Die geringere Traumatisierung des Gewebes verbessert die Hei-
lungstendenz. Insgesamt verkürzt sich der postoperative Krankenhausaufenthalt auf durchschnittlich 4 Tage.

Die Folge der verbesserten OP-Methoden ist die stetige Zunahme
der lumbalen Diskektomie mit positiven Ergebnissen. So operieren
wir in der Orthopädischen Klinik der PFEIFFERschen Stiftungen seit
Januar 1994 mit Operationsmikroskop und sammeln gemeinsam mit
unseren Patienten gute Erfahrungen.

Literatur

1. Alajouanine T, Thurel R (1947) Nouvelle contribution a l'etude de la sciatique chirurgicale. Rev neurol 79:S 52–53
2. Adson AW, Ott WO (1922) Results of the removal of tumors of the spinal cord. Arch Neurol Psychiat 8:520–538
3. Albee FH (1911) Transplantation of a portion of the tibia into the spine for Pott's disease. J Amer Med Ass 57:885–886
4. Albert TJ, Balderston RA, Heller JG (1993) Upper lumbar disc herniations. J Spinal Disorders 6:351–359
5. Bonomo L (1902) Laminectomia laterale: nuovo metodo di operata del canale rachidiano. Giorn med eserc, Roma 50:1132–1157
6. Bosworth DM (1945) Clothespin graft of spine for spondylolisthesis and laminal defects. Amer J Surg 67:61–67
7. Busch E (1950) Le prolaps discal lombaire. Acta psychiat (Kbh) 25:443–500
8. Caspar W (1977) A new surgical procedere for lumbar disc herniation causing less tissue damage through a microsurgical approach. Adv Neurosurg 4:74–80
9. Chapchal G (1958) Het cervicobrachiale Syndroom. Ned T Geneesk 102:61–65
10. Choy J, Ascher PW (1989) Percutaneous laser decompression of intervertebral disc. Lasers Med Surg news
11. Cloward RB (1953) The Treatment of ruptured lumbar intervertebral discs by vertebral body fusion. J Nerosurg 10:153–168
12. Dandy WE (1929) Loose cartilage from intervertebral disc simulating tumor of the spinal cord. Arch surg 19:660–672
13. Dandy WE (1943) Recent advances in the treatment of ruptured lumbar intervertebral discs. Ann Surg 118:639–646
14. Daubenspeck K (1953) Ein Schlittenextensionsbett. Chirurg 24:335–336
15. Dittmar O (1939) Knoll Mittlg f Ärzte 175
16. Falconer MA (1948) Surgery of lumbar intervertebral disc protrution. A study of principles and results based upon one hundred consecutive cases submitted to operation. Brit J Surg 35:225–249
17. Friberg S (1947) The lumbar disc degeneration and sciatica. Bull schweiz Akad med. Wiss 3:269–278
18. Goldhwaite JE (1911) The lumbosacral articulation. An explanation of many cases of „lumbago“, „sciatica“ and „paraplegia“. Boston Med Surg Journal 164:365–372
19. Hagelstamm L (1949) Retroposition of lumbar vertebra. Acta chir scand Suppl 143
20. Heliovaara M, Impivaara O, Sievers K: Lumbar disc syndrom in Finland. J Epidemiol Comm Health 41:251–258
21. Hijikata SA, Yamagishi M, Nakyama T (1975) Percutaneous discectomy, a new treatment method for lumbar disc herniation, J Toden Hosp
22. Knutsson F (1942) Volum- und Formvariationen des Wirbelkanals bei Lordosierung bzw. Kyphosierung und ihre Bedeutung für die myelographische Diagnostik. Acta Radiol Stockholm 23:431–443
23. Kocher T (1896) Die Verletzungen der Wirbelsäule zugleich als Beitrag zur Physiologie des menschlichen Rückenmarkes. Mitt Grenzgebiete der Med Chir 1:415–480
24. Köbcke H (1946) Zwischenwirbelscheibenschädigungen. Kurzes Übersichtsreferat aus dem amerikanischen und englischen Schrifttum. Dtsch med Wschr 71:69–71
25. Krayenbühl H (1942) Zur Diagnose und Differentialdiagnose der intervertebralen Diskushernie. Praxis 3:1–8
26. Kuhlendahl H (1956) Die Grundlagen und die Indikationsstellung zur operativen Behandlung in der Wirbelsäulentherapie. In: Junghanns H (1956) Röntgenkunde und Klinik vertebragener Krankheiten. Hippokrates-Verlag, Stuttgart

27. Lane JD, Moore ES (1948) Transperitoneal approach to intervertebral disc in lumbar area. Ann Surg 27:537–551
28. Lasegue C (1864) Considerations sur la sciatique. Arch gen med 4:558–580
29. Love JG (1939) Removal of the protruded intervertebral discs without laminectomy. Proc Mayo Clin 14:800
30. Luckner H (1948) Zur konservativen Behandlung des hinteren Bandscheibenprolapses. Med Klin 43:698–701
31. Marguth F (1954) Das Elektromyogramm bei Bandscheibenvorfällen und Osteochondrosen und seine Bedeutung für die Differentialdiagnose. Münch Med Wochenschrift 96:979–980
32. Mauer I (1957) Elevation of the Chronaxie of the extensor hallucis longus muscle. An objective sign of nerve root pressure in the low back. Bull Hosp Jt Dis 18:112–115
33. Middleton GS, Teacher JH (1911) Injury of the spinal cord due to rupture of an intervertebral disc during muscular effort. Glasgow Med Journal 76:1–6
34. Mixter WJ, Barr JS (1934) Rupture of intervetebral disc with involvement of spinal canal. New Engl J Med 211:210–215
35. Muheddin K (1931) Ischiasskoliose und Ischias. Inaug Diss Heidelberg
36. Mutschler HH (1937) Die Ischiasskoliose und ihre Behandlung. Z Orthop 67:105–116
37. Onik G, Helms CA (1985) Percutaneous lumbar discectomy using a new aspiration probe. AJNR 6:290
38. Oppel F, Conzen M (1990) Neurochirurgische Erkrankungen. In Diagnose und Differentialdiagnose in der Chirurgie, Bd. 2. VCH, Weinheim, S 49
39. Oppenheim H, Krause F (1909) Über Einklemmung bzw. Strangulation der Cauda Equina. Dtsch med Wschr 35:697–700
40. Paessler (1930) Über Herdinfektion, klinische Grundlagen und Probleme. Kongr Zbl ges inn Med 42:381–408
41. Pette H (1942) Georg Thieme, Leipzig
42. Queckenstedt (1916) Über Veränderungen der Spinalflüssigkeit bei Erkrankungen peripherer Nerven, insbesondere bei Polyneuritis und bei Ischias. Deutsche Zschr Nervenheilkunde 55:325–333
43. Reischauer F (1957/58) Wirbelsäulen- und Bandscheibenschäden. Röntgenbild und Wirklichkeit in der Therapie. Therapiew 8:130–139
44. Robertson RCL, Peacher WG (1945) Herniation of Nukleus pulposus; refinement in operative Technique. Surgery 18:768–772
45. Rosenow E (1930) Herdinfektion und elektive Lokalisation. Kongr Zbl ges inn Med 42:408–438
46. Schanz A (1928) Praktische Orthopädie. Springer, Berlin
47. Scheiffarth F, Bulitta A (1951) Die Kontrastdarstellung des Periduralraumes mit Periabrodil in der Diagnostik des Bandscheibenvorfalls. Ärztl Wochenschrift 14:318–322
48. Schreiber A, Suezawa Y (1988) Therapie des Bandscheibenprolaps. Dtsch med Wschr 11:1482–1485
49. Smith L (1964) Enzyme dissolution of nucleus pulposus in humans. JAMA
50. Stinchfield FE, Sinton WA (1952) Criteria for spine fusion with use of „H" bone graft following disc removal; results in 100 cases. AMA Arch Srg 65:542–550
51. Stookey B (1928) Compression of spinal cord due to ventral extradural chondromas; diagnosis and surgical treatment. Arch Neurol Psychiatr 20:275–291
52. Stracker (1954) Diskussionsbemerkung. Verh Dtsch Orthop Ges 41:158–159
53. Titrud LA (1957) Chordotomy for the relief of pain persisting after operations on the intervertebral discs. J Int Coll Surg 28:30–36
54. Valleix FH (1841) Traite des nevralgies ou affections douloureuses des nerfs. J.B. Bailliere, Paris
55. Virchow R (1857) Untersuchungen über die Entwickelung des Schädelgrundes im gesunden und krankhaften Zustande. G. Reimer, Berlin

56. Weber E (1953) Zur konservativen Behandlung des lumbalen Bandscheibenvorfalls. Krankengymnastik, München, S 177
57. Weber U, Schwetlick G (1994) Wirbelsäulenerkrankungen; Wirbelsäulenverletzungen. Thieme, Stuttgart New York
58. Williams RW (1978) Microlumbar discectomy, a conservative surgical approach to the virgin herniated lumbar disc. Spine 3:175
59. Witt AN (1950) Praktische Erfahrungen mit der Nukleographie. Z Orthop 30:57–71
60. Zuelzer WA (1949) Zur Diagnose und Behandlung von Kreuzschmerzen mit Betonung der Zwischenwirbelscheibenveränderungen als ätiologischer Faktor. Dtsch med Wschr 74:1303–1306

4 Varia

4.1 Zur Geschichte der Tenotomie des Klumpfußes

M. A. Rauschmann

Die operative Therapie am Beispiel des Klumpfußes und hier speziell der Beginn der Sehnenchirurgie ist, wie in vielen anderen Fällen auch, eng an die Entwicklung der Desinfektion, Möglichkeiten der Narkose und Kenntnis über die Wundheilung gebunden.

Die ersten operativen Erfahrungen bezüglich der Sehnenchirurgie wurden mittels offener Techniken gesammelt. Moritz Gerhard Thilenius (1784) war einer der Vorreiter auf diesem Gebiet neben Johann Friedrich Sartorius (1806) und Christian Friedrich Michaelis (1809). In diesen Zeitraum fallen ebenfalls erste Erkenntnisse über die Heilung von Sehnenwunden durch tierexperimentelle Studien wie beispielsweise von Albrecht von Haller (1752) bzw. John Hunter (1767). Dieser konnte bereits eine günstige Beeinflussung der Wundheilung durch den subcutanen Zugangsweg aufzeigen.

Die Sehnenchirurgie setzte sich nur sehr langsam durch. Gründe hierfür können in der noch mangelnden anatomischen Kenntnis über die Unterschiede zwischen Nerven und Sehnen, sowie in der großen Gefahr der Infektion mit dem Risiko der Todesfolge gesehen werden.

Im ersten Drittel des 18. Jahrhunderts bestand noch bei einigen Chirurgen in Deutschland die Auffassung ein Klumpfuß könne nur durch Amputation therapiert werden (Neumann 1838).

In diesem Zeitraum war die Einführung einer operativen Technik an der Sehne von großer Wagnis und konnte sich somit nur sehr langsam als anerkanntes Verfahren in Kombination mit Retention und später mit knochenchirurgischen Verfahren durchsetzen.

In Deutschland war die Entwicklung der Sehnenchirurgie eng mit Georg Friedrich Louis Stromeyer (Abb. 1) verbunden. Stromeyer studierte in Hannover, Göttingen und Berlin. Er gründete nach mehreren Studienreisen im europäischen Ausland, insbesondere nach Frankreich und England, eine orthopädische Heilanstalt in Hannover. Neben der stetigen Weiterentwicklung der subcutanen Tenotomie legte er größten Wert auf eine adäquate Nachbehandlung mit entsprechenden Schienenapparaten.

Stromeyer war nicht der erste Operateur, welcher dieses Verfahren anwandte. Der Ursprung liegt vielmehr in Frankreich bei Jacques Matthieu Delpech (Abb. 2), welcher bereits 1816 eine subcutane Tenotomie durchführte und beschrieb.

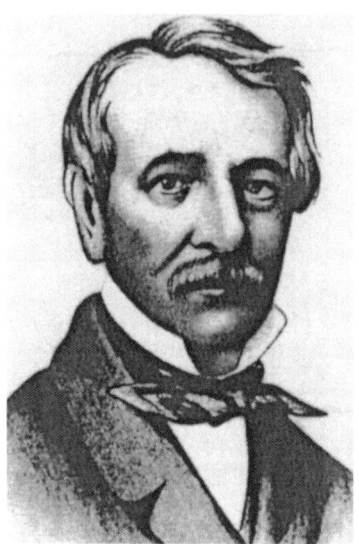

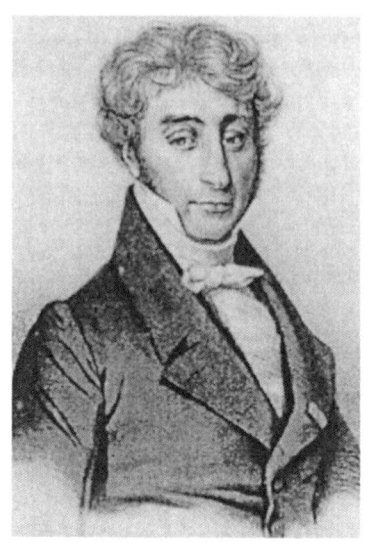

Abb. 1. GEORG FRIEDRICH LOUIS STROMEYER (1804–1876) aus: VALENTIN B, 1961

Abb. 2. JAQUES-MATHIEU DELPECH (1777–1832) aus: VALENTIN B, 1961

STROMEYER las in DELPECH's Atlas (De l'orthomorphie, 1828) über diese Technik und wandte selbige dann 1831 erstmalig in Deutschland an.

STROMEYER's subcutane Technik bestand in der Querinzision (Abb. 3) der gesamten Sehne unter Dorsalextension mittels eines gekrümmten Fistelmessers (Abb. 4). Hierbei konnte jedoch wenig Einfluß auf das Maß der Verlängerung genommen werden, woraus zeitweise eine aktive Insuffizienz des M. triceps surae resultierte. Die Vorteile waren eindeutig in der reduzierten Infektions- und Verletzungsgefahr wesentlicher Strukturen zu sehen. STROMEYER's Absicht war es möglichst kleine äußere Wunden anzulegen, um den Zutritt der Luft und damit die Eiterung und Exfoliation der Sehne zu verhüten.

Die Nachbehandlung erfolgte in einem eigens entwickelten Apparat, der den Spitzfuß in seiner ursprünglichen Position fixierte. Nach 10 Tagen begann die schrittweise Redression bis zur vollständigen Korrektur (Abb. 5).

Die erste Operation erfolgte am 28. Februar 1831 bei einer 19jährigen Patientin, welche seit dem 4. Lebensjahr an einem linksseitigen Klumpfuß litt und nur mit einer Art Stelzfuß und Krücken gehen konnte. STROMEYER beschreibt den Eingriff wie folgt: „Der Patient saß vor mir auf einem Tische, indem er mir seine linke Seite zuwandte; ein Assistent fixierte das Knie; ein zweiter faßte den Fuß und flektierte ihn dergestalt, daß eine starke Anspannung der Achillessehne entstand. Ich selbst ergriff ein spitzes, gekrümmtes, ganz schmales

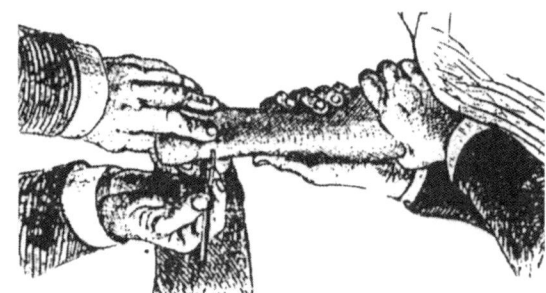

Abb. 3. Tenotomie nach
STROMEYER, aus: Hoffa 1905

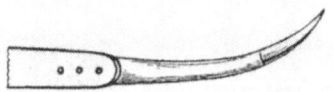

Abb. 4. Tenotom nach DIEFFENBACH,
aus: HOFFA 1905

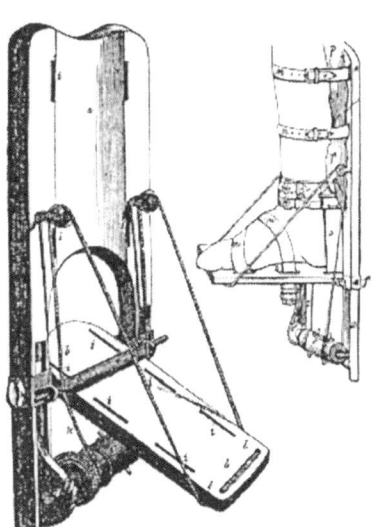

Abb. 5. STROMEYER's Fußapparat zur postoperativen Redression der Equinusposition, aus:
LITTLE, 1853

Fistelmesser und stieß dasselbe 2 Zoll oberhalb der Insertion der
Sehne zwischen diese und die Tibia ein, den Rücken des Messers gegen dieselbe gekehrt, die Schneide so nahe an der Sehne, daß dieselbe schon beim Durchdringen des Instrumentes mit einem krachen-
den Geräusch getrennt wurde."
   Diese Technik führte, zu einer weiten Verbreitung über die Grenzen
Deutschlands hinaus wieder zurück in das Ursprungsland Frankreich.
In England fand die Methode durch das Schicksal einer Person eine
schnelle Verbreitung. WILLIAM JOHN LITTLE, der spätere Beschreiber
der infantilen Cerebralparese erkrankte selbst im Alter von vier Jahren

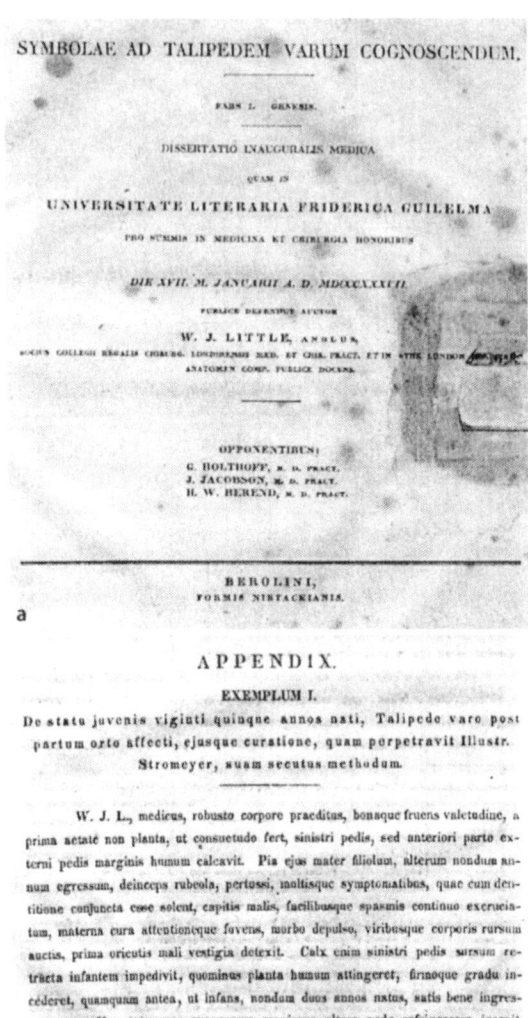

Abb. 6. Dissertation von LITTLE WJ, 1837. **a** Titelseite; **b** Kasuistik der eigenen Person

an einer Poliomyelitis, wovon er im Erwachsenenalter einen neurogenen Klumpfuß zurück behielt. Er wandte sich zunächst an den berühmten Berliner Chirurgen JOHANN FRIEDRICH DIEFFENBACH, der ihn in der Folge zu seinem Freund STROMEYER nach Hannover sandte. Hier erfolgte 1838 die subcutane Tenotomie mit großem Erfolg. LITTLE war begeistert von dem Resultat, eignete sich die Technik an und verfaßte zu einem späteren Zeitpunkt dann in Berlin unter DIEFFENBACH seine Dissertation über die Behandlung von Klumpfußleiden (Abb. 6 a).

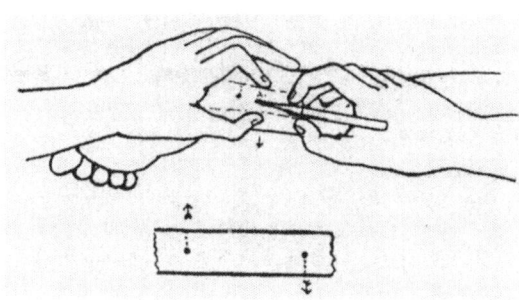

Abb. 7. Schemazeichnung der z-förmigen Tenotomie nach BAYER, aus: JOACHIMSTHAL, 1905

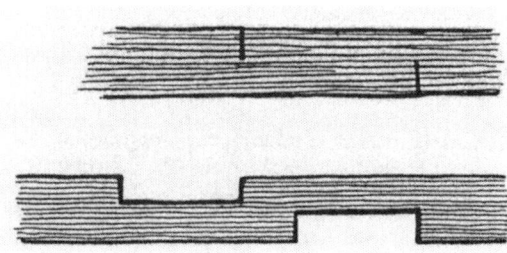

Abb. 8. Technik der subcutanen Tenotomie nach BAYER, aus: JOACHIMSTHAL, 1905

Die Dissertation welche im wesentlichen Kasuistiken aufführt, beinhaltet auch den eigenen Fall (Abb. 6b). Nach der Rückkehr in sein Heimatland gründete er ein orthopädisches Institut und verbreitete die erlernte Technik in England.

DIEFFENBACH selbst eignete sich STROMEYER's Operationstechnik an und führte selbige sowohl offen als auch subcutan in den Folgejahren mit großer Begeisterung durch. 1841 erschien sein Werk über die Durchschneidung der Sehnen und Muskeln nachdem er über 1000 Fälle operativ versorgt hatte.

Neben der subcutanen Tenotomie der Achillessehne wurde weiterhin auch die offene Therapie durchgeführt, welche seit Ende des 18. Jh. sporadisch Anwendung fand. Die Operationsdauer bei mangelhafter Narkose, sowie die hohe Rate der Infektionen führte jedoch bald zu der risikoärmeren subcutanen Technik.

Mit Einführung neuer Narkosetechniken und günstigeren Konditionen auf dem Gebiet der A- und Antispesis wurden Ende des 19. Jh. wieder die offenen Techniken propagiert. Hier sei insbesondere BAYER zu nennen, der die noch heute geläufige Z-Plastik an der Achillessehne einführte (Abb. 7).

BAYER führte die Entwicklung zunächst wieder zur offenen Technik zurück, wobei die nun verwandte z-förmige Inzision eine wesentlich bessere Steuerbarkeit der Sehnenverlängerung möglich machte. Auch die 1901 beschriebene neue Technik der subcutanen Tenotomie mit halber Querinzision führte zu einer Verbesserung im Vergleich zu STROMEYER's Vorgehensweise (Abb. 8).

Aus heutiger Sicht hat sich die offene Vorgehensweise durchgesetzt, wobei allerdings die Patienten der damaligen Zeit im Hinblick auf die Pathogenese und auf das Behandlungsalter nicht vergleichbar sind. Darüberhinaus wird die Tenotomie heutzutage häufig mit weiteren sehnenplastischen und kapselerweiternden Eingriffen kombiniert.

Die Tenotomie hat heute seit ihrer Erstbeschreibung einen sicheren Platz in der Therapie des jeweiligen Krankheitsbildes eingenommen. So haben sich die Techniken verfeinert und die früher minimalinvasive subcutane Technik ist wieder in den Hintergrund geraten, doch das Prinzip hat früher wie heute seinen eindeutigen Stellenwert behalten.

Literatur

1. Bade P (1926) Eröffnungsansprache, Erste Sitzung, 14. 9. 1925, Verhandlungen der Deutschen orthop Gesellschaft, XX Bd
2. Bayer (1891) Ein Vorschlag statt der üblichen Achillotomie in geeigneten Fällen die Achilloraphie vorzunehmen. Prager med Wochenschrift Nr. 35
3. Bayer (1897) Die plastische Tenotomie der Achillessehne bei paralytischem Spitzfuß. Prager med Wochenschrift 45:46
4. Dieffenbach JF (1841) Ueber die Durchschneidung der Sehnen und Muskeln, Berlin
5. Gressmann C (1983) Ein Medizinstudium im frühen 19. Jahrhundert... oder Stromeyers Erinnerungen an sein Ausbildungszeit. Orthop Praxis 2/83:162–165
6. Gressmann, C (1983) Ein Medizinstudium im frühen 19. Jahrhundert... oder Stromeyers Erinnerungan an seine Ausbildungszeit. Orthop Praxis 3/83:227–314
7. Gressmann C (1982) Eine historische Operation... oder Little bei Stromeyer in Hannover. Ortho Praxis 3/82:183–188
8. Gressmann C (1985) GF Louis Stromeyer – ein Wegbereiter der operativen Orthopädie, Tradition und Fortschritt in der Orthopädie. Historische Ausstellung zur 72. Tagung der Deutschen Gesellschaft für Orthopädie und Traumatologie 1985, Frankfurt am Main
9. Hoffa A (1905) Lehrbuch der Orthopädischen Chirurgie. Ferdinand Enke Verlag, Stuttgart
10. Joachimsthal G (1905–1907) Handbuch der Orthopädischen Chirurgie. Erster Band. Gustav Fischer Verlag, Jena
11. Little WJ (1837) Symbolae ad talipedem varum cognoscendum. Inaugural Dissertation, Berlin
12. Little WJ (1853) On the nature and treatment of the deformities of the human frame. Longman, Brown, Green and Longmans, London
13. Peltier FP (1993) Orthopedics – A history and iconography. Norman Publishing, San Francisco
14. Pirogoff N (1840) Ueber die Durchschneidung der Achillessehne. Dorpat
15. Stromeyer L (1833) Die Durchschneidung der Achillessehne, als Heilmethode des Klumpfusses, durch zwei Fälle erläutert. Mag ges Heilk 39:195–218
16. Stromeyer L (1838) Beiträge zur operativen Orthopädik. Helwing, Hannover
17. Stromeyer L (1977) Erinnerungen eines deutschen Arztes. Springer, Berlin
18. Valentin B (1961) Geschichte der Orthopädie. Georg Thieme Verlag, Stuttgart

4.2 Zur Geschichte der Armprothetik

H. H. WETZ

Einleitung

Die Geschichte der Armprothetik ist ein reichhaltiges, umfassendes Aufgabengebiet, so daß im Rahmen dieses Beitrages verständlicherweise nicht die ganze Fülle an Entwicklungen und technischen Details von den Anfängen bis zur Neuzeit dargestellt werden kann.

Anders als für den Gliedmaßenersatz an der unteren Extremität gelten für die obere Extremität auch historisch andere Gesichtspunkte. Einen Teil des Gehapparates des Menschen prothetisch zu ersetzen ist aus mehreren Gründen einfacher, als der vollständige oder teilweise Ersatz der Greifwerkzeuge. So ist das Verständnis der mechanischen Gesetze von Gelenken, Muskeln und Sehnen bei der Wiederherstellung der Greiffähigkeit eines Kunstarmes unabdingbar. Stets führte der Kunstarmbau gemessen an den Anstrengungen im Bereich der Beinprothetik und Orthetik, ein von Spezialisten und Tüftlern besetztes Sonderleben in der Technischen Orthopädie. Das Aufzeichnen der Erfindungen und Neuerungen geschah in der Regel durch Zweite oder Dritte, so daß ein korrektes Zitieren der Quelle einer Erfindung schwierig ist. Da sich unter den Ärzten und Mechanikern stets nur wenige für diesen Bereich interessierten, ist vieles des einst reichhaltigen Erfahrungswissens verlorengegangen. Dies belegt auch die Tatsache, daß die einst weltweit umfangreichste Sammlung der Prüfstelle für künstliche Glieder und hier besonders die Sammlung der Armprothesen am Kaiser Wilhelm Institut in Berlin seit dem Ende des 2. Weltkrieges verschollen ist. Ein Versuch, die überaus wertvolle Sammlung von der wohl in den letzten Jahren einige Exemplare aufgetaucht sind, zu finden, zu bergen und zu rekonstruieren, hat bislang ebenfalls nicht stattgefunden. Veröffentlichungen dieser Art sollen auch dazu beitragen, ein Teil dieses so wertvollen Erfahrungswissens zu erhalten.

Künstliche Arme und Hände

Vorliegende historische Angaben, die den Gebrauch oder die Fertigung künstlicher Hände und Arme beschreiben, sind spärlich. FRITZE schildert 1842 die Geschichte des CAJUS PLINIUS SECUNDUS, der von einem Soldaten erzählt, welcher im zweiten punischen Kriege die rechte Hand verlor und nach Anfertigen einer eisernen Hand den Einsatz im Felde fortsetzte.

Marcus Sergius secundo stipendio dextram manum perdidit sinistra manu sola quater pugnavit duobus equis insidente eo suffossis. Dextram sibi ferream fecit, equae religate proeliatus Cremonam obsidione exemit…etc. etc.

Ins 15. Jahrhundert datiert wird die sogenannte Ruppiner Hand, welche bei Ausgrabungsarbeiten an der langen Brücke in Alt Ruppin 1834 im Rhynbett gefunden wurde.

Die funktionellen Merkmale ähneln der künstlichen Hand des Ritters GÖTZ VON BERLICHINGEN und lassen vermuten, daß auch hier ein Waffenschmied das Hilfsmittel fertigte. Die Ruppiner Hand war passiv und hatte keine funktionellen Merkmale. Das Halten eines Zügels kann angesichts der verstellbaren Finger mit dieser Prothese möglich gewesen sein.

Der berüchtigte Seeräuber BARBAROSSA HORUK verlor seine rechte Hand in der Seeschlacht von Bugia im Jahre 1517 und ersetzte die verlorene Hand durch eine eiserne Klaue, was möglicherweise einen ersten Hinweis auf einen sogenannten Arbeitsarm darstellt.

Die eisernen Hände des Ritters GÖTZ VON BERLICHINGEN gelten noch heute als die bestüberlieferten Beispiele spätmittelalterlicher Armprothesenkunst.

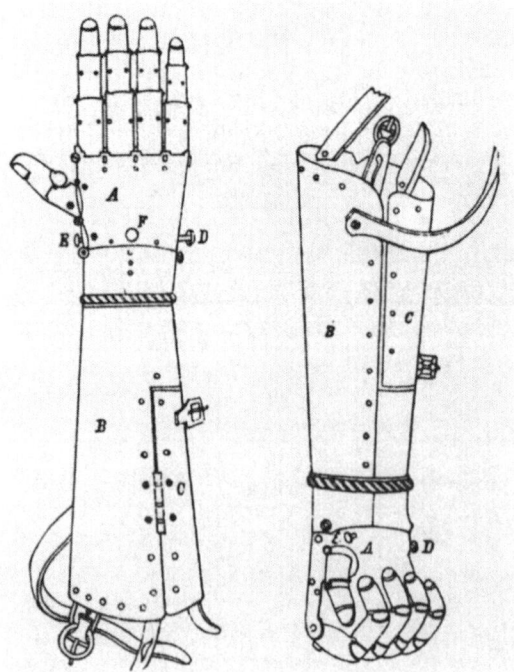

Abb. 1. Die eiserne Hand des Ritters GÖTZ VON BERLICHINGEN (jüngere Version) (aus [5])

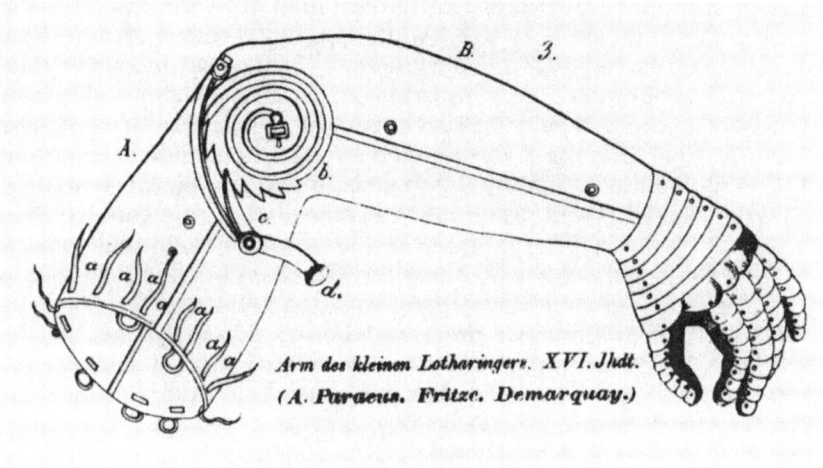

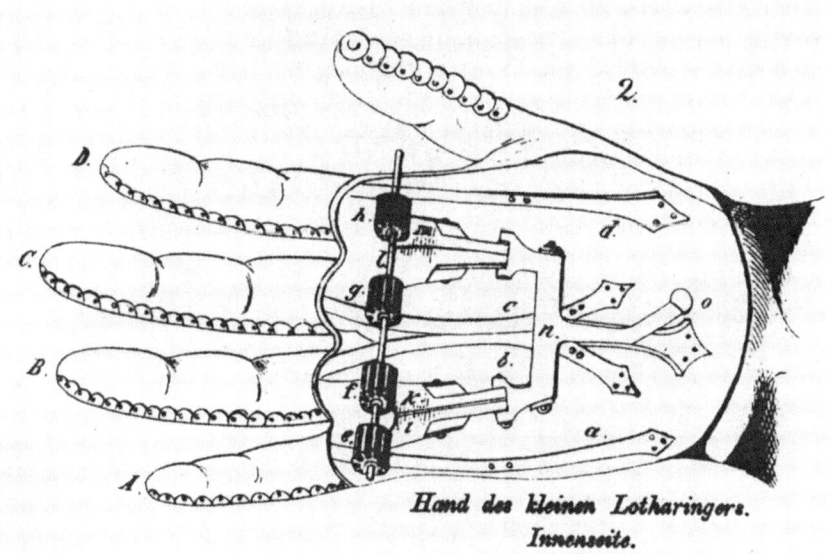

Abb. 2. Die eiserne Hand des AMBROISE PARÉ (aus [4])

Sie sind die ältesten, noch unversehrt auf der Burg Jagsthausen im Original vorliegenden Konstruktionen. Die eisernen Hände des Ritters GÖTZ befassen sich mit einer in der Armprothetik relativ leichten Aufgabe, dem Handersatz.

GÖTZ VON BERLICHINGEN verlor seine rechte Hand durch einen Musketenschuß bei der Belagerung von Landshut im Jahre 1504. Die Ausführung verdanken wir einem Waffenschmied aus Olnhausen. Es muß einschränkend angemerkt werden, daß wohl die ältere eiserne Klaue wesentlich einfacher aber auch robuster gefertigt wurde als die jüngere weithin berühmtere Version (Abb. 1). Ob diese Version, die mehrfach kopiert wurde, überhaupt zu Lebzeiten des Ritters Götz gefertigt wurde, ist ebenfalls mit Fragezeichen zu versehen. Jedoch scheint sie sehr wahrscheinlich ungenutzt den direkten Weg in die Glasvitrine gefunden zu haben. Wenn auch diese Prothese eine rein passive ist, so verdient doch die in ihr enthaltene Feinmechanik Beachtung, zumal jeder Finger durch die Beweglichkeit der einzelnen Glieder zur Umklammerung eines Gegenstandes gebeugt werden konnte.

Weniger vollkommen ist die Hand des A. PARÉ aus der zweiten Hälfte des 16. Jahrhunderts, die vom Pariser Schlosser (genannt der kleine Lotharinger) für einen Amputierten nach PARÉS Vorlagen gefertigt wurde (Abb. 2). Dieselbe Prothese wurde später von LAMZWEERDE ebenfalls beschrieben.

Sie war aus Eisenblech nach der Art eines Ritterhandschuhs gefertigt. Das Handgelenk war unbeweglich, die Finger konnten alle nur gleichzeitig durch die gesunde Hand bewegt werden. Druckfedern bewirkten wie bei BERLICHINGEN die Streckung, Zugfedern die Beugung. Auch eine Schmuckhand aus gepreßtem Leder hinterläßt uns A. PARÉ.

Den ersten Nachweis eines, wenn auch dürftigen funktionellen Ersatzes der oberen Extremität finden wir bei dem königlichen Regierungsmechanikus KARL HEINRICH KLINGERT, der in Breslau gegen Ende des 18. Jahrhunderts eine Oberarmprothese für einen Herrn, der

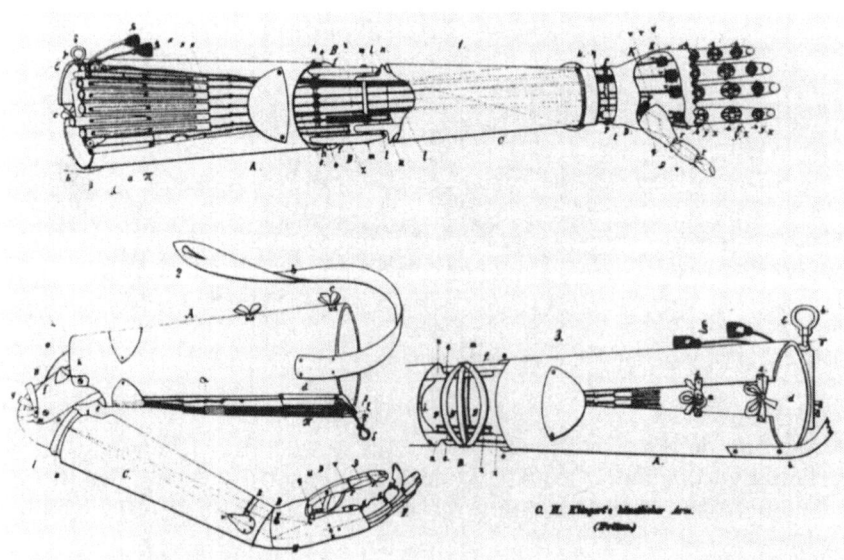

Abb. 3. Der erste seilzuggesteuerte Arm von KLINGERT (Marionettenprothese) (aus [4])

sich auf der Jagd den rechten Arm oberhalb des Ellenbogengelenks abgeschossen hatte, konstruierte (Abb. 3). Die Fingerstreckung geschieht durch Federn und durch die Schwere der Glieder. Die Beugung jedoch erfolgte durch neun Darmsaitenzüge die in Messingschiebern am Oberarm endeten und durch die gesunde Hand, verdeckt durch Wams und Jacke bewegt wurden (Marionettenprothese). Diese Konstruktion endete nach Fritze, wie so viele zuvor und vor allem danach in einer Sammlung (hier Sammlung der Kaiser Wilhelm-Akademie Berlin).

Arme mit Zugschnurverbindungen

Der funktionelle Gliedmaßenersatz an der oberen Extremität begann relativ spät erst im 19. Jahrhundert und überlebte seine wesentlichen Entwicklungsschritte bedingt durch die Erfahrungen aus den großen Kriegen der letzten 150 Jahre.

Während alle bisherigen Konstruktionen des Handersatzes Greifwerkzeuge waren, die von der gesunden Seite bewegt wurden, ist Baliff 1812 bei dem Bau seiner Hand für einen Unterarmamputierten als erster auf den Gedanken gekommen, die an dem amputierten Arm vorhandenen Muskelkräfte zur Bewegung der Finger einzusetzen, also eine willkürlich bewegbare Prothese zu schaffen (Abb. 4).

Die Verwirklichung dieses Gedankens bedeutete für den Armprothesenbau einen großen Fortschritt. So sind alle späteren Konstruktionen und Weiterentwicklungen einer willkürlich beweglichen Hand aus dieser Idee hervorgegangen.

Nach der Originalbeschreibung entspringt der Daumenzug an der Amputationsschulter von einem Schultergurt, der an einem Brustgürtel vorne und hinten befestigt ist. Ein zweiter Zug für alle vier Langfinger geht von diesem Brustgurt unterhalb der Achselhöhle aus. Der Daumenzug verläuft auf der Oberseite des Oberarms und auf der Beugeseite des Unterarms, so daß bei Streckung des Ellenbogengelenks ebenfalls der Daumen gestreckt wurde. Der Fingerzug verläuft auf der Unterseite des Oberarms und der Vorderseite des Unterarms, so daß bei Daumenstreckung die Streckung der Langfinger durch Abduktion im Schultergelenk bewirkt wurde. Das Festhalten eines Gegenstandes, wie z. B. eines Messers erfolgte so sinnvollerweise bei adduziertem Arm und Schulter- und gebeugtem Ellenbogengelenk. Dieses Prinzip setzte sich erfolgreich durch und galt als richtungsweisend für die Armprothetik des Unterarms während des gesamten 19. Jahrhunderts.

Eine wesentliche und vollkommene Weiterentwicklung der Baliff-Prothese war die Konstruktion der Berliner Instrumentenbauerin Margarete Karoline Eichler 1836 (Abb. 5), welche erstmale eine Oberarmprothese fertigte, bei der durch einen Schulterzug das Ellenbogengelenk zusätzlich gebeugt werden konnte. Auch der Arm von

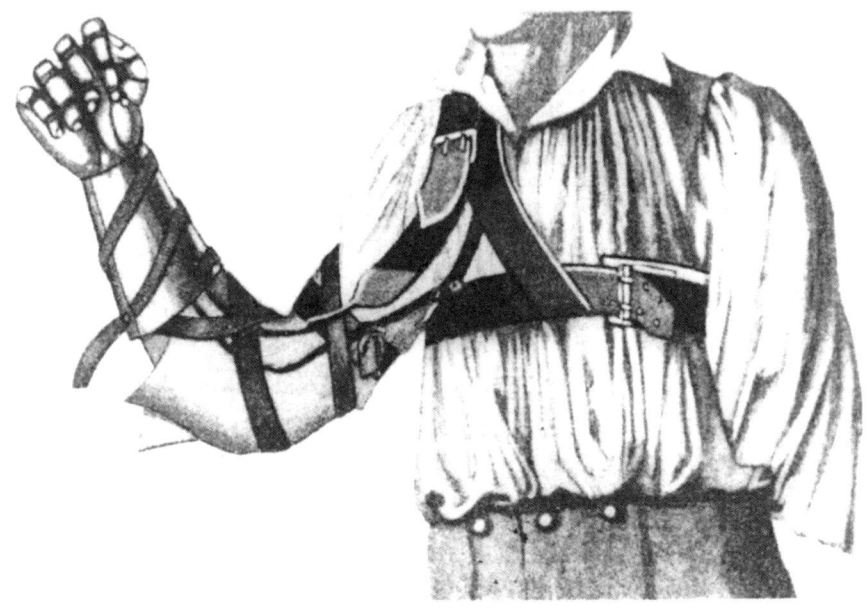

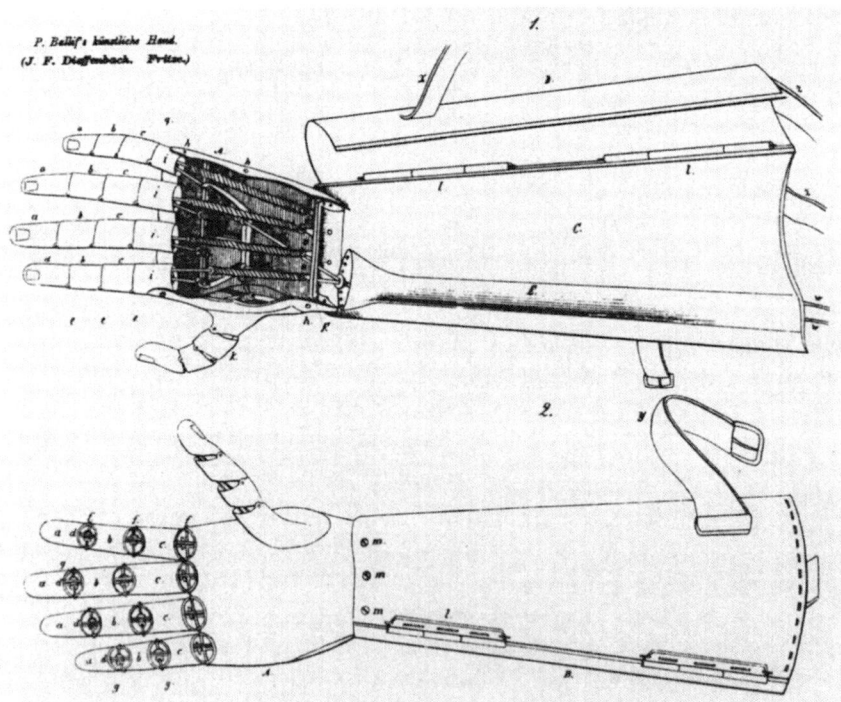

Abb. 4. Die erste Eigenkraftprothese von Baliff (aus [5])

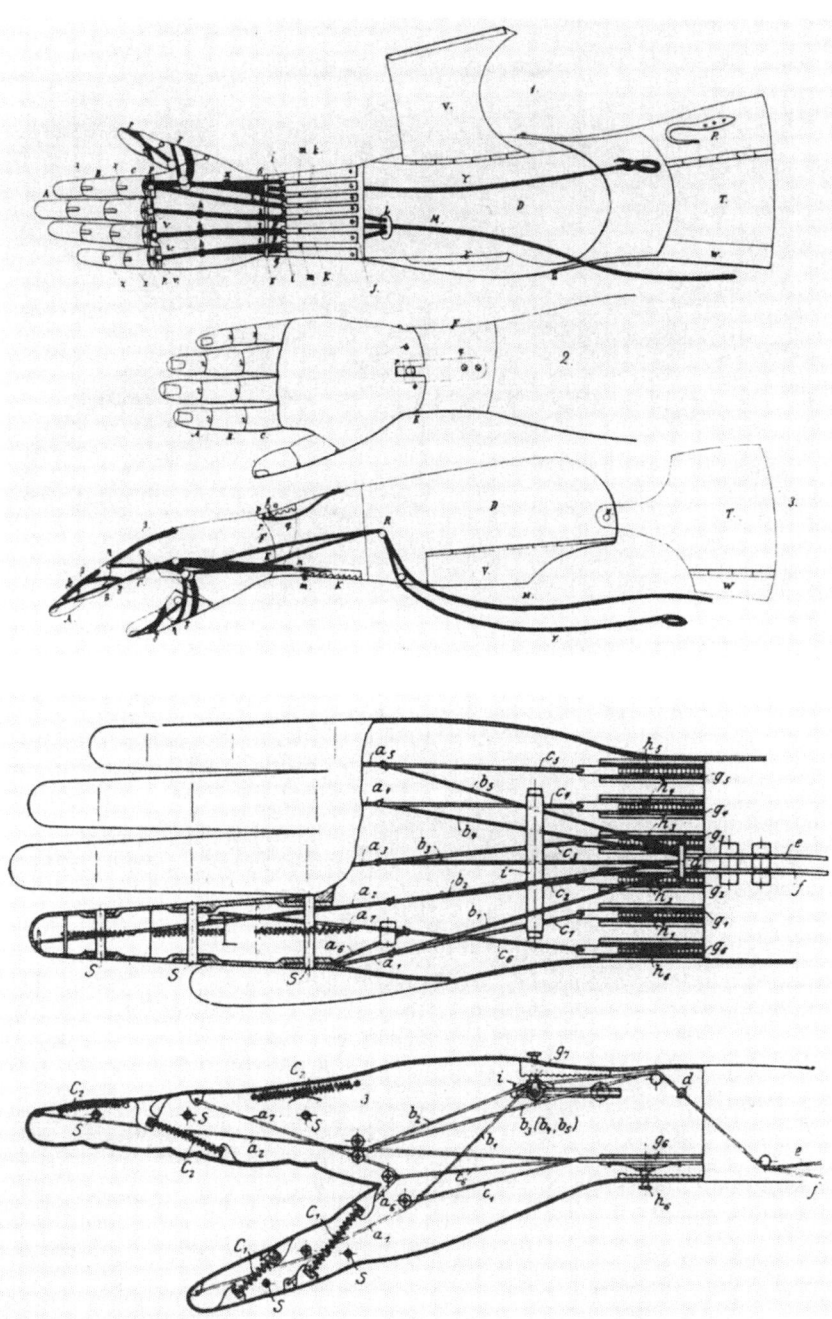

Abb. 5. Hand und Kunstarm der MARGARETE KAROLINE EICHLER (aus [4])

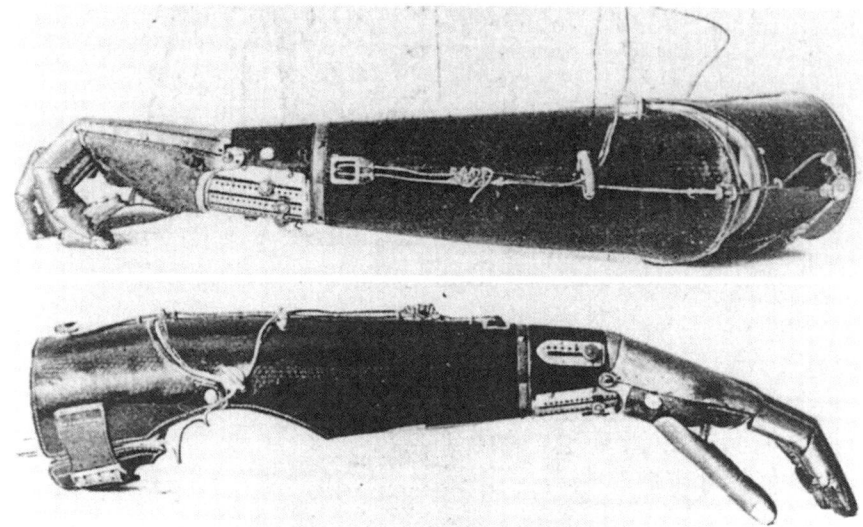

Abb. 6. Die Unterarmprothese von TROSCHINSKI mit Eichlerhand (aus [5])

TROSCHINSKI (Abb. 6) basiert auf einer Verfeinerung der BALIFFschen und EICHLERschen Version. An allen diesen Entwicklungen gelobt werden muß, daß sie erste wirklich funktionierende Eigenkraftprothesen ware. Es muß jedoch bemängelt werden, daß die Kraft der Zugfedern als so schwach galt, daß nur leichte Gegenstände festgehalten werden konnten.

Die EICHLERsche Version besaß daher zusätzliche Sperriegel der Fingergelenke, um schwerere Gegenstände wie einen Eimer tragen zu können.

Und noch eine Konstruktion aus dieser Zeit, die über viele Jahre bis zum Anfang des 20. Jahrhunderts Bestand hatte, verdient Beachtung, die Prothese von VAN PEETERSEN aus dem Jahre 1844 (Abb. 7).

VAN PEETERSEN versorgte einen französischen Offizier, der rechts unterarm- und links oberarmputiert war, mit Eigenkraftprothesen. Entgegen der BALIFFschen Konstruktion benutzte VAN PEETERSEN nur einen Fingerzug für alle fünf Finger, so daß eine vollständige Handöffnung bei Streckung und ein Faustschluß bei Beugung des Ellenbogengelenks erreicht wurde. Den Arm für den Oberarmstumpf befestigte er an einem Korsett. Die Beugung im Ellenbogengelenk erreichte er durch einen Schulterzug, der über dem Schulterblatt der Gegenseite endete. Durch Bewegung der Schulter nach vorne wurde der Zug gespannt und die Prothese im Ellenbogengelenk gebeugt. Federzüge in der Hand bewirkten einen passiven Faustschluß bei gebeugtem Ellenbogen. Die Öffnung der Hand wurde dann durch einen zusätzlichen Abduktionszügel bei Abduktion im Schultergelenk einge-

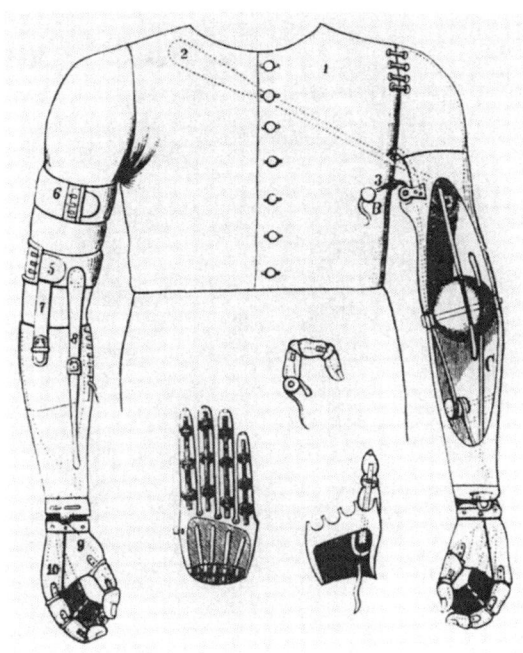

Abb. 7. Die Unterarm- und Oberarmprothese von VAN PEETERSEN (aus [5])

leitet. Das Erlernen der synergistischen Handhabung der Apparatur scheiterte nicht selten an der Einsicht und mangelnden Lernfähigkeit der Patienten.

Mag sein, daß der praktische Wert der VAN PEETERSENschen Prothese gering war, so kommt ihm dennoch das Verdienst zu, den ersten Versuch unternommen zu haben, durch Vorwärtsbewegungen der Schultern oder des Oberarmstumpfes eine Beugung in dem künstlichen Ellenbogengelenk zu erreichen.

Und noch eine Verbesserung der VAN PEETERSEN Konstruktion, die im wesentlichen noch heute gilt, sollte hier Erwähnung finden, die künstlichen Arme von ROBERT und COLLIN (Abb. 8). Durch Nutzung der Rumpfbewegungen sollte die Beugekraft der Ellenbogen gesteigert werden. Gesäßzügel stellen eine Verbindung mit dem künstlichen Unterarm her. Durch Rumpfvorwärtsbeuge werden die Ellenbogen gestreckt und ein Gegenstand kann vom Boden bei gleichzeitiger Aufrichtung des Rumpfes angehoben werden. Diese Bewegung führte zu einer Beugung im Ellenbogengelenk. Oder durch Seitwärtsneigen des Rumpfes konnte der eine oder der andere Arm gebeugt und die Hand zum Mund geführt werden.

Die erste Prothese für einen Ellenbogenexartikulierten, mit der bei Flexion und Extension des Ellenbogengelenks auch eine Pro- und Supinationsbewegung des Unterarms erreicht werden konnte, fertigte CHARRIERE zur Mitte des 19. Jahrhunderts (Abb. 9). Über eine dreh-

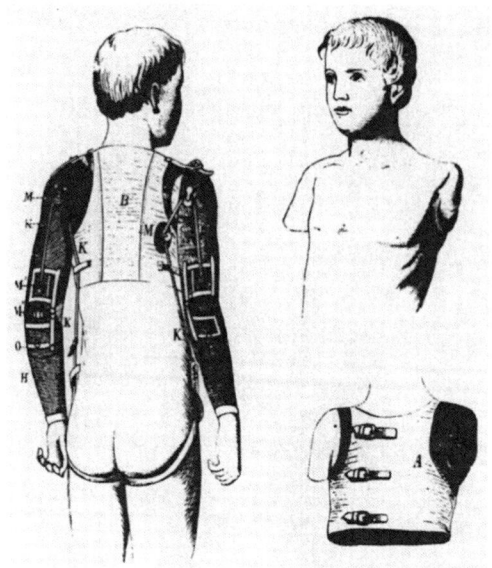

Abb. 8. Die Oberarmprothese von ROBERT und COLLIN (aus [5])

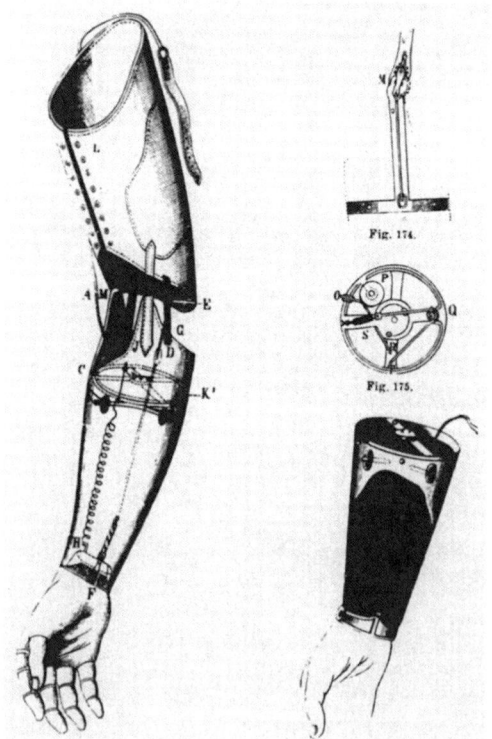

Abb. 9. Der Pro- und Supinationsarm von CHARRIERE (aus [5])

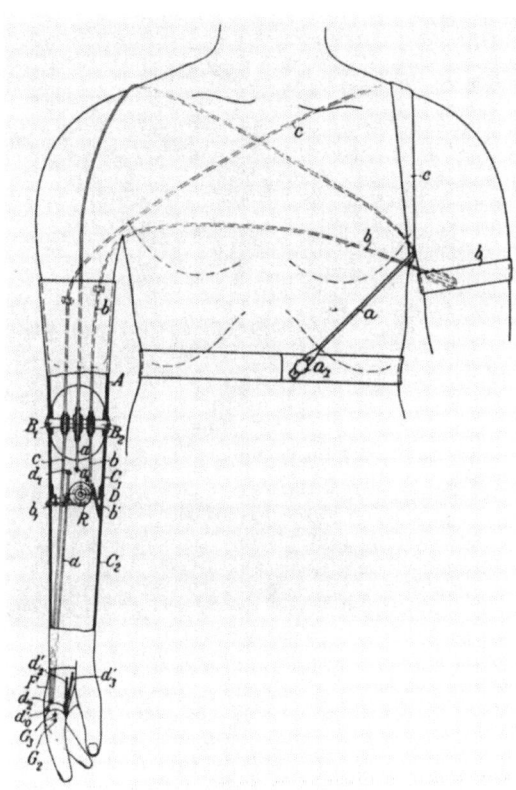

Abb. 10. Der Kunstarm vom MATTHIEU mit geändertem Verlauf der Kraftzugbandagen (aus [4])

bare Aufhängung des Unterarms erreichte eine an der Außenseite angebrachte Zahnsegmentverbindung über eine exzentrische Spindel mit Seilzugverbindung zum Unterarm diesen Effekt.

MATTHIEU verbesserte für Oberarmamputierte die Nutzung der Eigenkraft durch die Anordnung der Kraftzugbandagen (Abb. 10). Das Prinzip war zu den bereits vorgestellten und etablierten Techniken unverändert. Er konnte jedoch den erforderlichen Kraftaufwand, der zur Betätigung von Ellenbogen und Hand erforderlich war, deutlich verringern, eine Anordnung, die sich bis heute in der Armprothetik erhalten und bewährt hat.

Der GRAF VON BEAUFORT stellte 1860 eine Prothese vor, die zwar nach dem VAN PEETERSENSCHEN Prinzip arbeitete, aber in Ausgestaltung und Fertigung einer Schmuckprothese mit gewisser Restfunktion entsprach (Abb. 11). Die Langfinger waren unbeweglich und nur der Daumen konnte von der gesunden Seite aus über eine Zugbandage geöffnet oder geschlossen werden. Im Falle einer Oberarmamputation benutzte er einen gegenseitigen Gesäßriemen wie COLLIN, um den Ellenbogen aktiv zu beugen. Neben funktionellen Fortschritten

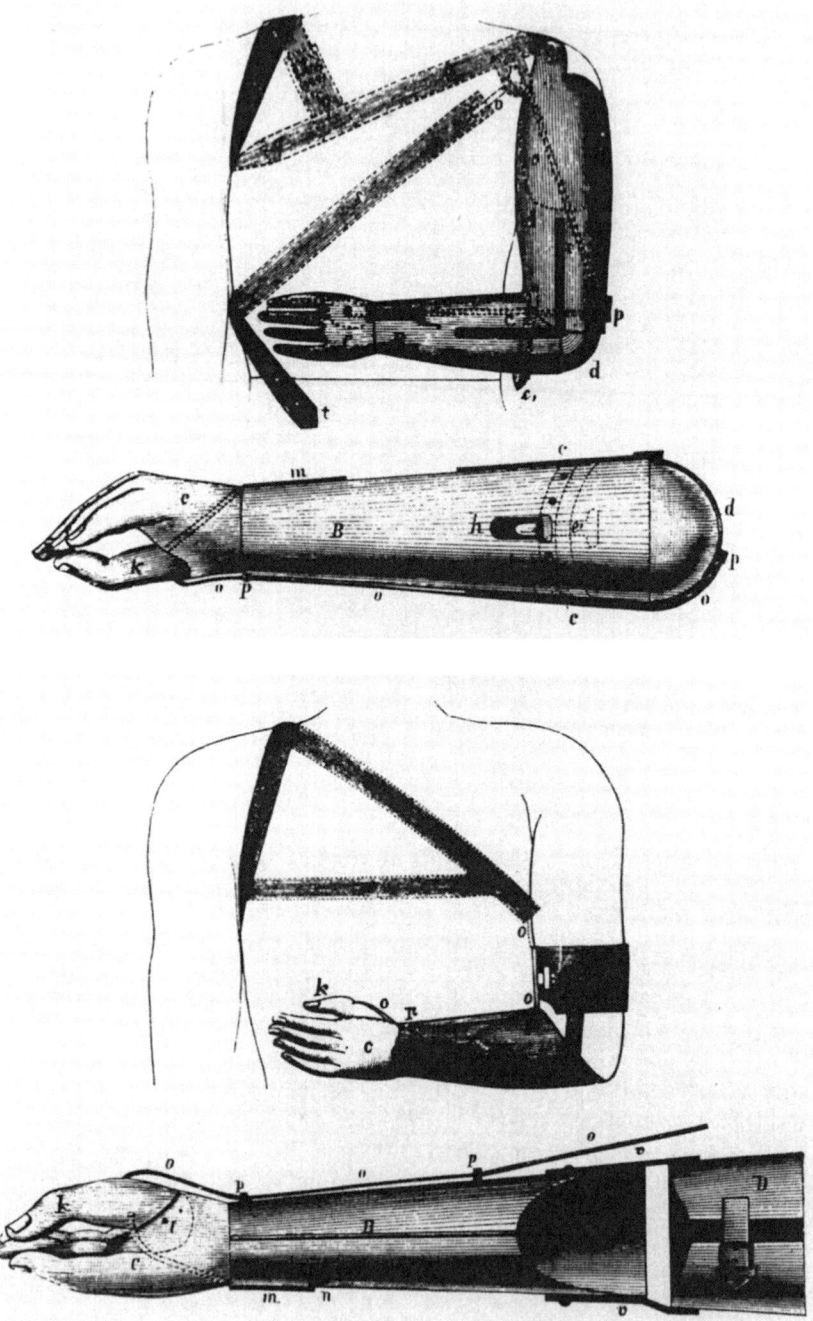

Abb. 11. Die Ober- und Unterarmprothese des GRAFEN BEAUFORT (aus [5])

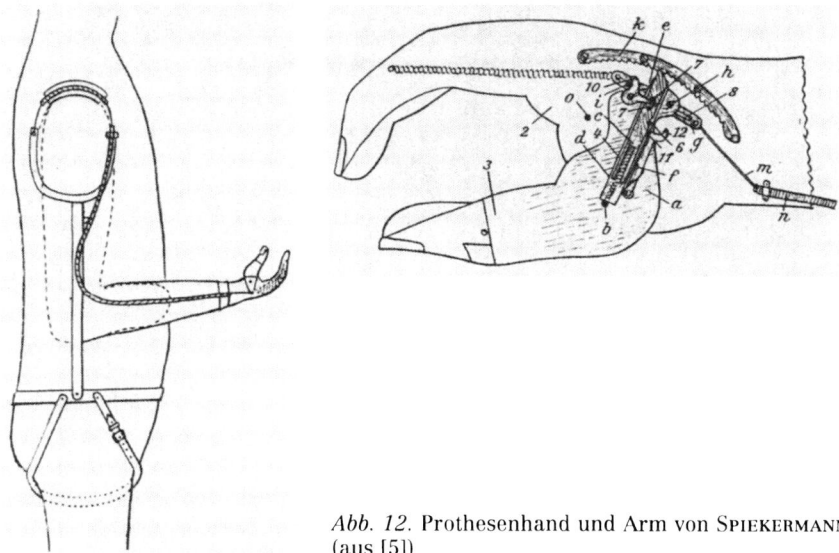

Abb. 12. Prothesenhand und Arm von SPIEKERMANN
(aus [5])

der Vergangenheit stellt dieser Prothesentyp erstmalig den Versuch
dar einen möglichst anatomischen Ausgleich zu schaffen.

Nachdem sich das Prinzip der Eigenkrafttechnik mit Kraftzugbandagen weiter entwickelt hatte, finden sich um die Jahrhundertwende
darüberhinaus zahlreiche technische Verbesserungen bei den Prothe-
senhänden und der Mechanik der Kraftübertragung.

DALISCH ersetzte die störanfälligen und wiederholtem Mäusefraß
ausgesetzten Darmsaiten durch flexible Metallstangen.

Das Prinzip von CLASEN, wonach sich die Finger der Prothesenhand fest um einen Gegenstand schließen konnten ohne sich zu
öffnen, war eine wesentliche Weiterentwicklung aller bisherigen Prothesenhände und findet sich 1917 in der Mechanik der CARNES Hand
wieder. Auch die Prothesenhände von ROHRMANN, SPIEKERMANN (Abb.
12) und LANGE folgten diesem Prinzip.

Arme und Stumpfmuskelkraftsteuerung

Die Entwicklung von Kunstarmen, die durch die Kraft der Stumpf-
muskulatur gesteuert wurden, findet sich zu Beginn des 20. Jahrhunderts.

SAUERBRUCH benutzt die Bewegung des Unterarmstumpfes zu Betätigung einer Zugschnur, durch die der Daumen einer Hand geöffnet
wurde, während der künstliche Unterarm durch einen VAN PEETER-
SENzug gebeugt wurde (Abb. 13).

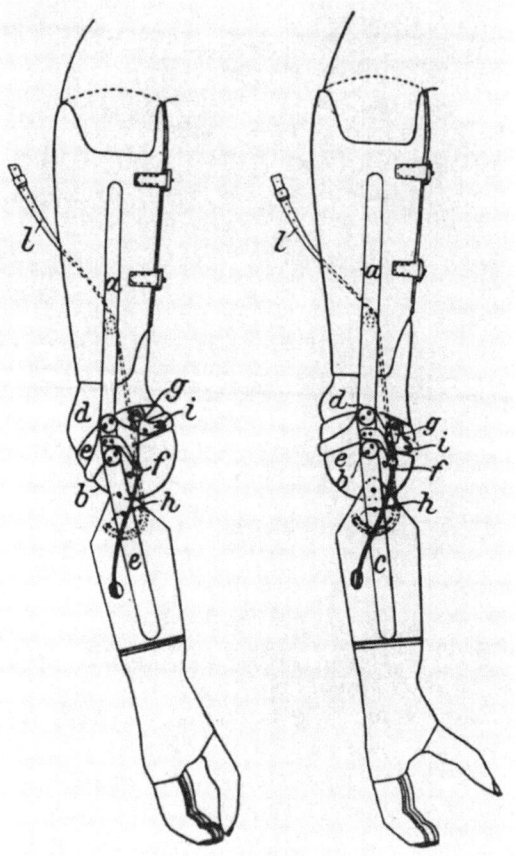

Abb. 13. Die Unterarmkurz-
stumpfprothese von SAUER-
BRUCH (aus [5])

Eine andere Konstruktion von SAUERBRUCH für einen Versehrten mit Teilhandamputation ermöglichte die Öffnung einer Kunsthand dadurch, daß bei Beugung des Handstumpfes durch Rollenübertragung ein Zug am Daumen ausgeübt wurde (Abb. 14).

BLUMENTHALS Konstruktion für Amputierte mit ganz kurzen Oberarmstümpfen, deren Kraft zur Betätigung anderer Arme nicht genügen würde, benutzt den Schulterstoß für die Hand und Fingerbewegung (Abb. 15). Die Oberarmhülse wird durch eine aus zwei Gurten bestehende Bandage gehalten. Ein Gurt ist vorn in Höhe des Schultergelenks an der Oberarmhülse befestigt. Ein weiterer Gurt umfaßt den Brustkorb. Der Unterarm wird gebeugt durch Vorwärtsheben des Oberarms. Durch Stoß der Schulter wird der Daumen abwechselnd geschlossen und geöffnet. Ein Umschaltgetriebe verstärkt zusätzlich die Stoßkraft. Ein weiterer Versuch die Stumpfmuskelkraft für die Steuerung der Kunsthand zu nutzen, findet sich bei den sogenannten Dreharmen.

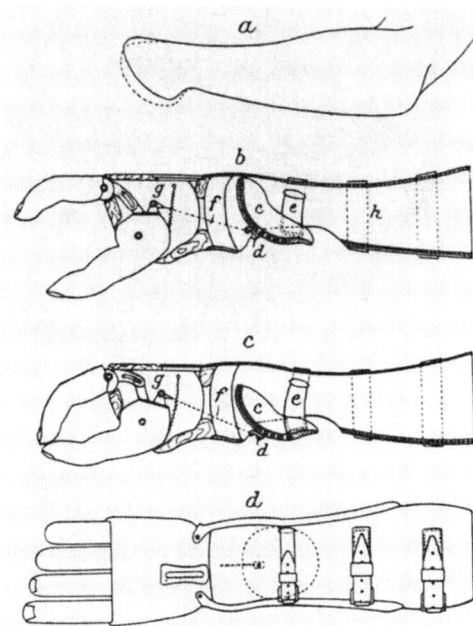

Abb. 14. Die funktionelle Hand-
wurzelstumpfprothese von SAUER-
BRUCH (aus [5])

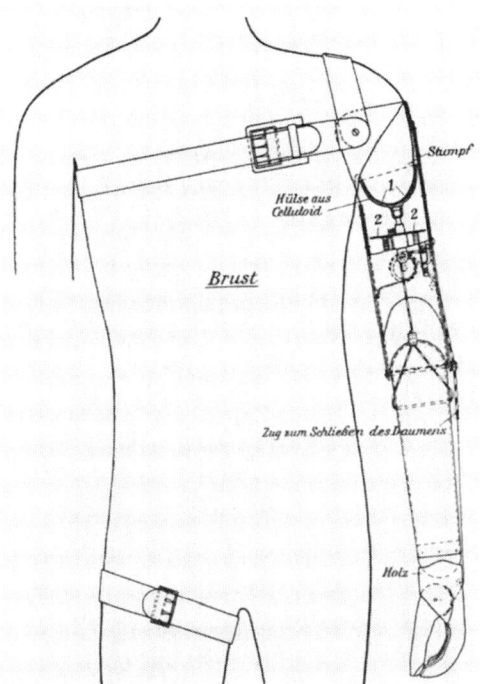

Abb. 15. Der Schulterstoßarm von
BLUMENTHAL (aus [5])

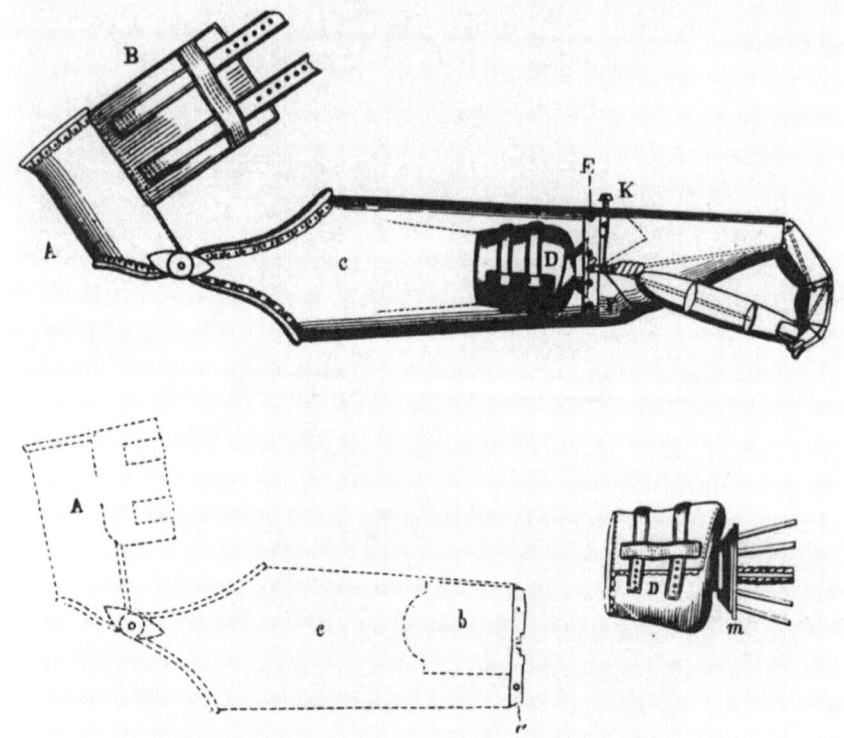

Abb. 16. Der Handexartikulations-Dreharm von DALISCH (aus [5])

DALISCH hat 1877 als erster die Pro-Supinationsbewegung für die Fingerbewegung verwertet. Er benutzte ferner zur Steuerung der Finger Metallstangen statt die bis dahin gebräuchlichen Darmsaiten (Abb. 16).

Einen wesentlichen Fortschritt stellte die operative myokineplastische Umwandlung des Amputationsstumpfes durch VANGHETTI, SPITZY und SAUERBRUCH dar. Durch das Anlegen von Muskelkanälen konnte die Kraft der Beuger und Strecker unmittelbar zur Steuerung der Prothese genutzt werden (Abb. 17).

Für die Unterarmamputierte führte die SAUERBRUCHhand, eine Weiterentwicklung der ROHRMANNhand, als Umwendehand zu einer wesentlichen funktionellen Verbesserung. Ein Muskelzug bewirkte die Drehung und ein weiterer das Schließen der Finger. Ein Federzug führt die Hand in die Ausgangsstellung zurück. Für Oberarmamputierte entwickelte BLUMENTHAL die erste durch zwei Muskelkanäle gesteuerte Oberarmprothese.

Diese Technik wurde durch BIEDERMANN weiterentwickelt und hat in Verbindung mit der nach wie vor aktuellen Technik der Myokine-

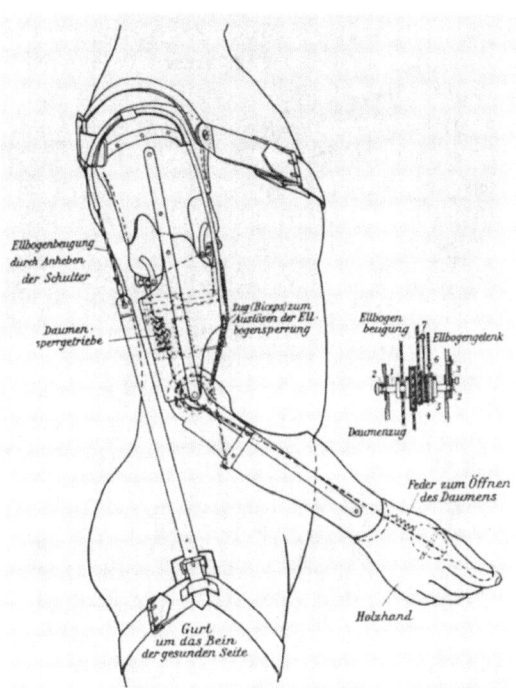

Abb. 17. Myokineplastische Oberarmprothese von BLU-MENTHAL (aus [5])

plastik SAUERBRUCHS, LEBSCHES und BRÜCKNERS einen festen Platz in der orthopädietechnischen Schatztruhe der Alternativen zur Myo-elektrik, aus deren Geschichte und Technik ich an dieser Stelle nicht berichten kann.

Arbeitsarme

Zum Ende des Beitrags möchte ich noch die Arbeitsarme erwähnen, deren Bedeutung heute weniger groß ist als zu den Zeiten, als hand-werklich körperliche Arbeit noch wesentlicher Bestandteil sozialer Existenzsicherung war.

Bei den sogenannten Arbeitsarmen war die Kosmetik zweitrangig und nur die Funktion so wie die Anpassung des Stumpfes an Maschi-ne und Arbeitsgerät stand im Vordergrund.

Der Arbeitsarm von GRILLPEAU und LE FORT aus dem Jahre 1867 (Abb. 18) gilt neben dem oben erwähnten HOOK des Seeräubers HO-RUK als eine der ältesten Entwicklungen auf diesem Gebiet. Auch muß die Industrialisierung Europas als mitbewegend für diese Ent-wicklung der um die Jahrhundertwende sprunghaft ansteigenden Ar-beitsarme gesehen werden. Die Bereitstellung sogenannter Ansatz-stücke erweiterte die handwerklichen Möglichkeiten des Amputier-

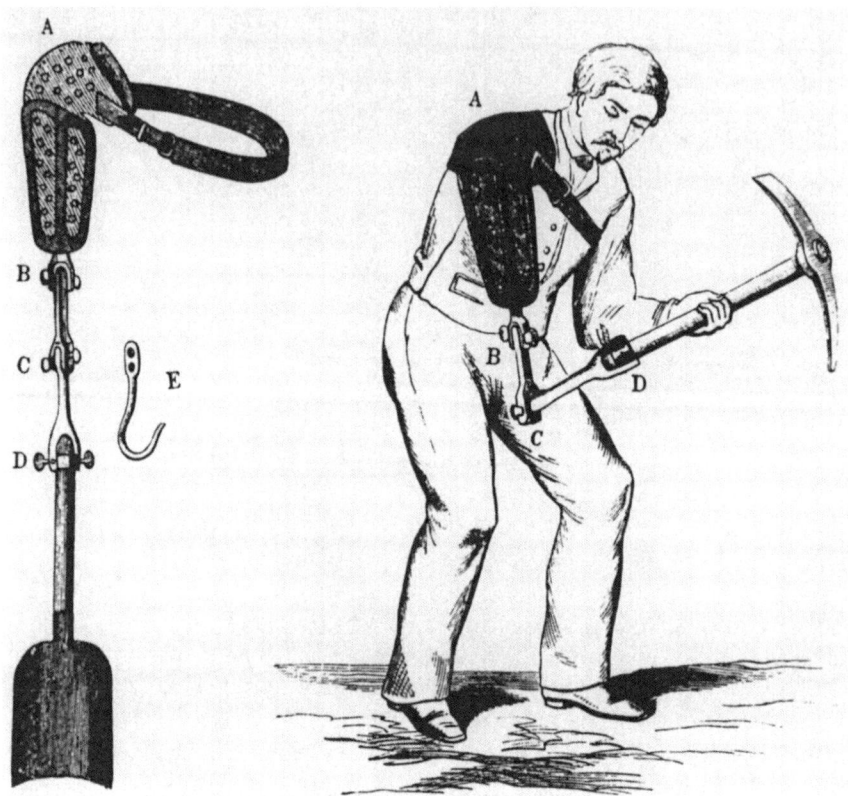

Abb. 18. Der Arbeitsarm von GRILLPEAU und LE FORT (aus [4])

ten. Funktionell anatomische Studien der verschiedenen Griffpositionen lagen der Fertigung zahlreicher Ansatzstücke zu Grunde (Abb. 19). Hier konnten Feilkloben, Zangen, Hammer, Haken und Ösen angesteckt werden um dem Kunstarm mehr Nutzen und Funktion im Arbeitsleben zu verleihen (Abb. 20).

Diese Entwicklung nutzen unsere Patienten, wenn auch in abgewandelter Form, noch heute.

Technische Hilfen für Einhänder und Doppelamputierte

Die Erfindung der sogenannten Löffel- oder Messergabel von WANDSCHUCH um 1900 (Abb. 21) war eine solche nützliche Neuerung, die über die Jahre bestand hatte. Wesentlicher als für die Einhänder war die Entwicklung von technischen Hilfen für Doppeltamputierte anzusehen.

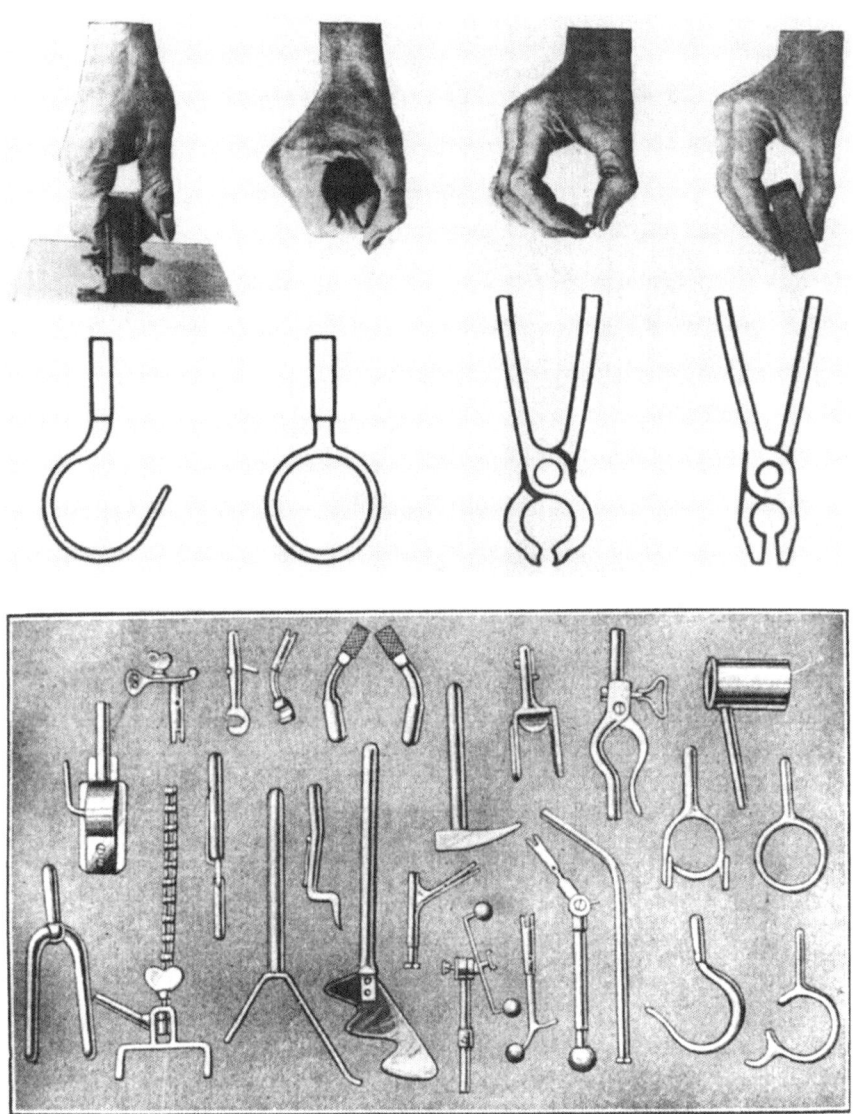

Abb. 19. Handgriffstudien zur Vorbereitung von Steckansätzen (aus [5])

Die Selbständigkeit und das verständliche Bedürfnis nach Unab-
hängigkeit von fremder Hilfe führten zu interessanten Entwicklungen, von denen ich hier einige wenige erwähnen möchte. Die Prothesenjacke von ERLACHER (Abb. 22) oder das Instrumentarium für das
tägliche Leben im Fertigpack (Abb. 23). Ferner Verschlußmechanis-
men für die Hose (Abb. 24) und eine Apparatur zur Körperhygiene

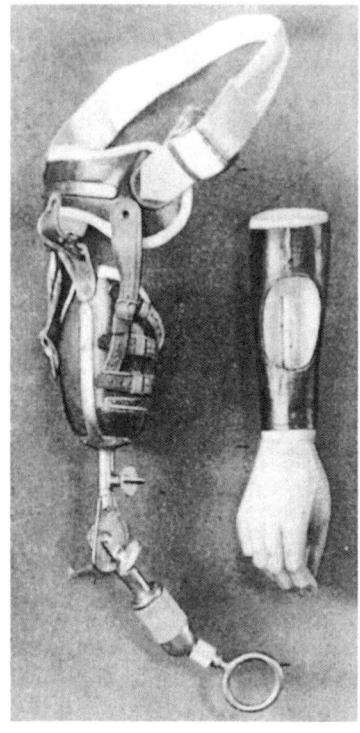

Abb. 20. Der Arbeitsarm von NICOLAI mit feststellbarem Rastenellenbogengelenk (aus [5])

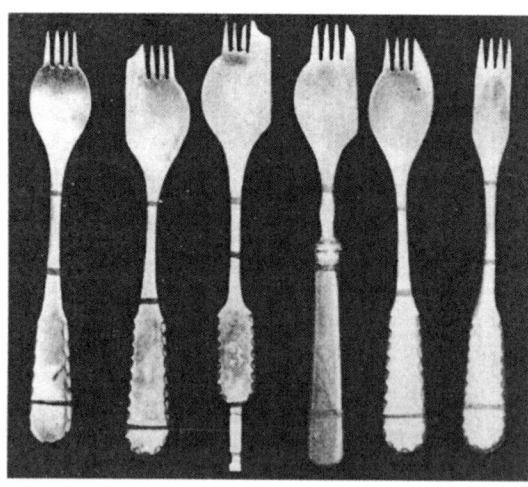

Abb. 21. Die Löffelgabel von WANDERSCHUH (aus [5])

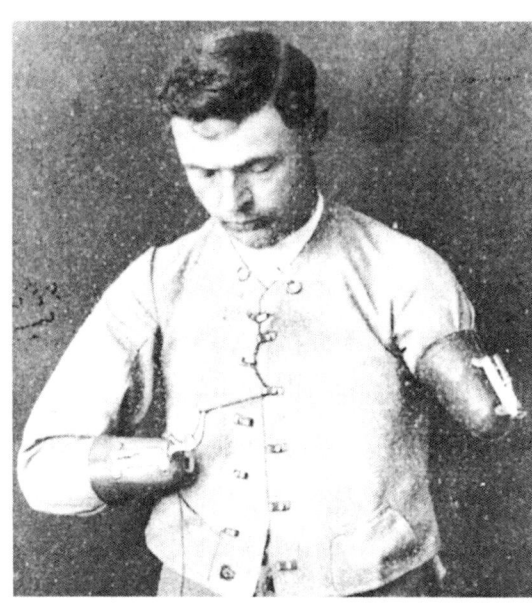

Abb. 22. Die Prothesenjacke von ERLACHER (aus [5])

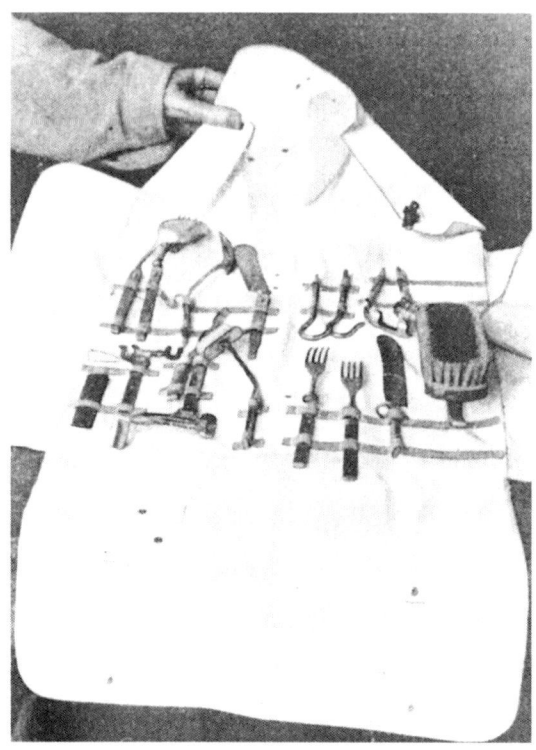

Abb. 23. Instrumentarium für das tägliche Leben eines Einhänders (aus [5])

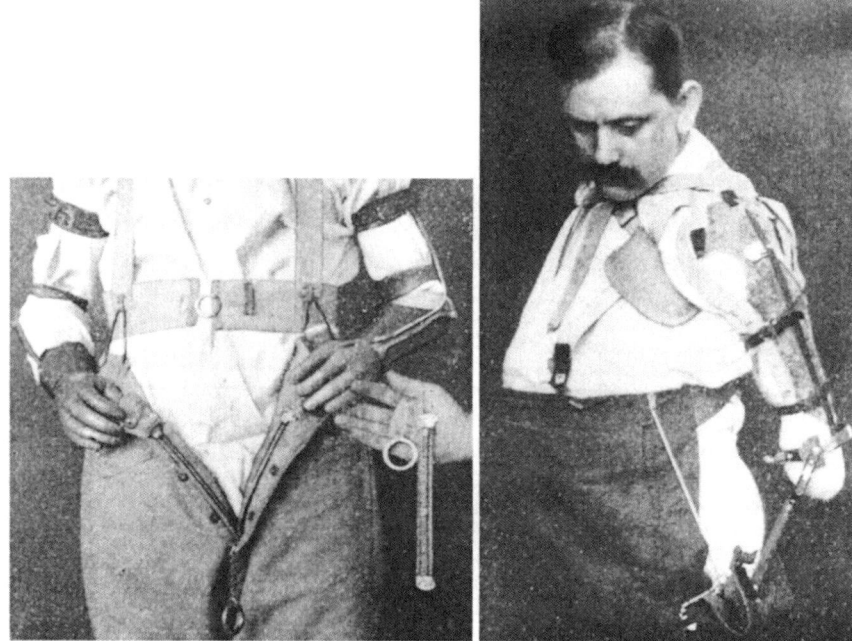

Abb. 24. Hosenverschlußmechanismus bei einem Ohnhänder (aus [5])

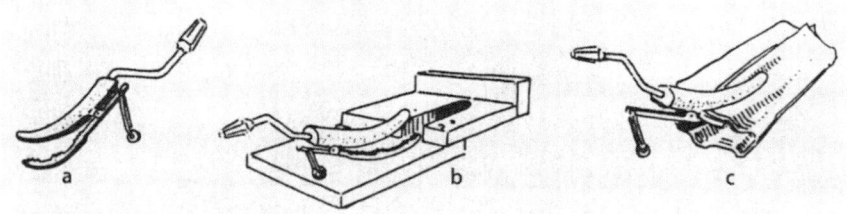

Abb. 25. Toilettenpapierhalter für Ohnhänder (aus [5])

nach der Toilettenbenutzung (Abb. 25) sind hier einige wenige ein-drucksvolle Beispiele für die einsetzende orthopädietechnische Akti-vität zur Rehabilitierung Armversehrter um die Jahrhundertwende.

Heilgymnastik

Daß die Kraft des Amputationsstumpfes sich durch gymnastische und apparative Übungen verbessern läßt, finde ich in der Literatur zum ersten Mal von BIESALSKI 1915 dargestellt (Abb. 26). Hier wird auf

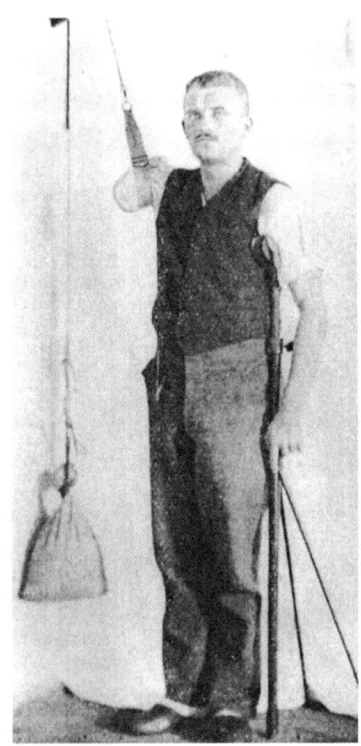

Abb. 26. Stumpfmuskeltraining eines Ober-armamputierten mit einem neuen Seilzugapparat nach BIESALSKI (aus [8])

die Möglichkeit der Nutzung eines Kraftzugapparates zur Kräftigung eines Oberarmamputationsstumpfes hingewiesen.

Literatur

1. Dornblüth F (1831) über den mechanischen Wiederersatz der verlorenen unteren Gliedmaße. Güstrow, Rostock
2. Lamzweerde (1692) Appendix ad armamentarium chirurgicum. J Sculteti Ludg Bat
3. Plinius Cajus Secundus Histor natur libr VII Cap 29, S 29
4. Karpinsiki O (1881) Studien über künstliche Glieder im Auftrage des Königlich Preusseschen Kriegsministeriums, Bd I und Bd II. Königl Preussische Hof-Buch-handlung, Berlin
5. Gocht H, Radike R, Schede F (1920) Künstlicher Glieder, 2. Aufl. Enke, Stuttgart
6. von Mecheln (1815) Die eiserne Hand des tapferen deutschen Ritters Götz von Berlichingen. Berlin
7. Fritze HE (1842) Arthroplastik oder die sämtlichen, bisher bekannt gewordenen künstlichen Hände und Füße zum Ersatz dieser verlorengegangenen Gliedmaßen, nach Manuskripten des königl. geh. Medicinalraths Prof. Dr. CAF Kluge. Bearbei-tet von H.E. Fritze. Meyer'sche Hof-Buchhaltung, Lemgo
8. Biesalski K, Riedinger O (1915) Stumpfverbesserungen. In: Verhandlungen der Deutschen Orthopädischen Gesellschaft

4.3 Zur Blockade des Plexus brachialis –

gestern – heute – morgen

M. GOERIG

Einleitung

Die verschiedenen örtlichen Betäubungsverfahren sind im Vergleich zur Vollnarkose für Patienten häufig wenig risikobeladen. Diese Einschätzung gilt insbesondere für operative Eingriffe an der oberen oder unteren Extremität. Dessen ungeachtet kommen die lokalanästhesiologischen Techniken häufig nicht zur Anwendung, weil die Patienten die große Sorge haben, daß sie bei der Operation nicht völlig schmerzfrei sein werden. Andere wiederum lehnen es ab, sich ohne Vollnarkose operieren zu lassen, weil für sie die ungewohnte Umgebung eines Operationssaales mit großen Sorgen und Ängsten verbunden ist.

Viele Ärzte zögern aber auch selbst ein örtliches Betäubungsverfahren des Plexus brachialis zur Schmerzbekämpfung in Betracht zu ziehen, da sie wiederholt Fälle beobachten mußten, bei denen es trotz lege artis durchgeführter Technik zu unzureichender Anästhesie gekommen war. Die Zurückhaltung muß eigentlich überraschen, denn mit den bereits 1911 beschriebenen perkutanen Leitungsanästhesieverfahren von GEORG HIRSCHEL und DIETRICH KULENKAMPFF gelingt es in einem hohen Maße, auch bei ungünstigen anatomischen Verhältnissen eine zufriedenstellende Anästhesie an der oberen Extremität zu erreichen [1, 2].

Wegbereiter der Lokal- und Leitungsanästhesie

Nachdem 1884 der Wiener Augenarzt CARL KOLLER (1857–1944) über die anästhetischen Eigenschaften des Kokains bei Augenoperationen berichtet hatte, setzten weltweite Bemühungen ein, das Verfahren auch für die operative Chirurgie nutzbar zu machen [3]. Zu den Pionieren, die sich um den Ausbau der örtlichen Betäubungsverfahren mit Kokain große Verdienste erworben haben, zählen u. a. die amerikanischen Chirurgen WILLIAM STEWARD HALSTED (1852–1922), HARVEY WILLIAM CUSHING (1869–1939), GEORGE CRILE (1864–1943) und RUDOLPH MATAS (1860–1957) [4–7]. HALSTED und CRILE gehörten zu den Chirurgen, die nach operativer Freilegung von Nerven und Nervenstämme in diese unterschiedlich konzentrierte Kokainlösungen

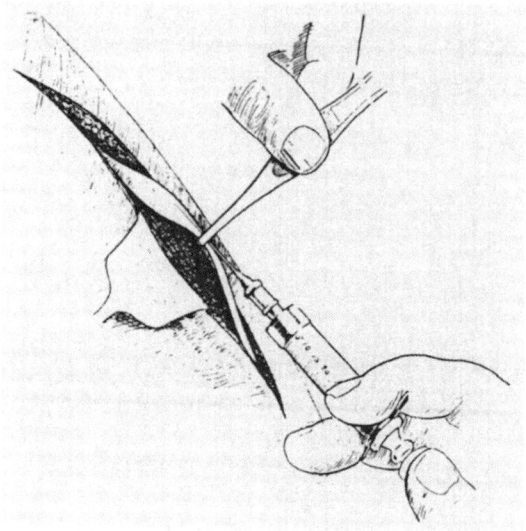

Abb. 1. Die sog. endoneurale Injektion von Kokain, wie sie von WILLIAM HALSTED erstmals 1885 durchgeführt wurde [43]

direkt injizierten, eine Vorgehensweise, für die MATAS den Begriff der „endoneuralen" oder „perineuralen Einspritzung" prägte (Abb. 1). Mit dieser zeitaufwendigen, invasiven und sicher nicht ganz ungefährlichen Technik führten sie bereits in den 80er Jahren des vorigen Jahrhunderts umfangreiche Operationen – auch am Oberarm – durch [5].

CARL LUDWIG SCHLEICH – Wegbereiter der Infiltrationsanästhesie

Fast zeitgleich zu den Bemühungen der amerikanischen Autoren entwickelte der Berliner Chirurg CARL LUDWIG SCHLEICH (1859–1922) seine als „Infiltrationsanästhesie" genannte Technik [8]. Aus toxikologischen Überlegungen verwendete er nur hochgradig verdünnte Kokainlösungen, nachdem wiederholt schwerwiegende Zwischenfälle bei der Anwendung hochkonzentrierter Kokainlösungen bekannt geworden waren. Obwohl er über eine Vielzahl erfolgreicher operativer Eingriffe berichtete, fand er mit seiner umständlichen Vorgehensweise nicht nur Zustimmung [9]. Zu seinen vehementesten Kritikern zählten die Chirurgen HEINRICH BRAUN (1862–1934) aus Leipzig und sein Wiesbadener Kollege PETER HACKENBRUCH (1865–1924), der mit seiner Methode der zirkulären Analgesierung, von ihm „Umspritzung" genannt, einen „blockierenden Wall um das Operationsfeld" legte [10, 11].

Aus heutiger Sicht sind vor allem SCHLEICHS theoretische Erklärungsversuche zur Wirkweise der Lokalanästhetika kritikwürdig, die Vorbehalte seiner Kritiker dürften aber vor allem im Neid zu suchen sein, denn schließlich war es SCHLEICH gewesen, der mit seiner Infiltrationsanästhesie der örtlichen Betäubung endgültig zum Durchbruch verholfen hatte. SCHLEICHS Vorgehensweise initiierte vielseitige Bemühungen um den weiteren Ausbau der Lokalanästhesie, vor allem den der perkutan durchgeführten Leitungsanästhesieverfahren.

Auf dem Weg zur Leitungsanästhesie

Eine bedeutende Fortentwicklung dieser Techniken erreichte 1899 der Kieler Chirurg AUGUST BIER (1861–1949), dem es durch subarachnoidale Kokaininjektionen gelang, erstmals Schmerzfreiheit für Operationen im Bauchraum und an den unteren Extremitäten herbeizuführen [12]. BIERS Angaben stimulierten nachhaltig den weiteren Ausbau der Leitungsanästhesie und es setzten intensive Bemühungen ein, entsprechende Verfahren auch für die obere Extremität zu entwickeln. Obwohl von dem rumänischen Chirurgen THOMAS JONNESCO (1860–1926) wiederholt über erfolgreich verlaufene operative Eingriffe auch an der oberen Extremität durch Herbeiführen einer totalen Spinalanästhesie berichtet wurde, lehnten die Chirurgen mehrheitlich diese mit unkalkulierbaren Nebenwirkungen verbundene Technik ab [13].

Auf der Suche nach praktikablen Alternativen zur der geschilderten SCHLEICH'schen Infiltrationsanästhesie nahmen Chirurgen die Injektion des Lokalanästhetikums in die unmittelbare Nähe des vermuteten Nervenstranges oder Nerven vor, eine Vorgehensweise, die der bereits erwähnte Leipziger Chirurg HEINRICH BRAUN (1862–1934) – ein Wegbereiter der wissenschaftlich fundierten Lokalanästhesie – als „Leitungsanästhesie" bezeichnete. BRAUN, mit dessen Namen auch die klinische Einführung des Kokainersatzstoffes Novokain verbunden ist, sprach sich auch dafür aus, es gleichzeitig mit Adrenalin zu verabreichen, um einerseits eine Wirkungsverlängerung zu erreichen, andererseits aber auch um toxische Lokalanästhetikadosierungen vermeiden zu können [14–16]. Die von dem Leipziger Chirurgen ARTHUR LÄWEN (1876–1958) propagierte Kombination des Novokains mit einem bikarbonathaltigem Zusatz erlaubte die Leitungsanästhesieverfahren auch auf Bereiche auszudehnen, die zuvor aus toxikologischen Überlegungen nicht in Frage gekommen waren [17]. Hierbei sei beispielsweise an die von MAX KAPPIS (1871–1938) entwickelten paravertebralen Methoden erinnert, es traf aber auch für die von LÄWEN propagierten extraduralen (periduralen) Techniken für Operationen am Unterschenkel zu [18, 19].

Die perkutane Leitungsanästhesie des Plexus brachialis wird etabliert

Vor dem skizzierten Hintergrund der erreichten Fortschritte auf den Gebiet der Lokalanästhesie wird deutlich, daß die Durchführung einer Vollnarkose um die Jahrhundertwende für Patienten mit größeren Risiken verbunden war als den Eingriff in örtlicher Betäubung vornehmen zu lassen. Nicht überraschend nahm daher um die Jahrhundertwende der Anteil unter Lokalanästhesie operierter Patienten überproportional zu und in manchen Kliniken wurden bis zu 80% aller Operationen unter einem örtlichen Betäubungsverfahren durchgeführt [20]. Dies traf in hohem Maße auch für notwendig werdende operative Eingriffe am Ober- und Unterarm zu, die dank der von GEORG HIRSCHEL (1875–1963) und DIETRICH KULENKAMPFF (1880–1963) 1911 inaugurierten perkutanen Leitungsanästhesie des Plexus brachialis erstmals in örtlicher Betäubung erfolgen konnten [1, 2].

GEORG HIRSCHEL, der damals als Assistent an der Chirurgischen Universitätsklinik in Heidelberg arbeitete, stellte sein Verfahren erstmals in der auch von praktischen Ärzten vielgelesenen Münchener Medizinischen Wochenschrift vor (Abb. 2) [1]. HIRSCHEL war, wie er in seiner ersten diesbezüglichen Publikation erwähnte, eher zufällig als gezielt auf den Zugangsweg zur Blockade des Plexus brachialis aufmerksam geworden. Bei einer in örtlicher Betäubung vorgenommenen axillären Lymphknotenausräumung bemerkte er bei einer Patientin eine ausgeprägte Anästhesie des Ober- und Unterarmes. Diese Beobachtung veranlaßte ihn dann, bei notwendig werdenden Operationen am Ober- oder Unterarm die gezielte Lokalanästhetikainjektion in den axillären Bereich des Plexus brachialis perkutan vorzunehmen. Hierbei verwandte er anfänglich bis zu 40 ml einer 1% Novokainlösung, benutzte dann aber aus Gründen einer schnelleren Anschlagzeit und ausgeprägteren Anästhesie ausschließlich eine 2% Lösung. Um ein zu rasches Abdiffundieren des injizierten Lokalanästhetikums zu verhindern, empfahl er urprünglich in der Achselhöhle eine Pelotte anzulegen, eine Technik, die er mit zunehmender Erfahrung in späteren Jahren nicht mehr anwendete (Abb. 3).

Wenige Wochen nach HIRSCHELS Publikation veröffentlichte DIETRICH KULENKAMPFF seinen alternativen Zugangsweg zum Plexus brachialis in einer chirurgischen Fachzeitschrift (Abb. 4) [2]. Er arbeitete damals bereits bei seinem späteren Schwiegervater HEINRICH BRAUN am Städtischen Krankenhaus in Zwickau. Im Gegensatz zu HIRSCHEL ging er von einem supraclaviculären Zugangsweg aus, den er zudem als „weit geeigneter" als HIRSCHELS Vorgehen und „ohne daß man Nebenverletzungen zu befürchten" habe bezeichnete. Er blockierte den Plexus in der Supraclaviculargrube in einem Bereich, wo er über die erste Rippe verläuft (Abb. 5). Im Selbstversuch konnte sich KULENKAMPFF von der Wirksamkeit seiner Technik überzeugen, so daß

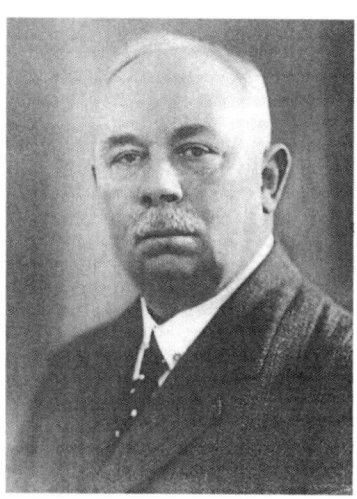

Abb. 2. Der Heidelberger Chirurg GEORG
HIRSCHEL (1875–1963) [43]

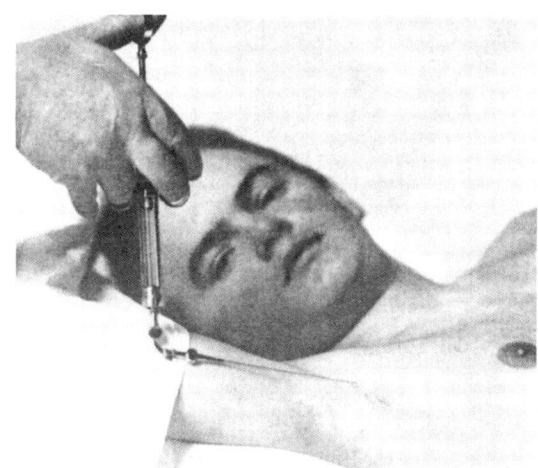

Abb. 3. Der axilläre Zugangsweg zum Plexus brachialis,
der von dem Heidelberger
Chirurgen GEORG HIRSCHEL
1911 erstmals angegeben
wurde [43]

er in seiner Mitteilung zum Ausdruck brachte, den bestmöglichen Zugangsweg aufgezeigt zu haben. Seine Schilderung endete damit, daß
nicht nur Narkosen, sondern auch die von dem Berliner Chirurgen
AUGUST BIER 1908 entwickelte Venenanästhesie nun „ganz überflüssig geworden" sei [2].

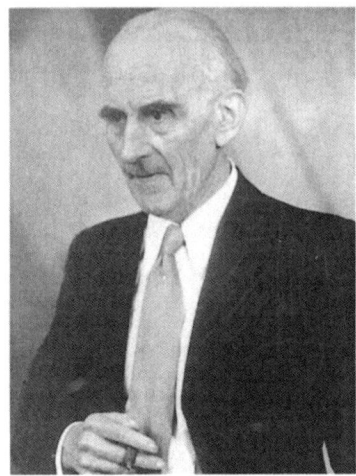

Abb. 4. Der Zwickauer Chirurg DIETRICH
KULENKAMPFF (1880–1963) [43]

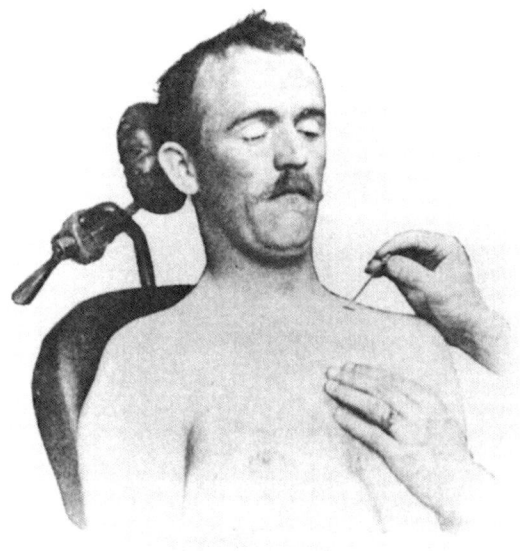

Abb. 5. KULENKAMPFF'S supraclaviculäre Technik zur Blok-
kade des Plexus brachialis
[43]

Perioperative Anxiolyse und Sedation bei Patienten, die in örtlicher Betäubung operiert werden – um 1910 schon eine Selbstverständlichkeit

Um angemessene Bedingungen für die anästhesiologischen und chirurgischen Maßnahmen zu gewährleisten, ist es heute üblich geworden, Patienten mit anxiolytisch und sedativ wirkenden Pharmaka zu behandeln. Auch diese Vorgehensweise war bereits um 1910 üblich und von HIRSCHEL oder KULENKAMPFF bei ihren Patienten berücksichtigt [21].

Gemäß seinem Credo „die Technik des Anaesthesierens erfordert...Geschick und Uebung und darf keinem Anfänger anvertraut werden" befürwortete auch HIRSCHEL vor Durchführung Morphium, Pantopon oder Skopolamin zu verabreichen. Bei schwer Kranken sollte seinen Empfehlungen zufolge zudem eine Maske mit Sauerstoff vorgehalten werden, eine Maßnahme, die seinerzeit keineswegs üblich war, deren Nichtbeachtung heute allerdings für den Anästhesisten medikolegale Konsequenzen nach sich ziehen könnte [1].

Der Nervenstimulator zum Aufsuchen des Plexus brachialis – schon 1912 erfolgreich angewandt

Zu den Anhängern der von HIRSCHEL und KULENKAMPFF angegebenen Plexus brachialis Blockadetechnik gehörte auch der Tübinger Chirurg GEORG PERTHES (1869–1927) (Abb. 6) [7]. Um die Erfolgsaussichten einer Leitungsanästhesie zu erhöhen, entwickelte er eine elegante Methode, indem er den aufzusuchenden Nerven erstmals über eine Elektrostimulation genau lokalisierte (Abb. 7) [22]. Er umging so die bis dahin übliche „blinde" Vorgehensweise, die vor allem für die Patienten wenig angenehm war [8]. Die „blinde Injektionstechnik" war zudem bei ungünstigen anatomischen Verhältnissen häufig wenig erfolgreich und konnte durch das Auslösen von Parästhesien durch die Stahlkanüle iatrogene Nervenschäden nach sich ziehen.

Um diese Nachteile zu vermeiden entwickelte PERTHES hierzu eine spezielle Kanüle. Sie wies, wie er in seinem „Ueber Leitungsanästhesie unter Zuhilfenahme elektrischer Reizung" überschriebenen Artikel vermerkte, folgende Besonderheiten auf: „Die zur Injektion verwandten Kanülen aus reinem Nickel sind bis zur Öffnung mit einem die Elektrizität nicht leitenden Lacke überzogen, welcher fest haftet, eine absolut glatte Oberfläche gewährt und die mehrmalige Sterilisation durch Auskochen verträgt"...Auf der Kanüle steckte er eine Spritze mit einer anfänglich 2%, später 3% Novokainlösung „behufs noch prompeterer Wirkung". Über „ein ebenfalls auskochbares, mit Gummischlauch überzogenen Kabel erfolgt" die Verbindung mit dem Induktionsapparat durch eine einfache Vorrichtung an der Kanüle. Die Einschaltung des elektrischen Stromes erfolgt durch einen Fußkontakt, der von dem Operateur selbst in jedem beliebigen Augenblicke betätigt werden kann". Die Stromstärke ließ sich individuell so einstellen, „daß für die Nervenreizung ein Strom von beliebiger Intensität – von Null bis zu einer auf der Zunge unangenehm werdenden Stärke – zur Verfügung steht...Bei dem Einstich auf den Nerven ist die mit Novokainlösung gefüllte Spritze bereits aufgesetzt, so daß die anästhesierende Einspritzung erfolgen kann, sobald die erwarte-

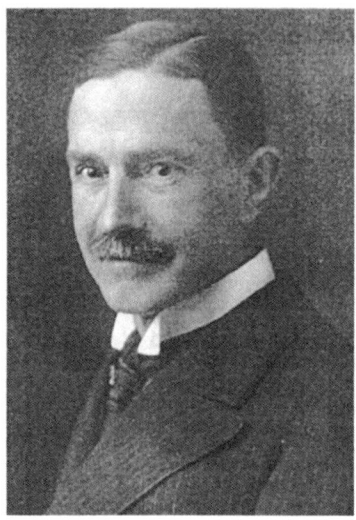

Abb. 6. Der Chirurg GEORG PERTHES (1869–1927) [42]. Die Wiedergabe erfolgt mit freundlicher Genehmigung des Enke Verlages, Stuttgart

ten Muskelkontraktionen auftreten. Noch während der Einspritzung pflegen die Zuckungen schwächer zu werden oder ganz aufzuhören" [22].

PERTHES begründete dieses Vorgehen in seinem Artikel wie folgt: „Ich halte es, zumal bei aufgeregten Patienten, für vorteilhaft, das Bewußtsein sowohl für die lokale Anaesthesierung, wie für die folgende Operation zu verschleiern. Niemals wurde jedoch eine eigentliche Pantopon-Narkose eingeleitet. Die Patienten waren stets imstande, auf Anrufen bestimmte Antworten zu geben. Daß der Dämmerschlaf für das Gelingen der Anästhesie keine notwendige Voraussetzung ist, beweisen unsere Fälle, in denen auf jede vorherige Injektion eines Narkotikums verzichtet wurde."

Resonanz des von PERTHES entwickelten Elektrostimulationsverfahrens bei den Fachkollegen

Obwohl PERTHES dank seiner Technik über ungeahnt rasche und problemlose Lokalisierungen des Plexus brachials berichten konnte, fand seine innovative Vorgehensweise kaum Beachtung. Dies überrascht insofern, als daß das sein Verfahren in gängigen Lehrbüchern der Chirurgie und der Lokalanästhesie detailliert beschrieben wurde. HIRSCHEL, der 1913 selbst ein populäres Lehrbuch zur Lokalanästhesie verfaßt hatte, schilderte darin auch das problemslose Vorgehen zur Identifizierung peripherer Nerven unter Zuhilfenahme der elektrischen Reizung nach PERTHES [20, 23]. In den verschiedenen Auflagen des von HEINRICH BRAUN herausgegebenen Lehrbuches zur Lokalanästhesie oder in der von FRITZ HÄRTEL (1877–1940) verfaßten Monographie wurde ebenso auf seine elegante Methode zur Lokalisation peripherer Nerven verwiesen wie in der angloamerikanischen

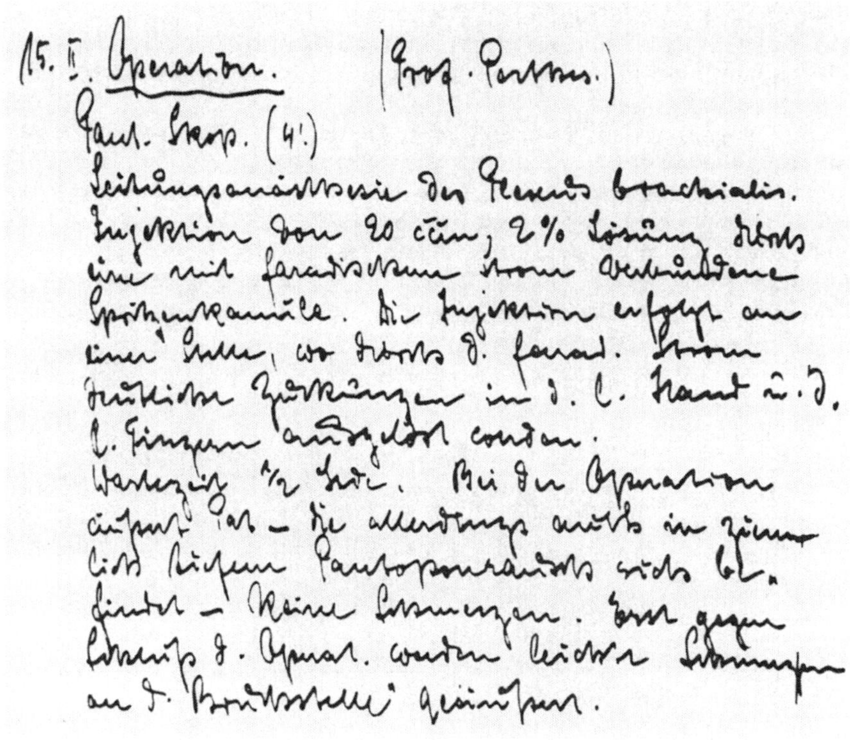
15. II. Operation. (Prof. Perthes.)
Gaul. Skop. (4'.)
Leitungsanästhesie des Plexus brachialis.
Injektion von 20 ccm, 2% Lösung durch eine mit faradischem Strom verbundene Spritzenkanüle. Die Injektion erfolgt an einer Stelle, wo durch d. farad. Strom deutliche Zuckungen in d. l. Hand u. d. l. Fingern ausgelöst wurden.
Wartezeit 1/2 Std. Bei der Operation empfindet Pat. – die allerdings auch in ziemlich tiefem Pantoponrausch sich befindet – keine Schmerzen. Erst gegen Schluß d. Operat. wurden leichte Schmerzen an d. Bruchstelle geäußert.

Abb. 7. Auszug aus dem Operationsbericht vom 15. Februar 1912 mit Schilderung einer Leitungsanästhesie des Plexus brachialis unter Zuhilfenahme der Elektrostimulation (Krankenblatt Journal Nr. 2268, 8. Februar 1912, Signatur 133/1912, 2268) Die Wiedergabe erfolgt mit freundlicher Genehmigung des Tübinger Universitäts-Archives

Fachliteratur [24–28]. Es ist daher unverständlich, daß das modern zu bezeichnende Perthes'sche Verfahren völlig in Vergessenheit geriet und erst Anfang der 70er Jahre durch die amerikanischen Anästhesisten Gordon Michael Greenblatt (*1932) and Jordon Samuel Denson (1918–1981) „wiederentdeckt" worden ist [29]. Seither sind zahlreiche neuentwickelte Nervenstimulationsgeräte weltweit vorgestellt worden und die Effizienz des ursprünglich von Perthes inaugurierten Verfahrens bestätigt worden [30–35].

Alternative Zugangswege zum Plexus brachialis

Da sich bei der supraclaviculären Vorgehensweise mit der Injektionskanüle häufig keine Parästhesien am Plexus ausgelöst werden konnten und die Leitungsanästhesie daher unzureichend war, entwickelte der an der Mayo Klinik in Rochester arbeitende GASTON LABAT (1876–1934) um 1922 eine über Jahrzehnte sehr populäre Methode [36]. Er empfahl in diesen Fällen, in den vermuteten Bereich des Plexus brachialis mehrere Injektionen mit dem Lokalanästhetikum „blind" vorzunehmen, eine Methode, die dann häufig erfolgreich war. Sie ähnelt in vieler Hinsicht der von JOHN BONICA (1914–1994) 1949 angegebenen Vorgehensweise [37]. Durch beide Verfahren kann die Quote erfolgreicher Blockaden des Plexus brachialis nachweislich erhöht werden, ein Umstand, der durch die intensivere Durchtränkung der Fazienscheide des Plexus brachialis mit dem Lokalanästhetikum erklärt werden kann. Diese Kammern, deren Existenz sowohl HIRSCHEL als auch KULENKAMPFF nicht bekannt gewesen sein dürften, können erfahrungsgemäß die Ausbreitung des Anästhetikums topographisch und den Wirkungseintritt zeitlich behindern [38].

Im Gegensatz zu der von HIRSCHEL angegebenen Vorgehensweise zur Blockade des Plexus brachialis fand der von KULENKAMPFF beschriebene supraclaviculäre Zugangsweg über Jahrzehnte größere Beachtung und Verbreitung, ein Umstand, der überraschend ist, denn dieser Zugangsweg stellt per se die riskoreichere Variante dar. Die größere Akzeptanz der KULENKAMPFF'schen Methode kann möglicherweise dadurch erklärt werden, daß sie detailliert mit Abbildungen in den verschiedenen Auflagen der BRAUN'schen Monographie geschildert, die Technik von HIRSCHEL hingegen jedoch nur mit wenigen Zeilen erwähnt wurde [24, 26].

1977 berichteten schwedische Autoren erstmals über die erfolgreiche Anwendung einer Kathetertechnik zur Blockade des axillären Plexus brachialis [39]. Sie erlaubt über einen eingeführten Katheter die wiederholte oder kontinuierliche Lokalanästhetikagabe für mehrere Tage. Vorteilhaft ist diese Vorgehensweise vor allem bei langwierigen Operationen, sie bietet aber auch die Möglichkeit für eine langanhaltende postoperative Schmerztherapie und Sympathikolyse. Nach den ersten Publikationen durch die schwedischen Autoren kam es zur Entwicklung spezieller, atraumatischer Kanülen und Kathetersysteme. Die neuen Kanülen erleichtern die Identifikation der axillären Gefäßnervenscheide und das Einführen der flexiblen Katheter [38].

Die mit dem von KULENKAMPFF angegebenen Zugangsweg zum Plexus verbundenen Risiken eines iatrogenen Pneumothorax waren bislang auch ein Grund, von einer Katheteranwendung zur fortlaufenden Lokalanästhetikaapplikatika abzusehen. Hier bietet der 1970 von dem Amerikaner ALLON P. WINNIE (∗1926) beschriebene interskalenäre Plexusblock größere Vorteile, zumal mit seiner Technik sich auch Schultereingriffe schmerzlos durchführen lassen [40].

Heutzutage wird nicht zuletzt aus medikolegalen Gründen vorzugsweise zur Blockade des Plexus brachialis der von GEORG HIRSCHEL vorgeschlagene axilläre Zugang gewählt, da die supraclaviculäre Technik mit schwerwiegenden Komplikationen, vor allem der Gefahr eines Pneumothorax, belastet ist. Nicht zuletzt aus diesen Gründen sprachen sich sogar Autoren dafür aus, die KULENKAMPFF'sche Methode als eine Methode zu bezeichen, die der Medizingeschichte angehören sollte [41]. Inwieweit diese kritische Einschätzung sich durchsetzen wird, kann vorab nicht entschieden werden.

Literatur

1. Hirschel G (1911) Die Anästhesierung des Plexus brachialis bei Operationen an der oberen Extremität. Münch Med Wochenschr 29:1555–1556
2. Kulenkampff D (1911) Die Anästhesierung des Plexus brachialis. Zbl f Chir 40:1337–1340
3. Koller C (1884) Ueber die Verwendung des Cocains zur Anaesthesierung am Auge. Wien Med Wochenschr 34:1276–1277
4. Halsted WS (1885) Practical comments on the use and abuse of cocaine; suggested by its invariably successful employment in more than thousand minor surgical operations. New York Med Journ 43:294–295
5. Cushing H (1902) On the avoidance of shock in major amputations by cocainization of large nerve-trunks preliminary to their division. Ann Surg 36:321–345
6. Crile G W (1897) Anesthesia of nerve roots with cocaine. Clev Med Journ 2:355
7. Matas R (1934) Local and regional anesthesia: A retrospect and prospect. Am Journ Surg XXV:189–196 and XXV 362–379
8. Schleich CL (1894) Schmerzlose Operationen. Springer Berlin 1894
9. Goerig M, Schulte am Esch J (1993) Carl Ludwig Schleich – Wegbereiter ausschließlich der Lokalanästhesie? AINS 28:113–124
10. Braun H (1928) Zur Geschichte der örtlichen Betäubung. Der Chirurg 10:462–466
11. Hackenbruch P (1897) Oertliche Schmerzlosigkeit bei Operationen. Lehmanns, Wiesbaden
12. Bier A (1889) Versuche ueber Cocainisirung des Rückenmarkes. Dtsch Zschr f Chir 51:361–369
13. Jonnesco Th (1910) Jonnecos's contribution tio spinal anesthesia. Am Journ Surg 24:33–34
14. Röse W (1982) Heinrich Braun. Anaesthesiologie und Reanimatologie 7:3–7
15. Braun H (1905) Ueber einige neue örtliche Anaesthetica (Stovain, Alypin, Novocain). Dtsch Med Wochenschr 31:1667–1671
16. Braun H (1903) Über den Einfluss der Vitalität der Gewebe auf die örtlichen und allgemeinen Giftwirkungen localanästhesierender Mittel und über deren Bedeutung des Adrenalins für die Localanästhesie. Arch f klin Chir 69:541–591
17. Läwen A (1910) Ueber die Verwendung des Novocains in Natriumbikarbonat-Kochsalzlösung zur lokalen Anästhesie. Münch Med Wochenschr 39:2044–2046
18. Kappis M (1912) Über Leitungsanästhesie an Bauch, Brust, Arm durch Injektion ins Foramen intervertebrale. Münch Med Wochenschr 15:794–796
19. Läwen A (1913) Über Extraduralanästhesie. Ergeb Chir und Orthopäd 5:38–84
20. Hirschel G (1913) Lehrbuch der Lokalanästhesie für Studierende und Ärzte. J F Bergmann, Wiesbaden
21. Diwiwan LA (1912) Über Pantopon-Skopolamininjektionen bei Operationen mit lokaler Anästhesie. Zbl f Chir 8:145
22. Perthes G (1912) Ueber Leitungsanästhesie unter Zuhilfenahme der elektrischen Stimulation. Münch Med Wochenschr 15:794–796
23. Hirschel G (1914) Textbook of Local Anesthesia for Students and Practitioners. William Wood and Comp. New York
24. Braun H (1913) Die Lokalanästhesie, ihre wissenschaftlichen Grundlagen und praktische Anwendung. Ambrosius Barth, Leipzig

25. Härtel F (1920) Lokalanästhesie. Enke Stuttgart
26. Braun H (1914) Local Anesthesia – Its Scientific Basis and Practical Use. Lea & Febiger, Philadelphia
27. Hughson (1922) Localization of cutaneous nerves by electrical stimulation, applied to nerve-block anesthesia. Johns Hopkins Hosp Bull 33:338–339
28. Gwathmey JT (1924) Anesthesia. The MacMillan Company, New York – London
29. Greenblatt GM, Denson JS (1962) Needle nerve-locator: Nerve blocks with a new instrument for locating nerves. Anesth & Analg 41:599–601
30. Chapman GM (1972) Regional nerve block with the aid of a nerve stimulator. Anaesthesia 27:185–193
31. Montgommery SS et al. (1973) The use of the nerve stimulator with standard unsheated needles in nerve blockade. Anesth Analg 52:827–831
32. Yasumada I et al. (1980) Supraclavicular brachialis plexus block using a nerve stimulator and a unsheated needle. Br J Anaesth 52:409–411
33. Raj P et al (1980) Use of the nerve stimulator for peripheral blocks. Reg Anesth 5(2):14–21
34. Hartrick CT (1993) An arguement for the use of the nerve stimulator for peripheral nerve blocks. Reg Anesth 18:199–201
35. Schwarz U et al. (1998) Braucht man wirklich einen Nervenstimulator für regionale Blockaden? Anästhesiologie & Intensivmedizin 12:609–615
36. Labat G (1923) Regional Anesthesia. WB Saunders & Co, Philadelphia
37. Bonica JJ, Moore DC (1949) Brachial plexus block anaesthesia. Am Journ Surg 78:66–79
38. Winnie AP (1984) Plexus Anesthesia. In: Hankonossen (ed) Perivascular Technics of Brachial Plexus Block. Edinburgh, London, Melbourne and New York. Churchill-Livingstone
39. Selander D (1977) Catheter technique in axillary plexus block. Act Anaesth Scand 21:324–327
40. Winnie AP (1970) Interscalene brachial plexus block. Anesth Anal 49:455–466
41. Pichlmayer I, Galaske W (1978) Auswertung von 821 supraclaviculären und subaxillären Plexusanästhesien in bezug auf Effektivität, Nebenwirkungen und Komplikationen unter Berücksichtigung der Ausbildungsverpflichtung einer medizinischen Hochschule. Prakt Anaesth 13:469–473
42. Makowski L (1949) Fünf Jahrhunderte Chirurgie in Tübingen. Enke Stuttgart
43. Sammlung Goerig, Hamburg

4.4 Da hilft nur noch das Messer!
Eine Sonderausstellung als Brückenschlag zwischen Medizingeschichte und aktueller Medizin

T. SCHNALKE

Alles hat eine Geschichte, auch in der Medizin. Der Kranke berichtet von seiner individuellen Lebens- und Leidensgeschichte. Die Krankheit selbst hat ihre „natürliche" Verlaufsgeschichte. Der Arzt und die Ärztin blicken zurück auf ihre verschlungene Standesgeschichte. Die Wissenschaft entwickelt sich aus einer spannenden Erkenntnisgeschichte. – Eine Medizin, die sich ihrer Geschichte besinnt, behält ihr Gesicht. Doch wie schafft sie dies heute in einer Zeit, die sich dem Augenblick der Gegenwart so stark und exklusiv verpflichtet fühlt? Wie paßt Historisches in den Alltag medizinischer Praxis, Forschung und Lehre? Welche Begegnungen zwischen Vergangenheit und Gegenwart machen Sinn und welche gehen auf? – Die Erlanger Ausstellung *Da hilft nur noch das Messer! Chirurgische Verfahren im historischen Vergleich* zielt bewußt auf einen derartigen Brückenschlag. Sie versteht sich als ein Modell, die historische Dimension im gegenwärtigen Medizinbetrieb zu verankern und sie nach außen für eine breitere Öffentlichkeit sichtbar werden zu lassen.

Die Ausstellung ist das Ergebnis eines Arbeitsschwerpunkts, dem sich das Institut für Geschichte der Medizin der Universität Erlangen-Nürnberg verschrieben hat. Obgleich das Erlanger Institut weder über eine eigene nennenswerte Objektsammlung noch über museale Räumlichkeiten verfügt, bearbeiten Dozentinnen und Dozenten dieser Einrichtung aus privater Neigung und wissenschaftlichem Interesse den Bereich der medizinhistorischen Museologie. Über die letzten vier Jahre hinweg haben sie dort eine einschlägige Arbeitsgruppe etabliert, die im wesentlichen vier Ziele verfolgt: die Diskussion der relevanten medizingeschichtlichen und museologischen Literatur, die kritische Rezeption ständiger und wechselnder Ausstellungen mit medizinischen und medizinhistorischen Themen, den fachlichen Austausch über aufkommende Fragen aus dem Grenzgebiet zwischen Medizin(geschichte) und Museologie sowie die Planung und Umsetzung eigener Ausstellungsprojekte. Die letztgenannten Vorhaben verstehen sich ausdrücklich als Projektseminare, die als Lehrveranstaltungen für Studierende der Medizin angekündigt werden, die jedoch auch von Gasthörern anderer Fakultäten besucht werden können.

Das letzte Ergebnis dieser Projektseminare sind nicht Referate, die im herkömmlichen Seminarstil vor den Seminarteilnehmern gehalten und dann eventuell noch für den Erwerb eines Seminarscheins schriftlich ausgearbeitet werden, vielmehr steht am Ende eine Präsentation vor und für die breite Öffentlichkeit. Daher gilt es, in der Planung dieser Veranstaltung zwei Ziele im Auge zu behalten – Lehr- und Lernziele mit Blick auf die Studierenden zum einen und Vermittlungsziele für den Besucher der Ausstellung zum anderen.

Diese zweigleisige Ausrichtung gab mit Blick auf die Ausstellung *Da hilft nur noch das Messer*... die Struktur des Vorbereitungsseminars weitgehend vor. Beginnend mit dem Wintersemester 1998/1999 erfolgte zunächst in der auf zwei Semester angelegten Veranstaltung die Aufarbeitung der historischen Seite der Thematik. Ausgangspunkt hierfür war die Überlegung, daß die Chirurgie von heute zwar eine medizinische Versorgung auf hohem Niveau garantiert, daß jedoch bei weitem nicht alles, was in den modernen Operationssälen geschieht, die letzten Jahrzehnte hervorgebracht haben. Der Blick zurück fokussierte das 18. Jahrhundert. Zuerst ging es um die Frage, welche Eingriffe in jener Zeit bereits durchgeführt, ausprobiert oder auch nur angedacht wurden. Sodann sollten Operationen benannt werden, die auch heute noch zum Repertoire des Chirurgen gehören, um schließlich heraus zu arbeiten, wie die Chirurgie des 18. Jahrhunderts angelegt war, unter welchen Bedingungen ihr was möglich war, was sich seither geändert hat, was „besser" geworden ist und was womöglich auch verloren gegangen ist.

Gegen Ende des ersten Semesters schälten sich in den Seminardiskussionen die Grundzüge der Ausstellungskonzeption heraus. Das Team aus Studierenden, Dozentinnen und Dozenten einigte sich darauf, in der Ausstellung eine Art Gegenüberstellung zu versuchen: Dem Betrachter sollten sieben chirurgische Verfahren im direkten Kontrast ‚Damals – Heute' präsentiert werden. Es handelte sich um folgende Eingriffe: Versorgung der Lippen-Kiefer-Gaumenspalte, Starstich, Blasensteinschnitt, Behandlung des Leistenbruchs, Amputation von Extremitäten, Therapie des Brustkrebs und Kaiserschnitt. Für jedes Thema sollte auf jeder Zeitebene je ein Ausstellungsmodul – bestehend aus einigen wenigen, aber sehr eindrücklichen und repräsentativen Objekten, erläuternden Abbildungen und Texten – erarbeitet werden. Es war vorgesehen, die beiden jeweils zu einem Eingriff gehörenden Module im Ausstellungsraum direkt einander gegenüber zu zeigen. Mit der Darstellung der einzelnen Verfahren sollten auch allgemeinere Einsichten in historische und aktuelle Zusammenhänge vermittelt werden, wobei Aspekte berührt wurden wie etwa die Lagerung der Patienten, die Einbindung von Angehörigen, das Verhältnis von Operateur und Patient, der Umgang mit Schmerzen, die Stillung von Blutungen, die Versorgung von Operationswunden, das Krankheitsrisiko oder die Heilungschancen. Diese thematischen Gegenstände waren wiederum als narrative Scharniere gedacht, welche die Ausstellungsmodule zu einer in sich runden Erzählung verbinden sollten. Mit einer bezogen auf die beiden Zeitebenen möglichst gleichgewichtigen und ausgewogen kommentierenden Präsen-

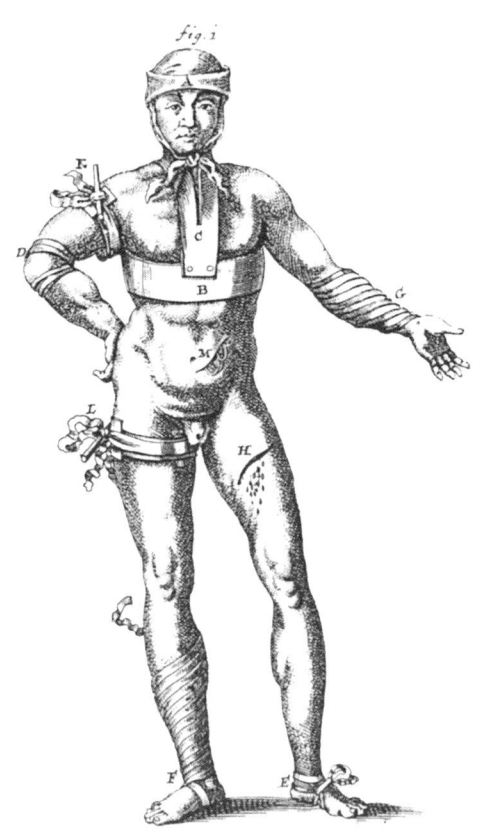

Abb. 1. Barocker Bandagenmann.
Kupferstich aus Lorenz Heister:
Chirurgie, Tab. III, Detail, Nürnberg
1719

tation sollte dem Eindruck vorgebeugt werden, daß die heutigen Verhältnisse immer nur die absolut besten sind. Vielmehr sollte in gleicher Weise sowohl das Interesse an den historischen Bezügen und Bedingtheiten der Chirurgie, als auch an den Möglichkeiten und Grenzen der heutigen Operationskunst geweckt werden.

Für die historische Erschließung und museologische Umsetzung der Thematik wurden die Studierenden bereits zu Beginn des Seminars gebeten, eine sogenannte Patenschaft für jeweils ein operatives Verfahren zu übernehmen. Mit einer derartigen Patenschaft verpflichtete sich der oder die Zuständige darauf, den Eingriff mit Blick auf das 18. Jahrhundert – also in seinen historischen Dimensionen – im Rahmen eines konventionellen Referats im Kreis des Seminars vorzustellen, zugleich aber auch schon erste Vorschläge für eine mögliche Visualisierung zu unterbreiten. Grundsätzlich sollten sich die „Paten" für ihr jeweiliges Thema bis zur Ausstellungseröffnung verantwortlich fühlen, das heißt ihre Referate in einen einseitigen Leittext ausformulieren sowie die konkrete Objekt- und Bildrecherche in ihren Bereichen beratend begleiten.

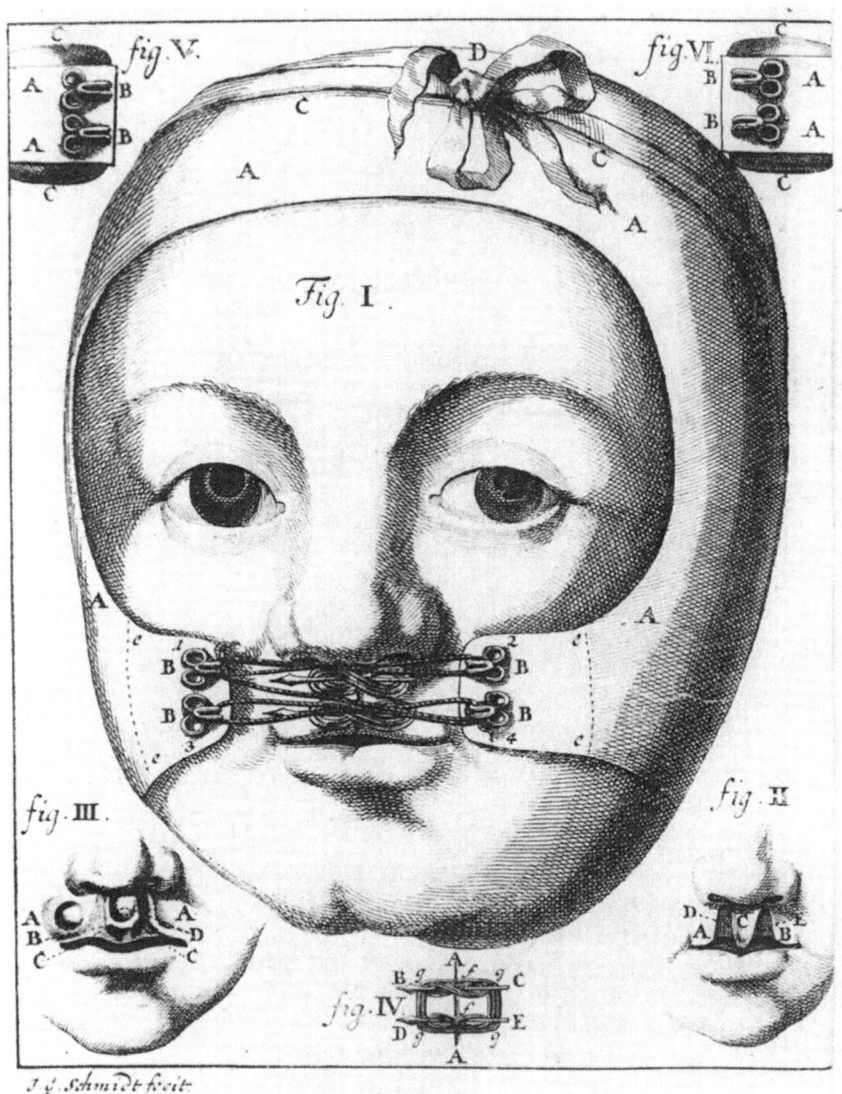

Abb. 2. Kind mit operierter Lippenspalte und Verbandsmütze (Vitta). Kupferstich aus Christoph Georg Schwalbe/Lorenz Heister: Dissertatio de labris leporinis. Helmstedt 1744

Die zweite Vorbereitungseinheit, das Sommersemester 1999, stand ganz im Zeichen der detaillierten Konzeption sowie der Realisierung der Ausstellung. Zunächst war die Frage des Präsentationsraums und -termins zu klären. Das Erlanger Institut für Geschichte der Medizin residiert zwar seit 1993 in einem ansehnlichen freistehenden

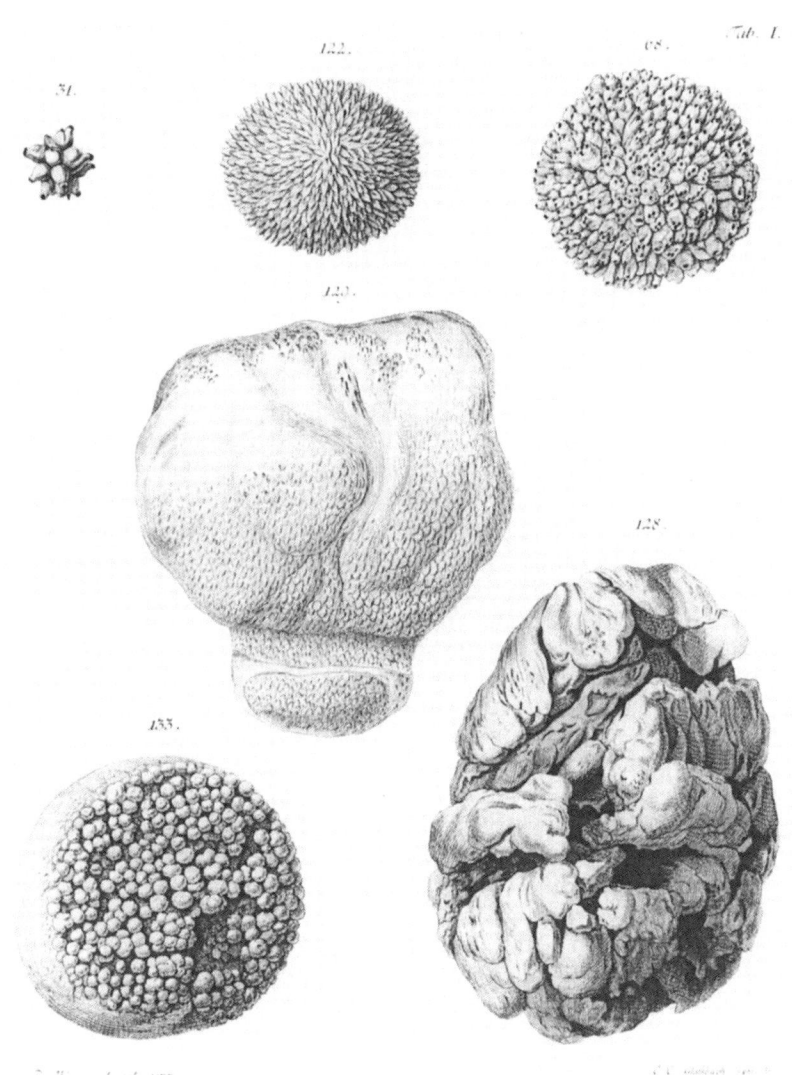

Abb. 3. Unterschiedlich geformte Blasensteine. Kolorierter Kupferstich aus Friedrich A. Walter: Anatomisches Museum: Gesammelt von Johann G. Wagner, beschrieben von Friedrich A. Wagner. Berlin 1796

Gründerzeitbau, der bereits wiederholt für kleinere Ausstellungen genutzt worden ist. Das Institut hatte überdies in der Vergangenheit größere Ausstellungen in der Erlanger Universitätsbibliothek gezeigt. Im vorliegenden Fall sprach allerdings die Stadt Erlangen die Einladung aus, das Projekt für das örtliche Stadtmuseum zu verwirklichen und die Ausstellung dort vom 17. Oktober bis 28. November 1999 zu zeigen. Das Seminar entschied sich dafür, diese Offerte anzunehmen, da die Ausstellung damit im außeruniversitären Rahmen zu sehen sein würde, wodurch die Konzeption der Präsentation zwangsläufig für ein breiteres städtisches Zielpublikum angelegt werden mußte. Darin lag ein besonderer Reiz. Zudem schienen die vorgesehenen Räumlichkeiten im Erlanger Stadtmuseum für die Thematik nahezu ideal zu sein. Es handelte sich um sechs kleinere, hintereinander geschaltete Räume, die mit Türen, Fenstern und schiefen Wänden etwa 100 m^2 Ausstellungsfläche umfaßten und – dies war sicherlich der entscheidende Punkt – in einem Fachwerkgebäude aus dem 18. Jahrhundert untergebracht waren. Damit war bereits durch die Architektur der Ort benannt, an welchem der Chirurg jener Zeit vor allem tätig wurde – am Bett in der Stube des Patienten.

Die Feinplanungen gingen nun dahin, den ersten und letzten Raum jeweils für einen thematischen Einstieg und Ausklang der Ausstellung zu nutzen. Im Eingangsraum sollten vor allem die Grundpfeiler des uns bis heute schon sehr fremd gewordenen medizinischen Denkens des 18. Jahrhunderts, in welchem auch die Chirurgie der Zeit verankert war, veranschaulicht werden. Allgemeine chirurgische Verfahren, die sich aus diesem Weltbild ableiteten und die ein wesentliches Moment der damaligen Alltagshygiene ausmachten – Aderlaß und Schröpfen – waren als erstes Unterthema für diesen Raum geplant. Sodann sollte der Chirurg in seinem spezifischen Habit und mit seinem typischen Instrumentar erscheinen, aber auch der Patient in einer klassischen Behandlungsszene aus jener Zeit eingeführt werden. Um das Kontrastierende als grundlegendes Präsentationsprinzip schließlich schon an dieser Stelle sichtbar werden zu lassen, gingen die Überlegungen dahin, gleich im ersten Raum auch den Ort des Geschehens im Jahre 1999 zu benennen: den sauber gefliesten Operationssaal, in welchem sich ein Team von Operateuren, Anästhesisten, Operationsschwestern und -pfleger über den narkotisierten Patienten beugt.

Im letzten Raum sollte trotz der weiterhin durchgehaltenen Gegenüberstellung auch das Verbindende im engen Wortsinn thematisiert werden. Der Betrachter sollte Verbände und Verbandstechniken, Nähte und Nahtmuster sowie Maßnahmen zur Verminderung oder Ausschaltung des Schmerzes während oder nach der Operation auf beiden Zeitebenen vorgestellt bekommen. Hierbei würde unter anderem ein historischer Bandagenmann, eine lebensgroß reproduzierte Kupferstichfigur aus der „Chirurgie" LORENZ HEISTERS, seinem aktuellen Pendant, einer Schaufensterpuppe, die von einem Verbandsspezialisten der Chirurgischen Universitätsklinik in Erlangen mit modernen Verbänden bestückt werden sollte, begegnen.

Die kontrastierende Begegnung zwischen dem 18. und dem ausgehenden 20. Jahrhundert war bewußt auch als eine konstruktive Begegnung, ein Brückenschlag zwischen Medizingeschichte und aktueller Medizin geplant. Zu Beginn des zweiten Vorbereitungssemesters wurden gezielt Ärztinnen und Ärzte aus den Erlanger Universitätskliniken eingeladen, sich an dem Ausstellungsprojekt zu beteiligen. Entsprechend der Patenschaft, welche die Studierenden für die historische Bearbeitung eines Operationsverfahrens übernommen hatten, sollten sie nun – bezogen auf jeweils einen spezifischen Eingriff – als Experten für die aktuelle Praxis fungieren. Es erging die Bitte an sie, ebenfalls in einem kurzen Text die Technik des Verfahrens, wie sie es persönlich in Erlangen im Jahre 1999 durchführen, zu beschreiben und gleichzeitig Objekt- und Bildvorschläge zu unterbreiten. Sie wurden eingeladen, ihre Arbeit und Rechercheergebnisse im Seminar vorzustellen und zu diskutieren. Alle angesprochenen klinischen Partner erklärten sich spontan zur Zusammenarbeit in den vorgeschlagenen Bahnen bereit. Die Kooperation stellte sich als äußerst fruchtbar und sehr anregend für die Arbeit beider Seiten des Ausstellungsteams heraus.

Realisiert wurde die Ausstellung schließlich im vorgesehenen zeitlichen Rahmen sowie am verabredeten Ort. Für die Gestaltung und den Aufbau der Präsentation stellte das Erlanger Stadtmuseum zwei Wochen lang seine Werkstatt mit zwei Mitarbeitern zur Verfügung. Auf der Basis einer im Seminar entwickelten und diskutierten, detailliert und maßstabsgetreu gezeichneten Raumabwicklung konnten fast alle zuvor im Team erdachten und gewünschten Vorstellungen in enger Kooperation zwischen Seminarteilnehmern, Klinikern und den Mitarbeitern der Werkstatt in relativ kurzer Zeit verwirklicht werden. Am 17. Oktober 1999 fand die Ausstellungseröffnung vor 130 Gästen mit einem fiktiven Streitgespräch über das Wesen der Chirurgie statt. Hierzu begegneten sich auf dem Podium ein historisch gewandeter Chirurgus des 18. Jahrhunderts und eine Chirurgin des Jahres 1999, um am Beispiel des Leistenbruchs das beste Vorgehen in diesem schwierigen Fall sowie allgemeine Aspekte der Chirurgie im Kontext ihrer jeweiligen Zeiten zu diskutieren.

Der Brückenschlag zwischen Medizingeschichte und aktueller Medizin war in diesem Ausstellungsprojekt Programm. Die ungewöhnliche Kooperation entsprang der Erkenntnis, daß beide Seiten ihre Vorhaben meist losgelöst voneinander entwickeln. Selten nimmt man einander wahr, doch eigentlich hätte man den anderen dringend nötig. Der Medizinhistoriker kann gerade die Entwicklungen der letzten 200 Jahre nur dann richtig verstehen, einordnen und interpretieren, wenn er den gegenwärtigen Stand der medizinischen Dinge kennt. Der ärztliche Forscher oder Kliniker hingegen wird in seiner Heilkunst nur dann wirklich weiterkommen, wenn er die historischen Voraussetzungen, Bedingungen und Entwicklungen auf seinem Gebiet wahrnimmt.

Literatur

1. Bynum WF, Porter R (Hrsg) (1993) Companion Encyclopedia of the History of Medicine. Vol. I, II. Routledge, London und New York
2. Eckart W (1998) Geschichte der Medizin. 3 Aufl. Springer, Berlin
3. Grmek MD (1996) Die Geschichte des medizinischen Denkens. Antike und Mittelalter. Beck, München
4. Heister L (1719) Chirurgie. Nürnberg
5. Heister L (1724) Chirurgie. 2. Aufl. Nürnberg
6. Heister L (1739) Institutiones Chirurgicae. Amsterdam
7. Porter R (Hrsg) (1996) The Cambridge Illustrated History of Medicine. Cambridge University Press, Cambridge
8. Ruisinger MM, Schnalke T (Hrsg) (1999) Da hilf nur noch das Messer! Chirurgische Verfahren im historischen Vergleich. Ausstellungskatalog. Specht-Verlag, Erlangen 1999
9. Sander S (1989) Handwerkschirurgen. Sozialgeschichte einer verdrängten Berufsgruppe. Vandenhoeck & Ruprecht, Göttingen
10. Schnalke T (Hrsg) (1990) Asklepios. Heilgott und Heilkult. Ausstellungskatalog. Perimed, Erlangen
11. Schnalke T (Hrsg) (1995) Natur im Bild. Anatomie und Botanik in der Sammlung des Nürnberger Arztes Christoph Jacob Trew. Ausstellungskatalog. Universitätsbibliothek Erlangen
12. Schnalke T (Hrsg) (1996) „Die Schöne und der Wolf". Bilder aus dem ‚Atlas der Hautkrankheiten' (1856) von Ferdinand von Hebra. Ausstellungskatalog. Erlangen
13. Schnalke T (1999) Veröffentlichte Körperwelten. Möglichkeiten und Grenzen einer Medizin im Museum. Zeitschrift für medizinische Ethik 45:15–26
14. Schott H (Hrsg) (1993) Die Chronik der Medizin. Chronik Verlag, Dortmund
15. Schott H (Hrsg) (1996) Meilensteine der Medizin. Harenberg Kommunikation, Dortmund

product line for all joints

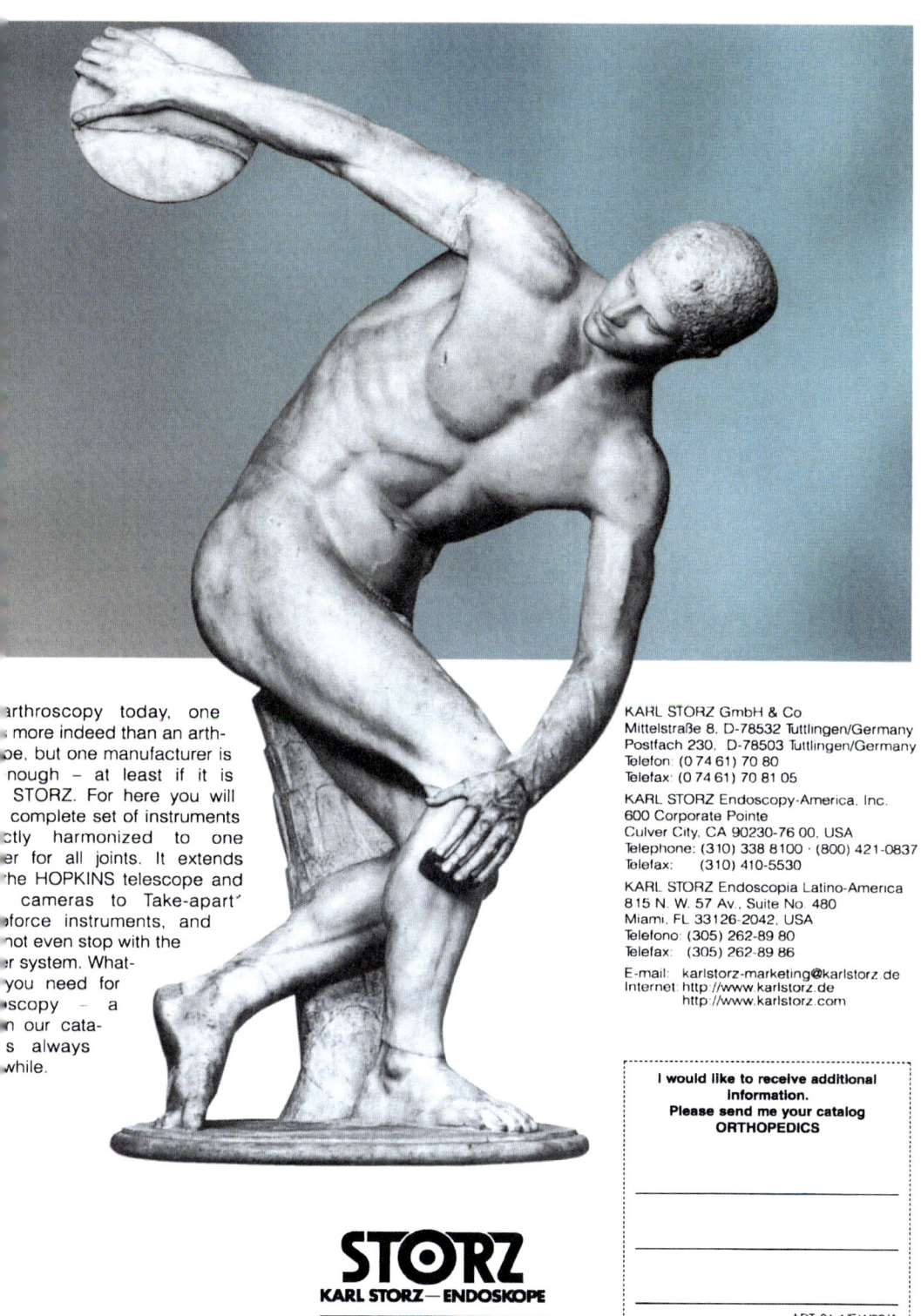

arthroscopy today, one
more indeed than an arth-
e, but one manufacturer is
nough – at least if it is
STORZ. For here you will
complete set of instruments
ctly harmonized to one
er for all joints. It extends
he HOPKINS telescope and
cameras to Take-apart
force instruments, and
not even stop with the
er system. What-
you need for
scopy – a
n our cata-
s always
while.

KARL STORZ GmbH & Co
Mittelstraße 8. D-78532 Tuttlingen/Germany
Postfach 230, D-78503 Tuttlingen/Germany
Telefon: (0 74 61) 70 80
Telefax: (0 74 61) 70 81 05

KARL STORZ Endoscopy-America, Inc.
600 Corporate Pointe
Culver City, CA 90230-76 00, USA
Telephone: (310) 338 8100 · (800) 421-0837
Telefax: (310) 410-5530

KARL STORZ Endoscopia Latino-America
815 N. W. 57 Av., Suite No. 480
Miami, FL 33126-2042, USA
Telefono: (305) 262-89 80
Telefax: (305) 262-89 86

E-mail: karlstorz-marketing@karlstorz.de
Internet: http://www.karlstorz.de
          http://www.karlstorz.com

STORZ
KARL STORZ — ENDOSKOPE
THE DIAMOND STANDARD

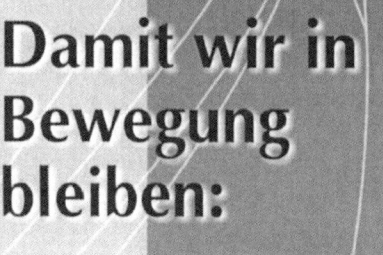